# 脑血管病介入治疗学

李新星　奚卓　杨旸　著

中国纺织出版社有限公司

图书在版编目(CIP)数据

脑血管病介入治疗学 / 李新星,奚卓,杨旸著. --
北京:中国纺织出版社有限公司,2021.6
　　ISBN 978-7-5180-8541-5

　　Ⅰ. ①脑… Ⅱ. ①李… ②奚… ③杨… Ⅲ. ①脑血管
疾病—介入性治疗 Ⅳ. ①R743.05

　　中国版本图书馆 CIP 数据核字(2021)第 084067 号

责任编辑:樊雅莉　　责任校对:高　涵　　责任印制:王艳丽

中国纺织出版社有限公司出版发行
地址:北京市朝阳区百子湾东里 A407 号楼　邮政编码:100124
销售电话:010—67004422　传真:010—87155801
http://www.c-textilep.com
中国纺织出版社天猫旗舰店
官方微博 http://weibo.com/2119887771
三河市宏盛印务有限公司印刷　各地新华书店经销
2021 年 6 月第 1 版第 1 次印刷
开本:787×1092　1/16　印张:16
字数:346 千字　定价:88.00 元

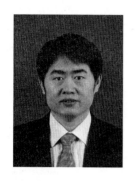

李新星,医学博士,副教授,副主任医师,硕士生导师,1979 年出生。2005 年毕业于中国医科大学临床医学专业,毕业后就职于中国医科大学附属盛京医院神经外科。擅长脑血管疾病的介入治疗,包括颅内动脉瘤、脑动静脉畸形的血管内治疗,硬脑膜动静脉瘘的栓塞治疗,颈动脉及脑动脉狭窄的支架植入治疗,颅内大血管急性缺血性卒中的介入取栓治疗等。发表 SCI 论文 6 篇,其中 JCR 分区Ⅱ区 2 篇,单篇影响因子最高6.19。主持辽宁省自然科学基金项目 3 项,参与多项国家级及省市级自然科学基金研究。

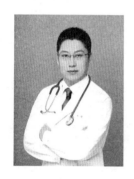

奚卓,医学博士,副主任医师,副教授。2010 年毕业于中国医科大学临床医学 7 年制,同年于中国医科大学附属盛京医院神经外科工作,2016 年获得神经外科学博士学位。美国加州大学旧金山分校神经外科及脊柱中心访问学者,擅长颅内肿瘤、脊髓肿瘤、颈腰椎退行性疾病的诊断及治疗。现承担国家自然科学基金及辽宁省自然科学基金项目各一项。发表 SCI 论文 8 篇。

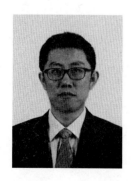

杨旸,医学博士,1982 年出生。2007 年毕业于中国医科大学临床医学英文班。现任中国医科大学附属盛京医院神经外科讲师、主治医师。从事神经外科临床、教学及科研工作十余年,熟练掌握神经外科诊疗的各种理论基础,擅长颅脑外伤、脑出血、颅内及椎管内肿瘤的诊断及显微手术治疗。攻读博士期间从事脑胶质瘤的靶向治疗领域的基础研究,至今参与多项国家自然科学基金项目,并在国内外核心期刊发表论文 3 篇,其中 1 篇被 SCI 收录,影响因子 6.57。

# 前　言

脑血管病因其高致残率、高复发率，严重影响患者的生存质量，研究脑血管疾病的治疗是神经外科工作者的神圣使命。血管内介入治疗是近年兴起的新型治疗方法，因其高效、微创的特点越来越受到广大患者及医生的重视。随着临床决策理念、医学技术和介入材料的不断更新与改进，血管介入诊疗技术在脑血管病的应用中取得了可喜的突破和进步。在缺血性脑血管病方面，以动脉取栓技术为代表的急诊脑血管再通技术已成为急性脑梗死治疗的重要手段；在出血性脑血管病方面，动脉瘤栓塞治疗越来越多地被医生和患者作为首选的治疗方法，临床应用成效斐然。为反映神经外科及神经介入方面的临床研究最新成果，更好地服务于临床诊断和治疗神经系统疾患，本编委会在参阅大量国内外文献资料基础上，编写了本书。

本书共6章，内容涉及常见脑血管疾病的诊断、外科及介入治疗，具体包括常见脑血管疾病、脑血管造影术、常见脑血管病的介入治疗、颈动脉颅内段狭窄的介入治疗、颈动脉外段狭窄的介入治疗和脑血管病介入治疗的并发症及处理。书中对不同类型的脑血管病从病因、诊断、治疗与预防几个方面进行重点介绍，最后对现代介入技术在脑血管疾病治疗方面的应用重点讲解。本书条理清晰，简明扼要，思维清晰，重点突出，技术应用合理规范，实用高效，可以帮助读者获得对脑血管疾病清晰的诊断思路，正确应用治疗方案，准确掌握治疗方法。

本书在编写过程中，参考了许多神经外科相关专业内容的书籍及文献，在此表示衷心的感谢。由于编委会人员均身担神经外科一线临床工作，故时间及精力有限，虽然尽到最大努力，但难免出现诸多错误及不足之处，还望各位读者朋友给予谅解并提出意见及建议，以起到共同进步、提高神经外科诊治水平的目的。

李新星

2021年6月

前　言

# 目　录

# 第一章 常见脑血管疾病

## 第一节 自发性蛛网膜下隙出血

颅内血管破裂,血液流入蛛网膜下隙,称为蛛网膜下隙出血(SAH)。SAH有创伤性和非创伤性之分,前者指颅脑外伤引起,后者又称为自发性SAH。

### 一、发病率

在最近全球范围的大样本前瞻性人群调查中,自发性蛛网膜下隙出血每年的发病率为10.5/10万人(Linn,1996)。但是自发性SAH发病率存在地区、年龄、性别等差别,各组统计数据差异很大,从1.1/10万人到96.0/10万人。研究方案设计、动脉瘤性SAH的独立划分等也可影响发病率的统计。一般认为动脉瘤破裂引起自发性SAH的年发生率为6~35.3/10万人。地区分布上,中国、印度和中东地区的发病率最低,为1~2/(10万人·年),日本和芬兰发病率较高,为26.4~96.1/(10万人·年)。北美每年约有28 000人罹患自发性SAH,其中导致死亡或伤残者18 000人。

自发性SAH女性多见,女:男发病比为(1.3~1.6):1。发病率随年龄增长而增加,并在60岁左右达到高峰。最多见于60~69岁,但年龄进一步增大,发病率反而下降。

### 二、病因

自发性SAH的病因很多,最常见为颅内动脉瘤和动静脉畸形破裂,占57%,其次是高血压脑出血。其他病因见表1-1。但有些患者尸检时仍不能找到原因,可能为动脉瘤或很小的动静脉畸形(AVM)破裂后,血块形成而不留痕迹。此外,大多数尸检未检查静脉系统或脊髓蛛网膜下隙,这两者均有可能成为出血原因。

表1-1 自发性SAH的常见病因

| | |
|---|---|
| 血管病变 | 动脉瘤、AVM、动脉硬化、高血压、脑血栓、血管淀粉样变、系统性红斑狼疮(SLE)、巨细胞性动脉炎、局灶性血管坏死、结节性多动脉炎、毛细血管扩张症、Sturge-Weber综合征等 |
| 静脉血栓形成 | 妊娠、服用避孕药、创伤、感染、凝血系统疾病、消瘦、脱水等 |
| 血液病 | 白血病、霍奇金病、血友病、淋巴瘤、骨髓瘤、多种原因引起的贫血和凝血功能障碍、DIC、使用抗凝药物等 |
| 过敏性疾病 | 过敏性紫癜、出血性肾炎、许兰-亨诺综合征等 |
| 感染 | 细菌性脑膜炎、结核性脑膜炎、梅毒性脑膜炎、真菌性脑膜炎、多种感染、寄生虫病等 |
| 中毒 | 可卡因、肾上腺素、单胺氧化酶抑制剂、酒精、安非他明、乙醚、CO、吗啡、尼古丁、铅、奎宁、磷、胰岛素中毒、蛇毒等 |
| 肿瘤 | 胶质瘤、脑膜瘤、血管网状细胞瘤、垂体瘤、脉络膜乳头状瘤、脊索瘤、血管瘤、肉瘤、骨软骨瘤、室管膜瘤、神经纤维瘤、肺源性肿瘤、绒癌、黑色素瘤等 |
| 其他 | 维生素K缺乏、电解质失衡、中暑等 |

危险因素:相关危险因子如表1-2所示,其中吸烟是自发性SAH的重要相关因素,约半数SAH病例与吸烟有关,并呈量效依赖关系。经常吸烟者发生SAH的危险系数是不吸烟者

的11.1倍,男性吸烟者发病可能性更大。吸烟后的3小时内是最易发生SAH的时段。酗酒也是SAH的好发因素,也呈量效依赖关系,再出血和血管痉挛的发生率明显增高,并影响SAH的预后。拟交感类物使用者易患SAH,如毒品可卡因可使SAH的罹患高峰年龄提前至30岁左右。高血压症是SAH的常见伴发症,并与SAH的发病具有相关性。高血压与吸烟对诱发SAH具有协同性。文献报道,高血压患者同时吸烟,发生SAH的危险性比不吸烟且无高血压的正常人高15倍。其他可引起动脉粥样硬化的危险因素如糖尿病、高脂血症也可使SAH的发病率增高。口服避孕药是否增加SAH的发病率,目前尚有争议。最新研究认为,35岁以下服用并不增加SAH的发病率,但可增加35岁后服用者发病的危险性,特别是同时患有高血压的吸烟女性。激素水平可能影响SAH的发病率。尚未绝经且不服用避孕药的女性患SAH的危险性比相仿年龄已闭经的女性低。未绝经女性如发生SAH,月经期是高危时期。绝经期使用激素替代疗法能降低发生SAH的危险性。

表1-2  SAH发病危险因素

| 危险因素 | 危险程度 |
| --- | --- |
| 吸烟 | ↑↑↑ |
| 酗酒 | ↑↑↑ |
| 高血压 | ↑↑↑ |
| 可卡因(和其他拟交感类药物) | ↑ |
| 口服避孕药 | ↑↓ |
| 轻体重 | ↑↓ |
| 糖尿病 | ↔ |
| 高脂血症 | ↔ |
| 激素替代疗法 | ↓ |

注:↑=危险性增加,↓=危险性降低,↑↓=尚有争议,↔=不增加危险性。

## 三、病理

### (一)脑膜和脑反应

血液流入蛛网膜下隙,使脑脊液(CSF)红染,脑表面呈紫红色。血液在脑池、脑沟内淤积,距出血灶越近者积血越多,例如侧裂池、视交叉池、纵裂池、桥小脑池和枕大池等。血液可流入脊髓蛛网膜下隙,甚至逆流入脑室系统。头位也可影响血液的积聚,仰卧位由于重力影响,血液易积聚在颅后窝。血块如在脑实质、侧裂和大脑纵裂内,可压迫脑组织。少数情况,血液破出蛛网膜下隙,形成硬膜下血肿。随时间推移,红细胞溶解,释放出含铁血黄素,使脑皮层黄染。部分红细胞随CSF进入蛛网膜颗粒,使后者堵塞,产生交通性脑积水。多核白细胞、淋巴细胞在出血后数小时即可出现在蛛网膜下隙,3 d后巨噬细胞也参与反应,10 d后蛛网膜下隙出现纤维化。严重SAH者,下视丘可出血或缺血。有研究表明在54例患者中,发现42例伴有下视丘和心肌损害,提示SAH后自主神经功能紊乱。

### (二)动脉管壁变化

出血后动脉管壁的病理变化包括:典型血管收缩变化(管壁增厚、内弹力折叠、内皮细胞空泡变、平滑肌细胞缩短和折叠)以及内皮细胞消失,血小板黏附,平滑肌细胞坏死、空泡变、纤维化,动脉外膜纤维化,炎症反应等引起动脉管腔狭窄。目前虽然关于脑血管痉挛的病理变化存在分歧,即脑血管痉挛是单纯血管平滑肌收缩还是血管壁有上述病理形态学改变导致管腔狭窄,但较为一致的意见认为,出血后 3～7 天(血管痉挛初期)可能由异常平滑肌收缩所致。随着时间延长,动脉壁的结构变化在管腔狭窄中起主要作用。

(三)其他

除心肌梗死或心内膜出血外,可有肺水肿、胃肠道出血、眼底出血等。

SAH 后颅内病理变化见表 1-3。

表 1-3　SAH 颅内病理变化

| | |
|---|---|
| 一、即刻反应 | |
| 1. 出血 | (1)蛛网膜下隙 |
| | (2)硬膜下 |
| | (3)脑内 |
| | (4)脑室内 |
| | (5)动脉瘤内 |
| | (6)继发脑干出血 |
| 2. 脑疝 | (1)大脑镰下疝 |
| | (2)小脑幕裂孔疝 |
| | (3)枕大孔疝 |
| 3. 急性脑积水 | |
| 4. 急性脑肿胀 | |
| 二、迟发反应 | |
| 1. 动脉瘤再出血 | |
| 2. 脑肿胀 | |
| 3. 脑梗死 | (1)血管痉挛 |
| | (2)脑内血肿局部压迫 |
| | (3)脑疝引起血管受压 |
| | (4)全身低血压、颅内压增高、低血容量、低钠引起脑灌注压降低 |
| 4. 慢性脑积水 | |

## 四、病理生理

1. 颅内压升高

由动脉瘤破裂引起的 SAH 在出血时颅内压会急骤升高。出血量多时,可达到舒张压水平,引起颅内血液循环短暂中断,此时临床上往往出现意识障碍。高颅压对 SAH 的影响,既有利又有弊:一方面高颅压可阻止进一步出血,有利于止血和防止再出血。另一方面又可引起严重全脑暂时性缺血和脑代谢障碍。研究表明,病情恶化时,颅内压升高;血管痉挛患者颅内压高于无血管痉挛者;颅内压>15 mmHg 的患者预后差于颅内压<15 mmHg 的患者。临床症状较轻患者,颅内压在短暂升高后,可迅速恢复正常(小于 15 mmHg);临床症状较重者,颅内压持续升高(大于 20 mmHg)并可出现 B 波,表明脑顺应性降低。SAH 后颅内压升高的确切机制不明,可能与蛛网膜下隙内血块、脑脊液循环通路阻塞、弥散性血管麻痹和脑内小血管扩

张有关。

2.脑血流、脑代谢和脑自动调节功能障碍

由于脑血管痉挛、颅内压和脑水肿等因素的影响,SAH后脑血流(CBF)供应减少,约为正常值的30%～40%,脑氧代谢率(CMRO$_2$)降低,约为正常值的75%,而局部脑血容量(rCBV)因脑血管特别是小血管扩张而增加。伴有脑血管痉挛和神经功能缺失者,上述变化尤其显著。研究显示,单纯颅内压增高须达到7.89 kPa(60 mmHg)才引起CBF和CMRO$_2$降低,但SAH在颅内压增高前已有上述变化,颅内压增高后则加剧这些变化。世界神外联盟分级Ⅰ～Ⅱ级无脑血管痉挛的CBF为42 mL/(100 g·min)[正常为54 mL/(g·min)],如有脑血管痉挛则为36 mL/(100 g·min),Ⅲ～Ⅳ级无脑血管痉挛的CBF为35 mL/(100 g·min),有脑血管痉挛则为33 mL/(100 g·min)。脑血流量下降在出血后10～14 d达到最低点,之后将缓慢恢复到正常。危重患者此过程更长。颅内压升高,全身血压下降,可引起脑灌注压(CPP)下降,引起脑缺血,特别是CBF已处于缺血临界水平的脑组织,更易受到缺血损害。

SAH后脑自动调节功能受损,脑血流随系统血压而波动,可引起脑水肿、出血或脑缺血。

3.生化改变

脑内生化改变包括乳酸性酸中毒、氧自由基生成、细胞凋亡路径被激活、胶质细胞功能改变、离子平衡失调、细胞内能量产生和转运障碍等,这些都与SAH后脑缺血和能量代谢障碍有关。由于卧床、禁食、呕吐和应用脱水剂,以及下视丘功能紊乱,患者血中抗利尿激素增加等,可引起全身电解质异常,其中最常见的有:①低血钠。见于35%患者,常发生在发病第2～第10天。低血钠可加重意识障碍、癫痫、脑水肿。引起低血钠的原因主要有脑性盐丧失综合征和ADH分泌异常(SIADH)。区分二者很重要,因为前者因尿钠排出过多导致低血钠和低血容量,治疗应输入生理盐水和胶体溶液;后者是ADH分泌增多引起稀释性低血钠和水负荷增加,治疗应限水和应用抑制ADH的药物如苯妥英钠针剂。②高血糖。SAH可引起高血糖,特别好发于原有糖尿病患者,应用类固醇激素可加重高血糖症。严重高血糖症可并发癫痫及意识障碍,加重缺血缺氧和神经元损伤。

4.脑血管痉挛

最常见于动脉瘤破裂引起的SAH,也可见于其他病变如脑动静脉畸形、肿瘤出血等引起的SAH。血管痉挛的确切病理机制尚未明确。但红细胞在蛛网膜下隙内降解过程与临床血管痉挛的发生时限一致,提示红细胞的降解产物是致痉挛物质。目前认为血红蛋白的降解物氧化血红蛋白(oxyHb)在血管痉挛中起主要作用。除了能直接引起脑血管收缩,还能刺激血管收缩物质如内皮素1(ET-1)的产生,并抑制内源性血管扩张剂如一氧化氮的生成。进一步的降解产物如超氧阴离子残基、过氧化氢等氧自由基可引起脂质过氧化反应,刺激平滑肌收缩,诱发炎症反应(前列腺素、白三烯等),激活免疫反应(免疫球蛋白、补体系统)和细胞因子作用(白介素1)来加重血管痉挛。

5.其他

(1)血压:SAH时血压升高可能是机体一种代偿性反应,以增加脑灌注压。疼痛、烦躁和缺氧等因素也可促使全身血压升高。由于血压升高可诱发再出血,因此应设法控制血压,使之维持在正常范围。

(2)心脏:91%SAH患者有心律异常,其中少数可引发室性心动过速、室颤等危及患者生命,特别见于老年人、低钾和EKG上QT间期延长者。心律和心功能异常常可加重脑缺血和缺氧,应引起重视。

(3)胃肠道:约 4%SAH 患者有胃肠道出血。在前交通动脉瘤致死病例中,83%有胃肠道出血和 Cushing 溃疡。

## 五、临床表现

SAH 是卒中引起猝死的最常见原因,许多患者死于就医途中,入院前死亡率为 3%~26%。死亡原因有脑室内出血、肺水肿以及椎-基底动脉系统动脉瘤破裂等。即使送至医院,部分患者在明确诊断并得到专科治疗以前死亡。1985 年的文献报道,动脉瘤破裂后只有35%的患者在出现 SAH 症状和体征后 48 h 内得到神经外科相应治疗。

(一)诱发因素

约有 1/3 的动脉瘤破裂发生于剧烈运动中,如举重、情绪激动、咳嗽、屏便、房事等。如前所述,吸烟、饮酒也是 SAH 的危险因素。

(二)先兆

单侧眼眶或球后痛伴动眼神经麻痹是常见的先兆,头痛频率、持续时间或强度改变往往也是动脉瘤破裂先兆,见于 20%患者,有时伴恶心、呕吐和头晕症状,但脑膜刺激征和畏光症少见。通常由少量蛛网膜下隙渗血引起,也可因血液破入动脉瘤夹层,瘤壁急性扩张或缺血。发生于真正 SAH 前 2 h 至 8 周内。

(三)典型表现

多骤发或急起,主要有下列症状和体征。

1. 头痛

见于 80%~95%患者,突发,呈劈裂般剧痛,遍及全头或前额、枕部,再延及颈、肩腰背和下肢等。Willis 环前部动脉瘤破裂引起的头痛可局限在同侧额部和眼眶。屈颈、活动头部和Valsalva 试验以及声响和光线等均可加重疼痛,安静卧床可减轻疼痛。头痛发作前常有诱因如剧烈运动、屏气动作或性生活,约占发病人数的 20%。

2. 恶心呕吐、面色苍白、出冷汗

约 3/4 的患者在发病后出现头痛、恶心和呕吐。

3. 意识障碍

见于半数以上患者,可有短暂意识模糊至昏迷。17%的患者在就诊时已处于昏迷状态。少数患者可无意识改变,但有畏光、淡漠、怕响声和震动等。

4. 精神症状

表现为谵妄、木僵、定向障碍、虚构和痴呆等。

5. 癫痫

见于 20%患者。

6. 体征

(1)脑膜刺激征。约 1/4 的患者可有颈痛和颈项强直。在发病数小时至 6 d 出现,但以1~2 d最多见。Kernig 征较颈项强直多见。

(2)单侧或双侧锥体束征。

(3)眼底出血(Terson 征),表现为玻璃体膜下片状出血,多见于前交通动脉瘤破裂,因

ICP 增高和血块压迫视神经鞘，引起视网膜中央静脉出血。此征有特殊意义，因为在 CSF 恢复正常后它仍存在，是诊断 SAH 的重要依据之一。视神经乳头水肿少见，一旦出现则提示颅内占位病变。由于眼内出血，患者视力常下降。

（4）局灶体征：通常缺少。可有一侧动眼神经麻痹，单瘫或偏瘫、失语、感觉障碍、视野缺损等。它们或提示原发病和部位或由于血肿、脑血管痉挛所致。

（四）非典型表现

（1）少数患者起病时无头痛，表现恶心、呕吐、发热和全身不适或疼痛，另一些人表现胸背痛、腿痛、视力和听觉突然丧失等。

（2）老年人 SAH 特点：①头痛少（<50％）且不明显。②意识障碍多（>70％）且重。③颈硬较 Kernig 征多见。

（3）儿童 SAH 特点：①头痛少，但一旦出现应引起重视。②常伴系统性病变，如主动脉弓狭窄、多囊肾等。

（五）分级

Botterell 最早对 SAH 患者进行分级，旨在了解不同级别进行手术的风险有无差异。目前临床分级作用不仅限于此，而且对各种治疗的效果评价、相互比较都有重要作用，应用也更加广泛。有多种分级方法，大多根据头痛、脑膜刺激症状、意识状态和神经功能损害等来分级，其中应用广泛的是 Hunt 和 Hess 分级，对 SAH 患者的预后判断较为准确。一般，Ⅰ～Ⅱ级 SAH 患者预后较好，而Ⅳ～Ⅴ级患者预后不佳。以哥拉斯格昏迷评分（Glasgow coma score，GCS）为基础的世界神经外科联盟分级越来越受到人们重视，有利于各地区资料相互比较。三种主要分级方法见表 1-4。Gotoh（1996）等前瞻性研究 765 例脑动脉瘤患者应用世界神经外科联盟分级表与预后的关系，发现患者术后预后与术前 GCS 有关（$P<0.001$），即术前 GCS 高分者，预后较好，特别是 GCS 15 分与 14 分之间有显著差别（$P<0.001$）。但是 GCS 13 分与 12 分、7 分与 6 分之间差别不明显，影响Ⅲ级与Ⅳ级、Ⅳ级与Ⅴ级患者预后的评估的准确性。可见，任何一种分级方法不可能十全十美，有待临床的验证和不断修改和完善。近来，Chiang（2000）报道如果各种分级和评分对预后评估有价值，必须以治疗前的分级和评分为准。

表 1-4　SAH 临床分级表

| 级别 | Botterell 分级（1956） | Hunt 和 Hess 分级 *（1968，1974） | 世界神经外科联盟分级（1988） | |
|---|---|---|---|---|
| | | | GCS | 运动功能障碍 |
| 1 | 清醒，有或无 SAH 症状 | 无症状或头痛，颈项强直 | 15 | 无 |
| 2 | 嗜睡，无明显神经功能缺失 | 脑神经麻痹（如Ⅲ、Ⅳ），中至重度头痛，颈硬 | 13～14 | 无 |
| 3 | 嗜睡，神经功能丧失，可能存在颅内血肿 | 轻度局灶神经功能缺失，嗜睡或错乱 | 13～14 | 存在 |
| 4 | 因血肿出现严重神经功能缺失，老年患者可能症状较轻，但合并其他脑血管疾病 | 昏迷，中至重度偏瘫，去大脑强直早期 | 7～12 | 存在或无 |
| 5 | 濒死，去大脑强直 | 深昏迷，去大脑强直，濒死 | 3～6 | 存在或无 |

注：* 如有严重全身系统疾病如高血压、糖尿病、严重动脉硬化、慢性肺部疾病或血管造影显示血管痉挛，评级增加一级。

## 六、辅助诊断

### (一)计算机辅助断层扫描(CT)

头颅 CT 平扫是目前诊断 SAH 的首选检查。其作用在于:①明确 SAH 是否存在及程度,提供出血部位的线索。②增强 CT 检查,有时能判断 SAH 病因,如显示增强的 AVM 或动脉瘤的占位效应。③能了解伴发的脑内、脑室内出血或阻塞性脑积水。④随访治疗效果和了解并发症。CT 检查的敏感度取决于出血后的时间和临床分级。发病 1 小时,90％以上病例能发现 SAH 的积血,5 天后 85％的患者仍能从 CT 片上检出蛛网膜下隙积血,1 周后为 50％,2 周后 30％。CT 片上 SAH 的量和部位与血管痉挛的发生有很好的相关性。临床分级越差,CT 上出血程度越严重,预后越差。表 1-5 为根据 CT 上积血程度的 SAH Fisher 分级表。

表 1-5 SAH Fisher 分级表

| 级别 | CT 表现 | 血管痉挛危险性 |
|---|---|---|
| 1 | CT 上未见出血 | 低 |
| 2 | CT 上发现弥散性出血,尚未形成血块 | 低 |
| 3 | 较厚积血,垂直面上厚度>1 mm(大脑纵裂,岛池,环池)或者水平面上(侧裂池,脚间池)长×宽>5 mm×3 mm | 高 |
| 4 | 脑内血肿或脑室内积血,但基底池内无或少量弥散性出血 | 低 |

### (二)脑脊液检查

腰穿脑脊液检查也是诊断 SAH 的常用方法。特别是头部 CT 检查阴性者,但应掌握腰穿时机。SAH 后数小时腰穿所得脑脊液仍可能清亮。所以应在 SAH 后 2 小时后行腰穿检查。操作损伤引起的出血有别于 SAH:①连续放液,各试管内红细胞计数逐渐减少。②如红细胞>250 000/mL,将出现凝血。③无脑脊液黄变。④RBC/WBC 比值正常,并且符合每增加 1 000 个红细胞,蛋白含量增加 1.5 mg/100 mL。⑤不出现吞噬有红细胞或含铁血黄素的巨噬细胞。脑脊液黄变是由于 CSF 中蛋白含量高或有红细胞降解产物,通常在 SAH 后 12 h 开始出现。分光光度计检测可避免遗漏。一般在出血后 12 h~2 周 CSF 黄变检出率 100％,3 周后 70％,4 周后 40％。腰穿属有创性检查,可诱发再出血或加重原有症状,操作前应衡量利弊,并征得家属同意。

### (三)脑血管造影

仍是本病的标准诊断方法,一般应行脑血管造影,以免遗漏多发动脉瘤或伴发的动静脉畸形。血管数字减影技术已能查出大多数出血原因。如血管造影仍不能显示病变者,颈外动脉造影可能发现硬脑膜动静脉瘘。如颈痛、背痛明显,并以下肢神经功能障碍为主,应行脊髓血管造影除外脊髓动静脉畸形、动脉瘤或新生物。血管造影是否引起神经功能损害加重,如脑缺血、动脉瘤再次破裂,目前尚无定论。

造影时机:由于脑血管痉挛易发生在 SAH 后 2~3 d,7~10 d 达高峰,再出血好发时间也在此范围,因此目前多主张脑血管造影宜早,即出血 3 d 内只要病情稳定,应行脑血管造影,以尽早作病因治疗。如已错过 SAH 后 3 d,则需等待至 SAH 后 3 周进行。首次脑血管造影阴性者,2 周后(血管痉挛消退)或 6~8 周(血栓吸收)后应重复脑血管造影。

（四）计算机断层扫描血管造影（CTA）

通过螺旋CT薄层扫描，捕捉经造影剂显影的动脉期血管图像，进行计算机重建，可获得良好的颅内血管三维结构。目前已能分辨2～3 mm的动脉瘤，敏感性为77％～97％，特异性为87％～100％。血管的三维结构可按任意平面进行旋转，以便寻找病变原因和决定手术入路。但目前CTA重建技术费时较长，操作人员需熟悉颅底解剖，并具有丰富的神经外科临床知识，对SAH急性期的病因诊断价值有限。临床主要用于高度怀疑动脉瘤破裂出血，但患者烦躁不能配合脑血管造影、未手术患者随访、有家族史和治疗后的随访。

（五）头颅MRI和磁共振血管造影（MRA）

过去认为头颅MRI很难区别急性蛛网膜下隙出血和脑实质信号，但目前研究提示MRI对SAH的检出率与CT检查相似。对颅后窝、脑室系统少量出血以及动脉瘤内血栓形成、判断多发动脉瘤中破裂瘤体等，MRI优于CT。但价贵、操作费时是其缺点。头颅MRI检查是否会引起金属动脉瘤夹移位，目前说法不一。故动脉瘤夹闭后，不了解动脉夹特性前，慎用头颅MRI复查。

磁共振血管造影（MRA）是近来发展的无创性诊断手段，可作为SAH的筛选手段，能检出直径大于3～5 mm的动脉瘤，目前MRA对检出动脉瘤的敏感性在81％左右，特异性为100％。

（六）经颅多普勒超声（TCD）

可以无创测得脑底大血管的血流速度，对临床SAH后血管痉挛有诊断价值，目前已作为SAH后血管痉挛的常规监测手段。优点：实时，无创，床旁，重复进行。缺点：只能提供颅底大血管的流速，不能测定末梢血管的血流变化；需依靠操作者的主观判断；部分患者特别是老年患者颞窗较厚，探测不出血流信号。大脑中动脉的血流速度最常用来诊断血管痉挛。流速与血管痉挛程度呈正相关。大脑中动脉流速正常范围在33～90 cm/s，平均为60 cm/s。流速高于120 cm/s，与血管造影上轻中度血管痉挛相似；高于200 cm/s，为严重血管痉挛，临床上常出现缺血和梗死症状。因此大脑中动脉流速高于120 cm/s，可作为判断脑血管痉挛的参考标准。与血管造影显示的血管痉挛比较，特异性为100％，但敏感性为59％。此外，流速增快速度也与临床缺血程度有关。Lindegaard建议采用大脑中动脉和颅外颈内动脉流速的比值来判断血管痉挛，可以矫正全身血流改变对脑血流的影响，也可鉴别血管痉挛与脑充血和血液稀释的区别，从而更准确地评价脑血管痉挛。当比值大于3，血管造影可发现血管痉挛；比值大于6，可出现严重血管痉挛，临床可有缺血表现。除了测定脑血管流速外，TCD还可用于评价脑血管的自动调节功能，但相应的监测指标和临床表现的一致性尚有待进一步研究。

## 七、诊断和鉴别诊断

首先应明确有无SAH。突然出现头痛、意识障碍和脑膜刺激症及相应神经功能损害症状者，应高度怀疑SAH。突发剧烈头痛的鉴别诊断如表1-6所示。及时进行头部CT检查，必要时腰穿，以明确出血。

对SAH前的先兆性头痛等症状应引起注意，并与偏头痛、高血压脑病和其他系统性疾病进行鉴别。

SAH 引起的突发剧烈头痛,需与以下疾病引起的头痛进行鉴别(表1-6)。

表 1-6　突发剧烈头痛的鉴别诊断

1. 颅内疾病

(1)血管性

　　1)SAH

　　2)垂体卒中

　　3)静脉窦栓塞

　　4)脑内出血

　　5)脑栓塞

(2)感染

　　1)脑膜炎

　　2)脑炎

(3)由新生物、颅内出血或脑脓肿引起的颅内压增高

2. 良性头痛

(1)偏头痛

(2)紧张

(3)感染性头痛

(4)良性疲劳性头痛

(5)与兴奋有关的头痛

3. 来自脑神经的头痛

(1)由于肿瘤、动脉瘤、Tolosa-Hunt 征、Raeder 三叉神经痛、Gradenigo 征引起脑神经受压或炎症

(2)神经痛:①三叉神经痛。②舌咽神经痛

4. 颅内牵涉痛

(1)眼球:①球后神经炎。②青光眼

(2)鼻窦炎

(3)牙周脓肿、颞下颌关节炎

5. 系统疾病

(1)恶性高血压

(2)病毒性疾病

(3)颈段脊髓 AVF 可引起 SAH。对 DSA 颅内检查者(一),应做脊髓血管造影

　　从临床表现鉴别 SAH 和颅内出血或缺血性卒中有时较为困难。一般有脑膜刺激症状、缺少局灶性神经系统症状和年龄相对较轻(小于 60 岁),SAH 的可能性较大。突发头痛和呕吐并不是 SAH 的特有症状,常不能以此作为与颅内出血或缺血性卒中鉴别诊断的依据。SAH 患者的癫痫发生率与颅内出血患者相似,但缺血性卒中患者较少发生癫痫。

　　临床怀疑自发性 SAH 的诊断程序见图 1-1。

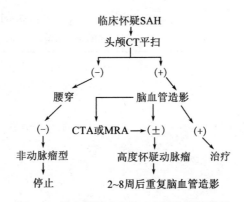

图 1-1 临床怀疑自发性 SAH 的诊断程序

确诊自发性 SAH 后,应作 SAH 病因诊断。主要以脑血管造影或 3D-CTA 进行筛选。

但第一次脑血管造影可有 15%～20% 的患者不能发现阳性结果,称为"血管造影阴性 SAH"。其中又有 21%～68% 的患者在 CT 平扫时只表现为脑干前方积血,称为"中脑周围 SAH"(perimesencephalic SAH),这是一种较为特殊、预后良好的自发性 SAH,在自发性 SAH 中占 10%,与血管造影阳性的患者相比,年龄偏轻,男性较多,临床分级较好。CT 上出血仅位于脑干前方,不累及脑沟和脑室。再出血和出血后血管痉挛发生少,预后良好。目前原因不明,可能由静脉出血引起。但椎-基底动脉系统动脉瘤破裂出血也可有相似的头颅 CT 表现,故不能轻易诊断为"中脑周围 SAH"。

对脑血管造影阴性的 SAH 应在 2 周左右重复脑血管造影,文献报道病因的检出率为 2%～22%。

当确诊 SAH 的原因为多发动脉瘤破裂出血,应进一步识别破裂瘤体,以下几点可供参考:

(1)除外硬膜外动脉瘤。

(2)CT 片显示局部 SAH。

(3)在血管造影上破裂动脉瘤附近有血管痉挛或占位效应。

(4)大而不规则,动脉瘤较小而规则者易破裂。

(5)定位体征有助诊断。

(6)重复血管造影,见动脉瘤增大和局部血管形态学改变。

(7)选择最可能破裂的动脉瘤,如前交通动脉瘤。

(8)最大、最近端的动脉瘤破裂可能性最大。

## 八、SAH 后的并发症

### (一)神经系统并发症

#### 1.迟发性缺血性障碍(DID)

又称症状性脑血管痉挛。由于脑血管造影或 TCD 提示脑血管痉挛者,不一定出现临床症状。只在伴有脑血管侧支循环不良情况下,rCBF<18～20 mL/(100 g·min)时,才引起 DID。因此,脑血管造影和 TCD 诊断 SAH 后脑血管痉挛的发生率可达 67%,但 DID 发生率为 35%,DID 致死率为 10%～15%。血管造影显示的血管痉挛常发生在 SAH 后 2～3 d,7～10 d 为高峰,2～4 周逐渐缓解。脑血管痉挛的发生与头 CT 上脑池内积血量有一定关系。

DID 临床表现如下。①前驱症状:SAH 的症状经治疗或休息而好转后又出现或进行性加重、血白细胞持续增高,持续发热。②意识由清醒渐至嗜睡或昏迷。③局灶体征:取决于脑缺血部位。如颈内动脉和大脑中动脉分布区缺血,可出现偏瘫伴或不伴感觉减退或偏盲;大脑前动脉受累可出现识别和判断能力降低、下肢瘫、不同程度意识障碍、无动性缄默等;椎-基底动脉缺血则引起锥体束征、脑神经征、小脑征、自主神经功能障碍、偏盲或皮质盲等。上述症状多发展缓慢,经数小时或数天才达高峰,持续 1～2 周后逐渐缓解,少数发展迅速,预后差。

DID 的诊断:一旦出现上述临床表现,即应做头颅 CT,排除再出血、血肿、脑积水等,并做 TCD 和脑血管造影进行诊断。CT 显示脑梗死有助于诊断。此外,也应排除水电解质紊乱、肝肾功能障碍、肺炎和糖尿病等全身系统性疾病,可行相应检查。

2. 再出血

是 SAH 患者致死致残的主要原因,死亡率可高达 70%～90%。首次出血后 48 h 为再出血高峰,2 周内出血率为 20%～30%,以后则逐渐减少。半年后出血率为 3%。

3. 脑积水

出血急性期脑积水发生率约为 20%,常同时伴有脑室出血。出血后期脑积水则多与脑脊液吸收障碍有关。慢性脑积水的发生率各家报道差异较大,从 6%～67% 不等,主要与脑积水判断标准、评价时间不同有关。在 3251 例动脉瘤引起的 SAH 患者中,15% 的患者 CT 检查可发现有脑积水,13.2% 的患者临床出现脑积水症状(Kassell,1990)。Vale 分析 108 例因动脉瘤破裂引起 SAH 并进行早期手术的患者情况,发现约有 20% 的患者在 SAH 后 30 天内需接受脑室腹腔分流手术。有再出血和脑室出血史的患者脑积水发生机会更多。

(二)全身并发症

严重的全身并发症是 23%SAH 死亡的原因,好发于危重患者和高级别的患者。因此防治 SAH 后全身并发症的重要性与防治 DID 和再出血一样重要,应引起重视。

1. 水、电解质紊乱

常见低血钠,见于 35% 患者,好发于出血第 2～第 10 天。可加重意识障碍、癫痫、脑水肿。引起低血钠原因:脑性盐丧失综合征和促利尿激素分泌异常综合征(SIADH)。应注意鉴别上述两种综合征,因为两者处理原则完全不同。脑性盐丧失综合征,是因尿钠排出过多导致低血容量和低血钠,治疗包括输入生理盐水和胶体溶液,不能限制水分,否则可加重血管痉挛和脑缺氧。SIADH 则因 ADH 不适当分泌增多,引起稀释性低钠血症和水负荷增加,治疗除补钠外,还包括限水和应用抑制 ADH 药如苯妥英钠针剂。

2. 低血容量

也为 SAH 后常见并发症,见于 50% 以上的患者中,在 SAH 后最初 6 d 内血容量可减少 10% 以上。血容量降低,可增加红细胞的黏滞度,影响脑微循环,增加血管痉挛的易感性。扩容、升高血压可防止因血管痉挛而引起 DID。

3. 高血糖

SAH 可引起血糖增高,特别是见于隐性糖尿病的老年患者。应用类固醇激素可加重高血糖症。严重高血糖症则可引起意识障碍、癫痫,可恶化脑血管痉挛和脑缺血。

4. 高血压

多数 SAH 患者有代偿性血压升高(Cushing 反应),以应答出血后的脑灌注压降低,但过高的血压(收缩压持续维持在 180～200 mmHg 以上)可诱发再出血,特别是不适当地降低颅内压,同时未控制血压。兴奋、烦躁不安、疼痛和缺氧等可促发血压升高。

(三)全身其他脏器并发症

1. 心脏病变

心律失常见于91%患者,高龄、低血钾、心电图有 QT 间期延长者易发生心律失常,常见有室性、室上性心动过速,游走心律,束支传导阻滞等,多为良性过程,但少数患者因室性心动过速、室颤、室扑等而危及生命。以往认为心律失常的临床意义不大,但目前认为上述心律失常提示 SAH 诱发的心肌损害。约有50%的患者可有心电异常,如 T 波倒置、ST 段压低、QT 间期延长、U 波出现。

2. 深静脉血栓形成

约见于2%SAH 患者,其中约半数患者可发生肺栓塞。

3. 胃肠道出血

约4%SAH 患者有胃肠道出血。因前交通动脉瘤出血致死的患者中,83%有胃肠道出血和胃十二指肠溃疡(Cushing 溃疡)。

4. 肺病变

最常见的肺部并发症为肺炎和肺水肿。神经性肺水肿表现为呼吸不规则,呼吸道内粉红色泡沫样分泌物,蛋白含量高(大于 4.5 g/dL),见于约2%的 SAH 患者,最常见于 SAH 后第1周内,确切原因不清,与 SAH 后肺部毛细血管收缩,血管内皮受损,通透性增加有关。

## 九、治疗

病因治疗是 SAH 的根本治疗。动脉瘤的直接夹闭不仅能防止再出血,也为以后的血管痉挛治疗创造条件。

1. 一般处理

包括绝对卧床14 d,头抬高30°,保持呼吸道通畅,限制额外刺激。避免各种形式的用力,用轻缓泻剂保持大便通畅,低渣饮食有助于减少大便的次数和大便量。

2. 监测

监测血压、血氧饱和度、中心静脉压、血生化和血常规、EKG、颅内压及每天的出入水量等。

3. 补液

维持脑正常灌注压,对血管痉挛危险性相对较低者,可维持正常血容量;对血管痉挛高危患者,应采用扩容治疗,并使血压不低于 180 mmHg。

4. 镇痛

适当给予镇痛剂。大多数患者的头痛可用可待因控制。焦虑和不安可给适量的巴比妥酸盐、水合氯醛或三聚乙醛(副醛),保持患者安静。

5. 止血

目前对止血剂在 SAH 治疗的作用仍有争论。一般认为,抗纤溶药物能减少50%以上再出血。但抗纤溶可促使脑血栓形成,延缓蛛网膜下隙中血块的吸收,易诱发缺血性神经系统并发症和脑积水等,抵消其治疗作用。因此,对早期手术夹闭动脉瘤者,术后可不必应用止血剂。对延期手术或不能手术者,应用止血剂,以防止再出血。但在有妊娠、深静脉血栓形成、肺动脉栓塞等时为禁忌证。

(1)6-氨基乙酸(EACA):16~24 g/d 静脉点滴,给药 3~7 d,病情平稳后改 6~8 g/d(口服),直至造影或手术。

(2)氨甲环酸(凝血酸):比 EACA 作用强 8~10 倍,且有消毒作用。应用剂量 2~12 g/d,与抑肽酶(30 万~40 万 U)联合应用,疗效优于单独使用。

6.控制颅内压

颅内压低于正常时,易诱发再出血;当颅内压接近舒张压时,出血可停止。因此,SAH 急性期,如颅内压不超过 1.59 kPa(12 mmHg),此时患者多属神经外科联盟分级Ⅰ~Ⅱ级,一般不需降低颅内压。当颅内压升高或达Ⅲ级以上者,则应适当降低颅内压。表 1-7 所示平均颅内压(MICP)变化与患者临床分级的关系,有利于指导降颅压药物的应用。

表 1-7 临床分级与颅内压变化间关系

| Ⅰ~Ⅱ级 | MICP<1.59 kPa(12 mmHg) |
|---|---|
| Ⅲ级 | MICP=1.99~5.32 kPa(15~40 mmHg) |
| Ⅳ级 | MICP=3.99~9.97 kPa(30~75 mmHg) |
| Ⅴ级 | MICP>9.97 kPa(75 mmHg) |

一般应用 20%甘露醇 1 mg/kg 静脉点滴。

7.症状性脑血管痉挛(DID)的防治

目前症状性脑血管痉挛治疗效果不佳,应重在预防。防治过程分为五步:①防止血管狭窄。②纠正血管狭窄。③防止由血管狭窄引起的脑缺血损害。④纠正脑缺血。⑤防止脑梗死。

(1)扩容、升压、血液稀释治疗(hypervolemia,hypertension,hemodilution,简称 3H 治疗):此法既可用于预防,也可治疗血管痉挛。很多医疗中心不对 SAH 患者限水,相反每天给予数千毫升液体量,维持中心静脉压在 1.06~1.33 kPa(8~10 mmHg)或肺动脉楔压在 1.6~1.86 kPa(12~14 mmHg),并采用药物适度升高血压,使血压较正常值升高 5.32~7.98 kPa(40~60 mmHg),维持血细胞比容在 30%左右,可有效减少血管痉挛发生。但上述方法,特别是升高血压宜在动脉瘤夹闭后使用,以免诱发再出血等并发症。

(2)钙离子拮抗剂:尼莫地平这种二氢吡啶类药物是目前临床运用较多的钙离子拮抗剂,可用来预防和治疗血管痉挛。一般应在 SAH 后 3 d 内尽早使用,按 0.5~1 mg/(kg·h)静脉缓慢点滴,2~3 h 内如血压未降低,可增至 1~2 mg/(kg·h)。采用微泵控制静脉输液速度使点滴维持 24 h,通常本药 50 mL(10 mg)经三通阀与 5%~10%葡萄糖注射液 250~500 mL 同时输注。由于尼莫地平易被聚氯乙烯(PVC)吸收,因此应采用聚乙烯(PE)输液管。静脉用药 7~14 d,病情平稳,改口服(剂量 60 mg,3 次/日)7 d。

(3)抗氧化剂和抗感染药物:实验研究证实脂质过氧化反应和炎症反应在血管痉挛的病理机制中起作用。21-氨基类固醇作为一种自由基清除剂,能有效抑制血管痉挛和神经元损害过程中的自由基反应。抗感染药物如布洛芬、甲泼尼松在动物实验中能改善血管痉挛的临床症状,但还需进一步临床研究。

(4)重组组织纤维蛋白酶原激活剂(rt-PA):近年来,SAH 治疗上带观念性改变的是由原来使用抗纤溶药物以防止再出血,改为使用尿激酶和 rt-PA 等纤溶药物,以减少脑缺血损害的发生。一般在动脉瘤夹闭后,清除基底池血块,经导管用 rt-PA 2.5 万~60 万单位 Q 8 h(或尿激酶 3 万~6 万单位/日)基底池缓滴和引流。

（5）腔内血管成形术：Zubkov 在 1984 年最早采用腔内血管成形术来治疗血管痉挛，目前此项技术在临床得到较为广泛应用。当血管造影证实血管痉挛，并在症状性血管痉挛出现以前进行治疗，是治疗成功的关键，一般应在 SAH 后出现血管痉挛 24 小时内进行治疗。60%～80% 的治疗患者临床症状可得到显著改善。由于使用中少数病例出现动脉瘤或动脉破裂，目前趋于采用药物进行药物性成形术，取代机械性成形术。一般用 0.5 mg 尼莫地平、6 000～12 000 U 尿激酶灌注，然后用 0.2% 罂粟碱 1 mL，以 0.1 mL/s 的速度，重复多次灌注。整个过程在 DSA 监控下进行，并全身肝素化。

（6）其他并发症的治疗：心电图异常者应给予 α 或 β 肾上腺素能阻滞药如普萘洛尔；水电解质紊乱、高血糖、脑积水等并发症治疗与其他疾病中的治疗相同，不再赘述。

## 十、预后

影响 SAH 预后的因素很多，病因、血管痉挛和治疗方法为主要因素。病因不同，差异较大。脑动静脉畸形引起的 SAH 预后最佳，而血液系统疾病引起的 SAH 效果最差。动脉瘤破裂的死亡率在 55%。动脉瘤破裂未经手术夹闭，可再次发生出血。最常发生于第一次 SAH 后 4～10 d，每天发生率为 1%～4%。前交通动脉瘤再出血的概率最大。第二次出血的死亡率为 30%～60%，第三次出血死亡率几乎是 100%。但在第一次 SAH 后 3～6 个月再出血的危险性显著降低，以后出血的死亡率可能不会超过第一次出血的死亡率。患者的年龄、性别和职业以及第一次发病的严重程度，与复发的可能性似无关联，但高血压可能增加其危险性。

血管痉挛也是 SAH 患者致死致残的主要原因，约有 13.5% 的动脉瘤破裂引起的 SAH 患者因血管痉挛而死亡或致残。在致残患者中约 39% 因血管痉挛而起。

随着对 SAH 病理生理研究的深入和治疗方法的改进，SAH 的预后已有了很大改善，Cesarini 对一地区二十多年内，动脉瘤破裂引起的 SAH 预后进行分析，发现近 10 年来 Hunt 和 Hess 分级 I 级和 II 级患者的发病后 6 个月死亡率明显低于前 10 年（16% 与 34%），临床症状和生存质量也优于以前。但 Hunt 和 Hess 分级 III～V 级患者的死亡率无明显改善。

对 SAH 患者首次血管造影未发现病因者，预后与头部 CT 上积血分布情况有关，属于"中脑周围 SAH"的患者预后较好，再出血的概率也小于其他患者。这些患者的死亡率仅 6%，而找到动脉瘤患者的死亡率约为 40%。除此之外，其他血管造影阴性的 SAH 患者也比动脉瘤破裂引起的 SAH 预后佳，文献报道约 80% 血管造影阴性的 SAH 患者能恢复正常工作，而只有 50% 动脉瘤破裂引起的 SAH 患者能恢复健康。

（李新星）

# 第二节　脑血管痉挛

脑血管痉挛（CVS）是指自发性蛛网膜下隙出血（SAH）后出现超长时间的血管收缩，随着时间的推移脑动脉渐出现病理学及组织学上的改变。自发性蛛网膜下隙出血的年发病率约 6/10 万，其中 65%～80% 由颅内动脉瘤破裂引起。动脉瘤性蛛网膜下隙出血预后很差，50%～75% 的患者死亡或致残。CVS 是 SAH 后常见的高危险性并发症，发生率高达 30%～

90%。常发生于动脉瘤出血后的邻近动脉主干,也可扩展到较大的脑动脉。CVS 可引起严重的局部脑组织缺血或迟发性缺血性脑损害,甚至导致脑梗死,是 SAH 致残和致死的主要原因。同时因脑的广泛缺血缺氧所引起的脑水肿可使颅内压增高。但是,狭窄的血管内腔只要能耐受痉挛极期的缺血,则在 3~4 周后可重新恢复原状。CVS 也可继发于脑外伤。本节主要讨论 SAH 后的 CVS。

## 一、分型、分级与分期

Saito 等(1977)将 Pool & Pott 对 CVS 的分类法加以改良,将 CVS 分为三型:①1 型,广泛而弥漫的脑血管变细,范围涉及颈内动脉、大脑中动脉与大脑前动脉的近段,血管呈线状纤细。②2 型,广泛性或多支脑动脉细狭,呈节段性的狭窄。③3 型,动脉细狭只限于动脉瘤邻近的动脉分支。Auer(1984)将 CVS 分为三级:①1 级,局部血管痉挛范围不到 50%。②2 级,局部血管痉挛,范围超过 50%。③3 级,弥漫而广泛的痉挛。

CVS 分为两期,SAH 后 1~3 d 为急性期,随后是慢性痉挛期,持续 10~14 d 后才逐渐消退。脑血管急性痉挛期死亡率高,以颅内压增高、脑血流量降低和脑灌注压降低为特征。SAH 后早期发生的脑血管收缩在动物模型上十分明显,在人类较少发生。但是颅内压增高、脑血流量降低和脑灌注压降低提示微循环已受影响。一些研究者认为该期对药物治疗较为敏感。而慢性 CVS 是造成神经功能损害和致死的主要原因,并且对药物治疗反应较差。现在还不清楚急性 CVS 是否加速或加重迟发的 CVS。病理学研究表明,发生痉挛的血管内皮细胞肿胀,部分脱落,内膜增生,中层平滑肌细胞变性、坏死,外膜有大量的粒细胞和巨噬细胞浸润等炎性改变是慢性 CVS 的主要特点。

## 二、发病机制

CVS 的发病机制十分复杂,其确切机制尚未完全阐明。但是,可以肯定的是存在于蛛网膜下隙的积血,尤其是在动脉瘤破裂处周围的凝血块所引起的机械压迫和生化反应对血管壁发生慢性病理变化起着主要作用。CT 显示蛛网膜下隙有高密度积血影的患者几乎都可能发展成 CVS。CVS 的程度与出血量多少有关。出血量大者痉挛程度较重,出血量小者痉挛程度较轻。受累血管多位于出血区或其附近。所以,CVS 的发生与红细胞破坏所产生的致痉挛物质有关,如氧合血红蛋白、血管紧张素、组胺、血清素、前列腺素、儿茶酚胺、血栓素 $A_2$ 等。

目前,CVS 机制的研究主要集中在以下几个方面。

1. 脑血管的自动调节机制

血管张力的调节涉及血管平滑肌和内皮细胞的多个代谢通路。血管平滑肌和内皮细胞均可对血管内基本物理条件的变化作出反应。如血压和血流发生变化,脑血管可自动调节血管张力和切应力,使脑血流量在相当大的血压范围内保持恒定,即脑血管的自动调节机制。血管张力增高使平滑肌细胞收缩,血管直径缩小,阻力增高,并使血管内切应力增高,触发内皮细胞释放松弛因子,脑内血管最重要的松弛因子是一氧化氮(NO)(图 1-2)。血管平滑肌细胞与内皮细胞调节血管的机制受到多种因素(包括代谢、激素、神经)的调控。影响平滑肌张力的代谢因素包括细胞外 pH、乳酸、腺苷、ATP、氧和二氧化碳等。

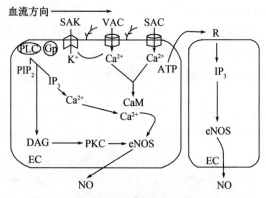

图 1-2 切应力引起内皮细胞释放 NO

牵张可激活钾通道,引起细胞膜超极化和钙内流,内皮细胞释放的 ATP 可使邻近细胞释放 NO。EC:内皮细胞;SAK:力学操纵的钾通道;DAG:二酰基甘油;eNOS:内皮细胞一氧化氮合成酶;PIP$_2$:磷脂酰肌醇二磷酸;IP$_3$:肌醇三磷酸

**2. 内皮细胞调节机制**

内皮细胞调节机制被认为在 SAH 引起的血管痉挛中起主要作用。该机制包括依赖内皮细胞的松弛作用受损、内皮细胞源性收缩因子(EDCFs)产生增加和钾通道活性受损。内皮细胞可产生内皮细胞源性松弛因子(EDRFs)和内皮细胞源性收缩因子(EDCFs)。EDRFs 中最重要的是 NO 或相关物质、前列腺素衍生物如前列环素和内皮细胞源性超极化因子(EDHF)。EDCFs 中最重要的是内皮素(ET)。内皮细胞还可分泌其他的血管收缩因子,如血管紧张素Ⅱ、血栓素、前列腺素 F$_{2\alpha}$。SAH 后,血红蛋白可与 NO 结合而最终导致血管收缩。铁的化合物如血红蛋白可促进氧自由基的产生,而氧自由基使内皮细胞通透性增高,细胞内钙浓度增高,1,4,5-三磷酸肌醇水平增高并引起细胞去极化,也可导致 CVS。内皮素是至今所发现的作用最强、时间最久的血管收缩因子,但其在血管痉挛中的作用机制目前尚不明确(图 1-3)。

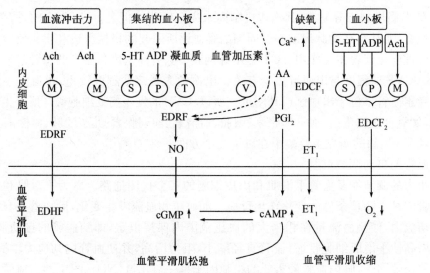

图 1-3 血管内皮细胞对血管平滑肌张力的调节机制

Ach:乙酰胆碱;5-HT:5-羟色胺;ADP:二磷酸腺苷;Ca$^{2+}$↑:钙离子浓度增高;M:毒蕈碱能受体;S:5-羟色胺能受体;P:嘌呤能受体;T:凝血酶能受体;V:血管加压素能受体;EDRF:内皮源性舒张因子;AA:花生四烯酸;PGI$_2$:前列腺素 I$_2$;EDCF:内皮细胞源性收缩因子;NO:一氧化氮;ET$_1$:内皮素 1;EDHF:内皮细胞源性超极化因子;cGMP:单磷酸环鸟苷;cAMP:单磷酸环腺苷

### 3.平滑肌细胞机制

调节血管平滑肌收缩性的核心因素是细胞质内钙的活性。钙可激活钙调蛋白,后者激活肌球蛋白轻链酶(MLCK),引起肌球蛋白轻链的磷酸化,与肌动蛋白丝作用而产生收缩。其他的细胞内调节机制如蛋白磷酸化/去磷酸化则可在不影响细胞内钙活性的情况下调节血管张力(图1-4)。SAH后血管平滑肌呈去极化状态,这可能是能量代谢中断后离子泵功能受损的结果。另一个解释是SAH抑制了钾通道,引起细胞膜去极化和血管收缩。活化钾通道的物质可减轻SAH引起的血管痉挛。激活其他的离子通道如钙通道,可引起平滑肌收缩而加剧血管痉挛。应用钙离子通道的拮抗剂可产生较好的临床效果,但其确切机制尚不明了(图1-5)。

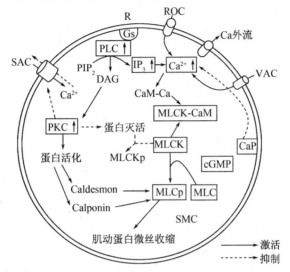

图 1-4　平滑肌细胞弛缩功能的调节机制(一)

SMC:平滑肌细胞;CaP:钙泵;Gs:兴奋性G蛋白;R:受体;VAC:电压操纵的钙通道;ROC:受体操纵的钙通道;SAC:力学操纵的钙通道;PLC:磷脂酶C;cGMP:单磷酸环鸟苷;Caldesmon:钙调蛋白的结合蛋白质;PIP₂:磷脂酰肌醇二磷酸;IP₃:肌醇三磷酸

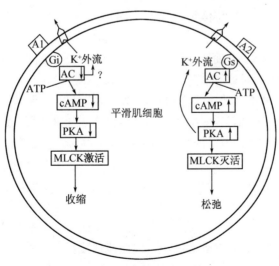

图 1-5　平滑肌细胞弛缩功能调节机制(二)

本图显示受体诱导兴奋性和抑制性G蛋白以及随后的信号传导(以腺苷为例)　Gi:抑制性G蛋白;Gs:兴奋性G蛋白;AC:腺苷酸环化酶;PKA:蛋白激酶A;MLCK:肌球蛋白轻链酶

SAH 后蛋白激酶活性增高,MLC 磷酸化增高,收缩蛋白抑制分子减少,这些因素均可导致血管痉挛。

4.微循环机制

SAH 引起局部的血管痉挛、血管内阻力增高并影响血管的自动调节功能,使脑组织对脑灌注压的暂时性降低更为敏感,并可使痉挛血管远端的脑皮质血管扩张功能受损,影响大脑的微循环。而且,SAH 后血管对血管活性药物的反应发生变化,收缩作用增强,松弛作用减弱。由于脑内微动脉与大动脉一样有血管平滑肌和内皮细胞,所以,过去认为两者在 SAH 后的分子生物学调节机制是相同的。但最近的研究表明并非如此,如两者对肾上腺素能神经递质的反应不同。研究表明,脑动脉存在血管舒缩的传导效应。SAH 后,血管收缩效应沿血流方向传导到微动脉,使微血管阻力显著增高、灌注减少,而由灌注区产生的血管松弛信号却无传递效应,血管舒张性减弱。另外,微动脉的过度收缩与去极化的扩布、细胞外钾离子浓度增高和血红蛋白清除 NO 的作用有关。

5.基因活化

SAH 可使应激相关基因活化并诱导应激蛋白如热休克蛋白的表达。SAH 后,局部存在的血红素可诱导血红素氧合酶-1(HO-1)基因的表达。该基因的表达被认为是一种加速血红素清除的保护机制。

## 三、诊断

SAH 并发 CVS 的诊断主要依靠脑血管造影,缺乏特征性的临床征象。根据血管造影观察,蛛网膜下隙出血后 3~5 d 就可有动脉痉挛,高峰期在 5~14 d,一般延续 2~4 周后血管痉挛逐渐消失。约 70% 的 SAH 患者在血管造影上可见血管痉挛,但多数患者无临床症状,有 32%~36% 的患者出现神经损害症状。其临床症状与血管痉挛的部位、程度和侧支循环建立情况等因素有关。CT 对轻度 CVS 的诊断阳性率不高,只在严重 CVS,血管径狭窄超过 60% 时才出现脑梗死的 CT 表现。对 CVS 的临床诊断,一般认为,急性 CVS 依据其出血症状及早期意识障碍、神经系统一过性定位体征诊断并不困难。对慢性 CVS 可依据患者在 4~14 天内出现意识障碍加重,GCS 评分下降;逐渐或突然出现神经系统体征,如单肢瘫、偏瘫、失语等;CT 检查无再出血和脑积水,而脑血管造影显示颅内一根或数根主要动脉管腔直径比原来缩小 30% 以上即可诊断。

经颅多普勒(TCD)可无创地连续监测 CVS 发生的时间、严重程度及持续时间,已成为诊断 CVS 的重要方法。根据血流动力学原理,血流速度与管腔面积成反比,与脑血流量成正比。当血管痉挛时,管腔狭窄,为保证足够的脑血流量,血流速度增快,故可通过测定脑血流速度来评定 CVS。一般以大脑中动脉(MCA)为评价 CVS 的靶血管,将平均脑血流速度(MFV)或大脑中动脉血流速度(VMCA)>120 cm/s 作为 CVS 的阈值。CVS 根据血流速度可分 3 级,VMCA 120~140 cm/s 为轻度;VMCA 140~200 cm/s 为中度;VMCA>200 cm/s 为重度。重度者易发生脑缺血或脑梗死。但上述阈值血流速度易受年龄和脑血流量的影响而发生偏倚,因动脉痉挛和脑血流量增加均可使血流速度异常增快。可用大脑中动脉与同侧颈内动脉颅外段血流速度的比值 HI(半球指数)来区分上述两种情况。HI 正常值为 1.7±0.4,当 HI>3 时认为是血管痉挛,HI>6 为重度血管痉挛。而 HI<3 时,认为血流速度增快为脑血流量增加所致。将 TCD 与直接测定脑血流量结合,可以 VMCA 与 CBF 的阈值之比

[分别为 120 cm/s,35 mL/(100 g·min)]作为痉挛指数(SI)。SI>3.4 时,表示 CVS 程度足以损害脑血流量,导致脑缺血症状。故 SI 可作为有显著血流动力学意义的 CVS 的指标。一般 TCD 以检测双侧的大脑中动脉为主,但因出血部位不同,有时需同时检测大脑前动脉或大脑后动脉。另外,CVS 时 TCD 的频谱形态显示频峰高尖、舒张期流速减低。音频也可出现异常改变:收缩期流速增快的同时伴粗糙的血流声频,并可闻及特殊高调的乐性杂音及粗钝的涡流声频。这些变化虽然缺乏特异性,但其意义在于其产生与 CVS 的演变过程有关,随着血管痉挛的解除,异常血流声频也将消失,因此可作为辅助诊断标准。单光子发射断层扫描(SPECT)也可用于 CVS 的诊断。SPECT 可在出现临床症状和 CT 发现脑梗死之前早期发现区域性脑灌注量降低,是一种敏感的检测手段。

近年来,随着 CT 血管成像(CTA)和 CT 灌注成像技术(CTP)的不断普及和成熟,相信会成为 CVS 诊断的主要方式。

## 四、CVS 的防治

目前对 CVS 尚无特效疗法。以前临床中最常用的治疗方法是高血压、高血容量和血液稀释的 HHH 疗法。但 HHH 疗法对重度 CVS 的患者常无效,而部分患者则可能无法耐受该疗法。很多学者针对 CVS 的发病机制中不同的环节,提出了很多新的防治方法及途径。可用的药物有钙离子通道拮抗剂、内皮素受体拮抗剂及其合成抑制剂、促进一氧化氮(NO)合成的药物、罂粟碱、diphenyleniodonium(DPI)、血管紧张素转化酶抑制剂、钾离子通道活化剂、氧自由基清除剂及过氧化抑制剂、血小板活化因子(PAF)受体拮抗剂等。有些已被临床应用,有些则已被动物实验证明有效,但尚未进入临床应用阶段。以下简要介绍一些在临床应用中已有一定经验的疗法。

1.3H 疗法

即高血压、高血容量、血液稀释法,也称为高动力学疗法。其目的在于提高脑灌注压,提高收缩压,增加心输出量和增加血管内容量并降低血黏度,以使血管痉挛引起的脑缺血损害减至最低程度。由于缺血脑组织已丧失自动调节功能,脑血流对收缩血压的变化呈被动反应,因此 3H 疗法可达到增加脑血流量、改善脑微循环的目的。3H 疗法的要求是:血浆容量增加,血细胞比容减低至 30%±3%,中心静脉压升高至 1.1~1.6 kPa(8~12 mmHg),肺毛细血管楔压升高至 1.6~2.1 kPa(12~16 mmHg);已行动脉瘤夹闭术的患者收缩压升至 20.0~23.3 kPa(150~175 mmHg),动脉瘤患者未行夹闭术的,收缩压维持在 17.3~20.0 kPa(130~150 mmHg)。3H 治疗时间至少维持 48~72 h,或在 TCD 和临床监测下,当血管痉挛消失后,才逐渐停止。如 CT 已有大片脑梗死征象时,应慎用 3H 疗法,因为可能会促发出血性脑梗死。采用 3H 高动力学疗法具有一定的危险性,可并发心肌梗死、充血性心衰、心律失常、再出血、电解质紊乱、血胸、脑水肿、动脉瘤破裂等。

正因为 3H 疗法具有一定的危险性,近年来,越来越多的医师主张采用 3N 疗法,即正常血容量(中心静脉压升高至 1.0~1.2 kPa)、正常血压(参照患者的基础血压)、正常血细胞比容(38%左右)的治疗方法。

另外,SAH 患者的血钠水平也应注意,对低钠的患者,可输注 3%的盐水,使血钠高于 140 mmol/L,减轻脑水肿。

2.钙拮抗剂

1982 年,Auer 首先报道临床应用尼莫地平可减轻 CVS。现在应用钙拮抗剂治疗 SAH

后的 CVS 已成为在临床中应用最广泛的防治方法。平滑肌细胞内 $Ca^{2+}$ 浓度升高是 CVS 发生的主要原因,钙拮抗剂可阻止 $Ca^{2+}$ 内流,避免细胞内 $Ca^{2+}$ 浓度过高。目前已被证实防止 CVS 最为安全有效的钙拮抗剂是尼莫地平和尼卡地平(佩尔地平)。它们均属双氢吡啶类,脂溶性,可通过血-脑屏障,选择性地作用于脑血管平滑肌细胞和脑组织细胞膜上的钙通道,防止 $Ca^{2+}$ 跨膜内流。尼卡地平除了抑制 $Ca^{2+}$ 通道外还可抑制磷酸二酯酶,增加平滑肌细胞中 cAMP 水平,舒张痉挛血管。尼莫地平一般静脉用 30～60 mg/d,多时可用 90 mg/d,24 h 持续给药,用 2～3 周。德国 21 个神经外科中心对 123 例患者用尼莫地平 60～90 mg/d,3 周后停药,结果显示因血管痉挛引起的死亡、植物状态、重残由 55% 降至 25%。尼卡地平剂量一般为 0.075～0.15 mg/(kg·h)静脉持续滴注,连续用 2 周,可显著减少痉挛发生率和减轻痉挛程度。一般钙拮抗剂的不良反应极小,在较大剂量使用时,可能出现头痛、头晕、面部潮红、水肿、血压下降、再出血倾向等,其中血压下降最为常见。由于尼莫地平和尼卡地平对脑血管具有选择性作用,因此引起全身血压下降的反应较轻,一般不引起严重后果。其他药物有:西比灵(盐酸氟桂嗪),常用量 5～10 mg,每晚 1 次,口服。桂利嗪(脑益嗪),常用量 25～50 mg,每日 3 次。

尽管钙拮抗剂现已被广泛应用于临床,并取得了较显著的疗效,但仍有 25%～40% 的病例无效。

3. 蛋白磷酸化酶抑制剂

可抑制平滑肌收缩最终阶段的肌球蛋白磷酸化,从而扩张血管。盐酸法舒地尔(fasudil)属异喹啉磺胺衍生物,具有缓解痉挛血管的作用,1995 年起已在日本正式进入临床应用并取得了较好的效果。一般以盐酸法舒地尔 30 mg 稀释于 100 mL 生理盐水,每日 3 次(每 8 h),用 30 min 静脉滴注,连续用 2 周。

4. 纤溶药物

动物实验表明,在 SAH 后 48 h 内清除蛛网膜下隙的血块可防止血管痉挛的发生。因此,有不少研究者采用纤溶药物试图快速溶解蛛网膜下隙或脑内及脑室内的血块,以防止血管痉挛的发生。常用的纤溶药物有尿激酶(UK)和组织型纤溶酶原激活物(tPA),其中似乎以 tPA 效果更好(无大规模临床试验比较)。给药途径可采用鞘内注射或将导管埋入蛛网膜下隙进行持续灌注,必要时行脑室穿刺。在动脉瘤破裂后行急诊手术夹闭的患者可选用此方法防治血管痉挛。在术中动脉瘤夹闭后,将一根导管置于基底池或桥前池作灌注用,另一根导管置于侧裂池周围或脑表面作引流用。将 60 000 IU 的尿激酶溶解于 500 mL 林格液,以 21 mL/h 的速度作持续灌注,连续灌注 5～7 d。tPA 在术后 24 h 后,通过腰穿留置蛛网膜下隙的导管,先放出 10 mL 脑脊液,再注入 10 mL tPA 溶液(含 tPA 50 000～200 000 IU),夹管 3～4 h 后再做持续脑脊液引流,每天 3～4 次,持续 3～7 d。也有用 Ommaya 储液囊内注射 tPA 者。研究表明,鞘内注射小剂量的 tPA(0.25～1.0 mg 即 15 万～60 万 IU/d,分 3～4 次)可安全而有效的清除蛛网膜下隙的积血,能显著减少 CVS 的发生率,由于是在动脉瘤夹闭后应用,所以不增加动脉瘤再次出血的概率。但目前剂量尚无统一标准,而且,作为纤溶药物,理论上具有潜在的危险性,还缺乏大样本临床资料证实其安全性,因此尚未在临床推广。

5. 血管内治疗

对其他方法治疗不能取得满意疗效的病例,应用血管内治疗可取得较好疗效。

(1)罂粟碱:有直接的扩血管作用,较早用于临床 CVS 的治疗。通过非特异性 $Ca^{2+}$ 外移而抑制磷酸二酯酶活性,增加 cAMP 含量而缓解血管痉挛。对弥漫性或有明显成角的血管痉挛,应用罂粟碱进行局部脑动脉内灌注可能取得较满意疗效。局部脑动脉内应用罂粟碱是通过超选择微导管进行的。一般以 300 mg 罂粟碱溶于 100 mL 生理盐水中,持续灌注 30～60 min,具体的滴注速度应根据颅内压、脑灌注压、血压和心率的变化加以调整。如果前组循环动脉发生痉挛,导管远端一般放置在眼动脉起始点以上,即在颈内动脉床突上段。如果后组循环动脉发生痉挛,导管远端应尽可能在小脑后下动脉起点以上,同时要注意观察在灌注过程中是否出现脑干功能抑制引起的临床症状,如呼吸暂停等。应用罂粟碱需注意:①本药作用程度和持续时间很难预测,个体差异大。②并非所有的 SAH 后痉挛血管均对罂粟碱敏感,随着发病时间的延迟和病情严重性增加,血管的顺应性和对罂粟碱的敏感性均降低,因此本药应用越早越好。

(2)经皮血管内成形术(PTA):治疗大的、近段脑动脉痉挛,可采用经皮血管内成形术,以机械性地扩张狭窄动脉。PTA 只能用于动脉瘤夹闭后发生的血管痉挛。PTA 的指征是:神经系统症状加重,经内科或药物治疗无效或血管造影显示有血管痉挛,经 CT 或 MRI 检查未见脑梗死,或当采用神经介入治疗时发生 CVS。经 PTA 治疗数小时后,有 60%～70% 的患者可获显著改善,经血管造影证实管腔恢复正常,脑血流量增加,临床症状改善,无血管痉挛再发现象。但目前对 PTA 的疗效各家报道不一,可能与球囊大小、作用时间长短、球囊内压力大小的选择不同有关。本疗法尚需进一步积累经验。

6. 脑脊液置换

采用生理盐水置换脑脊液也是近年临床防治 SAH 后 CVS 常用的方法之一。在放出血性脑脊液后,可减少蛛网膜下隙的积血,减少氧合血红蛋白对脑动脉的刺激,因此可较好地防治 CVS。经临床观察证实,该方法对 SAH 后 CVS 确有较好疗效。该方法比鞘内应用扩血管药物或纤溶药物更为安全。

7. 其他研究性治疗

由于 CVS 机制复杂,现已很难想象只用一种药物就能治愈血管痉挛。采用扩血管药物(如脑室内注射硝普钠可使内皮细胞合成 NO 增加)、抗氧化剂、抗炎剂、血栓素 $A_2$($TXA_2$)合成酶抑制剂等治疗 CVS 正在进行临床试验性研究。

(李新星)

# 第三节　脑动脉瘤

脑动脉瘤破裂引起蛛网膜下隙出血的年发生率为 6～35.6/10 万人,其中高发生率见于芬兰和日本,低发生率见于非洲、印度、中东和中国。引起地区发生率差异的原因不清楚,可能与环境、饮食、种族(遗传)或医疗卫生条件等有关。大组尸体解剖发现,成人中未破裂脑动脉瘤发生率 1%～6%,其中大多数动脉瘤很小。成人脑血管造影中脑动脉瘤(无症状)发现率 0.5%～1%。脑动脉瘤可见于任何年龄,但以 50～69 岁年龄组好发,约占总发生率的 2/3。女性较男性稍多发,前者约占 56%。但是在 50 岁以前,男性多见女性,50 岁以后则女性多见。在出血的患者中,约 1/3 在就诊前死亡,另 1/3 死在医院,仅 1/3 经治疗得以存活。可见脑动脉瘤仍是当今人类致死致残常见的脑血管病。

## 一、动脉瘤的分类和病因

脑动脉瘤可按动脉瘤的大小、部位、病因和病理等进行分类(表1-8、表1-9)。一般认为直径<6 mm 的动脉瘤不易出血。过去认为巨大型动脉瘤很少破裂出血,现在发现约 1/3 巨大型动脉瘤以出血为首发症状。

表 1-8　脑动脉瘤的分类

1.大小
(1)小型:≤1.5 cm
(2)中型:0.5～1.5 cm
(3)大型:1.5～2.5 cm
(4)巨型:≥2.5 cm
2.部位
(1)颈动脉系统
　　1)颈内动脉:岩骨段、海绵窦段、床突段、眼动脉段、后交通、脉络膜前、颈内动脉分叉
　　2)大脑前动脉:$A_1$、前交通动脉、$A_{2\sim3}$、胼周、胼缘
　　3)大脑中动脉:$M_1$、$M_{2\sim3}$、$M_{3\sim4}$
(2)椎-基底动脉系统
　　1)椎动脉
　　2)小脑后下动脉(中央型、周边型)
　　3)基底动脉干
　　4)小脑前下动脉(中央型、周边型)
　　5)小脑上动脉(中央型、周边型)
　　6)基底动脉分叉
　　7)大脑后动脉(中央型、周边型)
3.病理
(1)囊状动脉瘤
(2)层间(夹层)动脉瘤
(3)梭状动脉瘤

表 1-9　脑动脉瘤的发病因素

1.囊状动脉瘤
(1)血流动力学
　　1)血流量增加:AVM、因对侧动脉阻塞、发育不良、颈动脉与基底动脉存在交通支
　　2)血压增加:主动脉狭窄、多囊肾、肾动脉纤维肌肉发育不良
(2)血管壁结构
　　1)后天性:内弹力层变性、镰状细胞贫血、炎症、外伤、肿瘤
　　2)先天性:家族性、遗传性、Ⅱ型胶原缺失等
(3)其他
　　1)烟雾病
　　2)巨细胞动脉炎
2.梭形动脉瘤
(1)动脉硬化
(2)遗传性
(3)血管结构性
(4)感染性
(5)放射性
(6)其他:主动脉弓狭窄、巨细胞动脉炎
3.层间动脉瘤
(1)外伤
(2)动脉硬化

在脑动脉瘤中最常见为囊状动脉瘤,它具有以下特点而异于其他类型动脉瘤:①起源于动脉分叉处,通常位于某一分支(如后交通动脉)的起始端。②瘤体的方向与载瘤动脉的血流方向一致。③位于载瘤动脉弯曲的外侧缘。④瘤体附近常伴有穿通小动脉。⑤有瘤颈,常可用特制的夹夹闭。由于颅内脑动脉管壁的中层发育不良,缺少外弹力层,因此颅内脑动脉较颅外动脉易发生动脉瘤。显微镜检可见囊状动脉瘤的瘤壁中层很薄或缺如,内弹力层缺少或仅残存碎片,瘤壁仅由内层和外膜组成,其间有数量不等的纤维变或玻璃样变性组织。大体检查动脉瘤,特别是破裂者呈不规则状,壁厚薄不一,可有 1 个或多个子瘤。破裂点常在瘤顶部。

层间动脉瘤又称夹层动脉瘤。它和梭形动脉瘤在过去认为很少发生于颅内,近来由于神经影像学的发展,其发生率增多。如在椎动脉瘤中,囊状动脉瘤占 50%~60%,层间动脉瘤占 20%~28%,梭形动脉瘤占 10%~26%。颈动脉和椎-基底动脉系统均可发生层间动脉瘤和梭形动脉瘤,但以椎-基底动脉系统好发。层间动脉瘤和梭形动脉瘤大多沿血管长轴异常扩大,少数在 CT 和 MRI 上可呈椭圆形或近圆形,但血管造影上可显示异常扩张和弯曲的管腔,易与囊状动脉瘤鉴别。层间动脉瘤可位于内膜与肌层或肌层与外膜之间,由于动脉壁剥离,引起真管腔狭窄,血管造影出现"线征"。如动脉瘤真腔、假腔均畅通,造影剂在其内滞留。有时难以从血管造影区分层间动脉瘤和梭形动脉瘤,需借助 MRI。层间动脉瘤在 MRI 有下述特点:①血管腔内有内膜瓣。②瘤内有双腔。③假腔内有亚急性血块。

## 二、自然病程

了解和正确掌握一个疾病的自然病程是很重要的,它不仅可以评价和衡量各种治疗方法的效果和优劣,而且是阐明各种疗法、预后的重要指标。特别是随着神经影像学技术的发展,无症状或仅有轻微症状的动脉瘤发现增多,对这些患者应该怎样处理才是正确?另外研究发现许多因素可以影响脑动脉瘤的自然病程,如遗传性、全身情况、伴随各系统病变、动脉瘤的解剖部位及与其有关的病理生理异常等。因此,对这些因素的研究和正确处理,也关系到疗效的提高。

对于脑动脉瘤,任何一种治疗的预后是否比其自然病程为好,是评价该治疗的重要指标。由于动脉瘤根据其是否破裂自然病程截然不同,因此下面分别讨论之。

(一)未破裂脑动脉瘤

未破裂脑动脉瘤有引起症状和无症状之分。大组尸检和血管造影研究发现无症状脑动脉瘤在成人发生率为 2%。无症状未破裂脑动脉瘤的自然病程的了解主要来自对多发性脑动脉瘤患者的研究,其中破裂动脉瘤已被处理,未破裂者经临床和影像学检查随访,发现经血管造影证实无症状脑动脉瘤的年破裂出血率为 1%~2%,它们在破裂前可出现症状,从出现症状到出血的间隔时间从数日至 10 年以上,破裂出血可发生在任何时间。有症状的未破裂脑动脉瘤的年破裂出血率为 6%。一般未破裂脑动脉瘤中有症状者较无症状者预后差,因为前者的症状常来自动脉瘤对神经血管的压迫、瘤内血栓脱落造成脑栓塞和少量蛛网膜下隙出血等。

巨型脑动脉瘤采取保守治疗者,数年内的病残和病死率为 80%。

(二)破裂脑动脉瘤

破裂脑动脉瘤的自然病程明显差于未破裂者。综合文献大组病例报道,首次破裂脑动脉瘤患者的病死率,在入院前为 15%~30%,入院第 1 天为 32%,第 1 周为 41%,第 1 个月为

56％,第 6 个月为 60％。再出血率,48 小时内为高峰,约为 6％,继以每天递增为 1.5％,2 周累计为 21％。以后出血率趋于下降,年出血率为 3.5％。再出血的病死率明显增高,第 2 次出血和第 3 次出血的病死率分别为 65％和 85％。

（三）影响自然病程的因素（表 1-10）

表 1-10 前驱症状对动脉瘤自然病程的影响

| 项目 | A组(小量出血继大量出血) | B组(仅小量出血) | C组(仅大量出血) |
|---|---|---|---|
| 患者数 | 25 | 9 | 53 |
| 血管痉挛(%) | 48 | 67 | 32 |
| >Ⅲ级(%) | 60 | 11 | 25 |
| 病死率(%) | 52 | 0 | 23 |

1.瘤的级别

动脉瘤级别越高,病死率和病残率越高。这是因为高级别者（如Ⅲ、Ⅳ和Ⅴ级）再出血率、脑血管痉挛发生率均较高（患者分级详见后述）。

2.脑血管痉挛

脑血管痉挛直接影响患者的病残和病死率。有症状的脑血管痉挛的发生率为 30％,其中 1/3 患者经治疗可康复,1/3 患者病残,1/3 患者死亡。

3.动脉瘤破裂的诱发因素

举重物、情绪激动、咳嗽、屏气、用力大小便、房事等是常见的诱发因素,它们通过对血压、血流动力学和颅内压的影响而促发动脉瘤破裂出血。

4.动脉瘤破裂的前驱症状和体征

如头痛、眩晕、感觉或运动障碍等（详见临床表现）。前驱症状发生与动脉瘤扩大、少量出血等有关,经 2～3 周后常发生大出血。有前驱症状未及时诊治者预后较无前驱症状者差,相反如及时诊治,预后大可改观。

5.蛛网膜下隙出血分级（Fisher 分级请详见本节诊断）

Fisher Ⅲ级者易发生脑血管痉挛,预后显然较其他级别差。

6.动脉瘤大小（表 1-11）

脑动脉瘤要多大才破裂出血? 文献中各家的报道不一,有直径 4 mm、7 mm、7.5 mm、≤10 mm 等。但多数人同意 McCormick（1970）的意见,即≥6 mm 的动脉瘤容易破裂出血。但是必须指出,McCormick 的资料来于尸体解剖,常低估动脉瘤的直径,加之破裂的动脉瘤常较原来缩小以及活体上动脉瘤会比尸检时所见大,因此对待具体患者,应以机动灵活的态度来看待动脉瘤的大小。

表 1-11 破裂动脉瘤的直径（136 例患者,191 个动脉瘤尸检资料）

| 直径(mm) | 动脉瘤数 | 破裂动脉瘤数 |
|---|---|---|
| 21～50 | 11 | 11(100%) |
| 16～20 | 6 | 5(83%) |
| 11～15 | 16 | 14(87%) |
| 6～10 | 54 | 22(41%) |
| 3.2～5 | 75 | 2(3%) |
| 2～5 | 29 | 0(0%) |

7. 年龄

一般认为 50 岁以后的患者预后较年轻者差,可能与年老患者常合并系统性疾病有关。

8. 性别

女性较男性好发脑动脉瘤,特别在 50 岁以后,可能部分与女性寿命较男性长有关。George(1989)在 214 例破裂脑动脉瘤中发现女性有较高的脑血管痉挛发生率,预后也较差。同时女性患者患有颈动脉纤维肌肉发育不良的比例较高,达 23%。

9. 多发性脑动脉瘤

大组临床病例和尸检发现,多发性脑动脉瘤的发生率分别为 14.1%(7.7%～29.8%)和23.5%(18.9%～50%),以 2～3 个动脉瘤多见。文献报道最多动脉瘤在一个患者为 13 个。Mount 等(1983)随访 116 例多发性脑动脉瘤患者,发现再出血率较只有单发脑动脉瘤的患者高,为 31%,预后显然也差。Qureshi 等(1998)分析 419 例脑动脉瘤患者,127(30%)例有多发脑动脉瘤。在单因素分析中,女性、吸烟者好发多发性动脉瘤,在多因素分析中,前述两因素仍与好发多发性动脉瘤有关。

10. 高血压

有高血压的脑动脉瘤患者预后较没有者为差。

11. 眼底出血

包括视网膜出血、玻璃体膜下出血或玻璃体内出血,后两者又称 Terson 综合征。在动脉瘤出血引起蛛网膜下隙出血中,Terson 综合征发生率为 16.7%～27.2%,患者的病死率为50%～90%,远高于无此征者。

12. 遗传因素

7%～20%脑动脉瘤者有家族史(Norrgard 1987,de Braekeleer 1996),他们患病的年龄常较轻,好发多发性和对称性(或称镜照性)动脉瘤,预后较无家族史者差。其他遗传性结缔组织病也常合并脑动脉瘤,系统性疾病如纤维肌肉发育不良、主动脉弓狭窄、多囊肾、Marfan 综合征、神经纤维瘤病Ⅰ型、Ehlers-Danlos 综合征等。患纤维肌肉发育不良症者脑动脉瘤发生率高达 20%～40%,而且易发生严重脑血管痉挛。

13. 系统和环境因素

妊娠、生产前后均易并发脑动脉瘤破裂出血,除与颅内压变化有关外,激素也起一定作用。研究发现停经前女性脑动脉瘤蛛网膜下隙出血发生率较低,停经后则明显增高,如补充雌激素可使发生率降低。吸烟、嗜酒和滥用可卡因者的脑动脉瘤破裂出血为正常人的 3～10倍。Solomon(1998)认为吸烟诱发 α 抗胰蛋白酶的蛋氨酸活化部氧化,使其数量减少,弹性硬蛋白酶却明显增高。血清中蛋白酶与抗蛋白酶失衡可使各种结缔组织包括动脉壁降解,促使脑动脉瘤形成。另外吸烟可加重出血后脑血管痉挛。

14. 脑血管发育异常和血流动力学异常

颈动脉-基底动脉吻合支续存在者易发生脑动脉瘤,如在 232 例有三叉动脉残留者14%发生脑动脉瘤,而且大多数动脉瘤位于三叉动脉及其附近。脑底动脉环先天(如一侧颈动脉或大脑前动脉)或后天(如结扎一侧颈动脉)异常者,其健侧动脉易发生动脉瘤。另外供血丰富的 AVM 常合并动脉瘤,其中 59%动脉瘤位于 AVM 主要供血动脉上,不治疗者病死率高达 60%。相反如切除 AVM,有时动脉瘤可自行消失。

15．免疫因素

Ostergard(1987)在18例破裂脑动脉瘤患者血中，发现13例有较高的环状免疫复合物，21例对照组中仅见3例。而且发现这些复合物与脑血管痉挛关系密切。Ryba等(1992)发现简单的免疫试验可预测脑动脉瘤患者的预后，即术前抗体滴定度高者，术后易发生严重神经并发症。由于这方面的研究例数较少，免疫因素对脑动脉瘤自然病程的作用还有待深入研究。

### 三、脑动脉瘤的诊断

(一)临床表现

1．前驱症状和体征

发生率为15％～60％，包括头痛、单侧眼眶痛或球后痛伴动眼神经麻痹、恶心呕吐、头晕等。按病理生理可分为三类：①微量出血或渗漏。②动脉瘤扩大。③脑缺血。半数前驱症状和体征在大出血发生1周内发生，90％在6周内发生。Jakahsson(1996)等回顾性分析422例破裂脑动脉瘤患者，以具有下列特征性头痛为前驱症状：①头痛发生在大出血前，并可缓解。②突发、剧烈、前所未有的头痛。发现84例患者(19.9％)有此头痛，其中34例(40.5％)被医师忽略。75％患者发生在大出血前2周内。经外科治疗预后良好者，有前驱头痛组为53.6％，无前驱头痛组为63.3％。如前驱头痛发生在大出血前3 d内，预后良好率仅为36.4％。因此，如能正确发现前驱症状和体征，及时诊治，可获得较高疗效和较好的预后。

2．典型表现

为动脉瘤破裂出血引起蛛网膜下隙出血的症状和体征。

(1)头痛：见于大多数患者，骤发劈裂般剧痛，可向颈、肩、腰背和下肢延伸。

(2)恶心呕吐、面色苍白、出冷汗。

(3)意识障碍：见于半数以上患者，可短暂意识模糊至深度昏迷。少数患者无意识改变，但畏光、淡漠、怕响声和震动等。

(4)精神症状：表现谵妄、木僵、定向障碍、虚构和痴呆等。

(5)癫痫：见于20％患者，多为大发作。

(6)体征：①脑膜刺激征。在发病数小时至6 d出现，但以1～2 d最为多见。Kernig征较颈项强直多见。②单侧或双侧锥体束征。③眼底出血，可为视网膜、玻璃体膜下或玻璃体内出血(Terson综合征)。多见于前交通动脉瘤破裂，因颅内压增高和血块压迫视神经鞘，引起视网膜中央静脉出血。此征有特殊意义，因为在脑脊液恢复正常后它仍存在，是诊断蛛网膜下隙出血的重要依据之一，也是患者致盲的重要原因。Frizzell等(1997)在99例脑动脉瘤蛛网膜下隙出血中发现17％有眼内出血，其中8％有Terson征，在有意识障碍史患者中Terson征发生率几乎100％。可是迄今此征未得到神经内外科医师重视，未及时找眼科医师会诊，故它的发生率较低。床旁直接检眼镜检查发现率较低，宜用间接检眼镜检查。视神经乳头水肿少见，一旦出现多提示颅内压增高。由于眼内出血，患者视力常下降。④局灶体征。通常缺少。可有一侧动眼神经麻痹、单瘫或偏瘫、失语、感觉障碍、视野缺损等。它们或提示原发病变和部位，或由于血肿、脑血管痉挛所致。

3．非典型表现

(1)老年患者、儿童和少数成人无头痛，仅表现全身不适或疼痛、发热或胸背痛、腿痛、视力和听力突然丧失等。意识障碍在老年人多见且重。

(2)部分未破裂动脉瘤(包括巨大型动脉瘤)引起颅内占位病变表现。

**(二)破裂动脉瘤患者的临床分级**

Botterell 最早对自发性蛛网膜下隙出血患者进行分级,旨在了解不同级别的手术风险差别。其实临床分级的作用不仅此,还可对各种治疗的效果进行评价和对比,对预后进行评估等。临床曾有多种分级方法,大多根据头痛、脑膜刺激症状、意识状态和神经功能障碍等来分级,其中应用最广泛的是 Hunt 和 Hess 分级。近来,以哥拉斯格昏迷评分(Glasgow coma scale,GCS)为基础的世界神经外科联盟分级越来越受到重视。上述 3 种分级见表 1-12。

表 1-12 自发蛛网膜下隙出血临床分级表

| 级别 | Botterell 分级(1956) | Hunt 和 Hess 分级(1968,1974) | 世界神经外科联盟分级(1988) | |
|---|---|---|---|---|
| | | | GCS | 运动功能障碍 |
| 1 | 清醒,有或无 SAH 症状 | 无症状或轻度头痛、颈项强直 | 15 | 无 |
| 2 | 嗜睡,无明显神经功能缺失 | 脑神经麻痹(如Ⅲ、Ⅳ脑神经),中至重度头痛,颈硬 | 13~14 | 无 |
| 3 | 嗜睡,神经功能丧失,可能存在颅内血肿 | 轻度局灶神经功能缺失,嗜睡或错乱 | 13~14 | 存在 |
| 4 | 因血肿出现严重神经功能缺失,老年患者可能症状较轻,但合并其他脑血管疾病 | 昏迷,中至重度偏瘫,去大脑强直早期 | 7~12 | 存在或无 |
| 5 | 濒死,去大脑强直 | 深昏迷,去大脑强直,濒死 | 3~6 | 存在或无 |

但是,Gotoh(1996)等前瞻性研究 765 例脑动脉瘤患者应用世界神经外科联合会分级与预后的关系,发现患者术后预后与术前 GCS 有关($P<0.001$),即术前 GCS 高分者,预后较好,特别是 GCS 15 分与 14 分之间有显著差别($P<0.001$)。但是 GCS 13 分与 12 分、7 分与 6 分之间的差别不明显,影响Ⅲ级与Ⅳ级、Ⅳ级与Ⅴ级患者预后评估的准确性。可见,任何一个分级方法不可能十全十美,有待临床实践的验证和不断修改和完善。近来,Chiang(2000)报道如果各种分级和评分对预后评估有价值,必须以治疗前的分级和评分为准。

**(三)辅助诊断**

**1. 头颅 CT**

平扫头颅 CT 是目前诊断脑动脉瘤破裂引起蛛网膜下隙出血的首选方法。它有下列作用:①明确有否蛛网膜下隙出血(SAH)及程度,提供出血部位的线索。②结合增强 CT 检查,有时能判断出血病因,如显示增强的 AVM 或动脉瘤的占位效应。③能了解伴发的脑内、脑室内出血或阻塞性脑积水。④随访治疗效果和并发症的发生。CT 检查的敏感性取决于出血后的时间和临床分级。发病后 1 h,90%以上病例能发现 SAH,5 d 后 85%的患者仍能从 CT 片上检出 SAH,1 周后减为 50%,2 周后为 30%。CT 片上 SAH 的量和部位与血管痉挛的发生有很好相关性。临床分级越差,CT 上出血程度越严重,预后越差。表 1-13、表 1-14 为 Fisher 和改良 Fisher CT SAH 分级。

表 1-13 SAH Fisher 分级表

| 级别 | CT 表现 | 血管痉挛危险性 |
|---|---|---|
| 1 | CT 上未见出血 | 低 |
| 2 | CT 上发现弥漫性出血,尚未形成血块 | 低 |
| 3 | 较厚积血,垂直面上厚度>1 mm(大脑纵裂、岛池、环池)或者水平面上(侧裂池、脚间池)长×宽>5 mm×3 mm | 高 |
| 4 | 脑内血肿或脑室内积血,但基底池内无或少量弥散性出血 | 低 |

表 1-14　改良 Fisher 分级表

| Fisher 分级 | CT 表现 | 发生血管痉挛危险性（%） |
|---|---|---|
| 0 | 未见出血或仅脑室内出血或脑实质内出血 | 3 |
| 1 | 仅基底池出血 | 14 |
| 2 | 仅周边脑池或侧裂池出血 | 38 |
| 3 | 广泛蛛网膜下隙出血伴脑实质内血肿 | 57 |
| 4 | 基底池和周边脑池、侧裂池较厚积血 | 57 |

值得注意的是 CT 发现与 SAH 的关系也受时间的影响。如果在发病后≥4 d 做 CT，CT 所见与可能发生 SAH 无关系，即 CT 无预测 SAH 的价值。因此，SAH 后应尽早做 CT，Fisher 分级所报告的病例均在发病后 24 h 内做 CT。由于 Fisher 分级仅把患者分成发生 SAH 机会高或低，为了更准确识别和分类 SAH 后脑血管痉挛，Zervas 等（1997）提出改良 Fisher 分级（表 1-14），经临床验证准确、可靠。

2. 脑脊液检查

也是诊断本病方法之一，特别是头颅 CT 检查阴性者。与头颅 CT 配合应用可以发现本病前驱头痛症状，但应掌握腰穿时机。SAH 后 1～2 h 腰穿所得脑脊液仍可能清亮，所以应在 SAH 后 2 h 后行腰穿检查。操作损伤与 SAH 区别主要在于：①连续放液，各试管内红细胞计数逐渐减少。②如红细胞＞250 000/mL，将出现凝血。③无脑脊液黄变。④RBC/WBC 比值正常，并且符合每增加 1 000 个红细胞，蛋白含量增加 1.5 mg/100 mL。⑤不出现吞噬红细胞或含铁血黄素的巨噬细胞。此外，SAH 后颅内压常增高。脑脊液黄变是 CSF 中蛋白含量高或含有红细胞降解产物，通常在 SAH 12 小时后出现，检查最好采用分光光度计，避免肉眼检查遗漏。一般在出血后 12 小时～2 周，脑脊液黄变检出率 100%，3 周后 70%，4 周后 40%。由于腰穿属创伤性检查，而且可能诱发再出血和加重神经障碍危险，因此，检查前应衡量利弊和征得患者家属同意。

3. 头颅 MRI

过去认为头部 MRI 很难区分急性 SAH 和脑组织信号，近来发现，MRI 对 SAH 检出率与 CT 检查一样。对颅后窝、脑室系统少量出血以及动脉瘤内血栓形成，判断多发动脉瘤中破裂瘤体等，MRI 优于 CT。但价格贵、操作不便是其缺点。特别是动脉瘤夹闭后，头颅 MRI 检查是否会引起金属动脉夹移位，目前说法不一。

4. MRA、CTA

MRA 对脑动脉瘤的检出率可达到 81%，但其分辨率和清晰度还有待提高。目前它只作为脑血管造影前一种无创性筛选方法。CTA 是近年来出现的另一种无创性脑血管显影方法。患者静脉注射非离子型造影剂后在螺旋 CT 或电子束 CT 上快速扫描和成像。目前 CTA 应用于：①CT 检查怀疑脑动脉瘤者。②未经手术的脑动脉瘤的随访。③SAH 后血管造影阴性者或急诊患者病情不允许做血管造影者。④有动脉瘤家族史或既往有动脉瘤病史者。CTA 的灵敏性为 95%，特异性为 100%，可发现直径≤3 mm 动脉瘤。近来 Hashimoto 等（2000）认为 CTA 可作为常规脑血管造影阴性的 SAH 者进一步检查手段，特别适用于常规血管造影难发现的小动脉瘤。但是，CTA 有假阳性和假阴性，又受扫描和摄片参数和条件的影响,因此 CTA 还有待进一步提高。

5.脑血管造影

脑血管造影仍是本病的经典诊断方法。一般病例均应做脑血管造影,以免遗漏多发动脉瘤或伴发的动静脉畸形。血管数字减影技术(DSA)已能查出大多数出血原因。如血管造影仍不能显示病变者,选择性颈外动脉造影可能发现硬脑膜动静脉瘘。如颈痛、背痛明显,并以下肢神经功能障碍为主,应行脊髓血管造影以期发现脊髓动静脉畸形、动脉瘤或新生物。首次 DSA 阴性者,应在 2 周(血管痉挛消退后)或 6~8 周(血栓吸收后)重复 DSA。血管造影能否加重神经功能损害,如脑缺血、动脉瘤再次破裂,目前尚无定论。

造影时机:由于脑血管痉挛易发生在 SAH 后 2~3 d,7~10 d 达高峰,再出血好发时间也在此期间,因此目前多主张脑血管造影宜早或宜迟,避开脑血管痉挛及再出血高峰期,即出血 3 d 内或 3 周后。大组病例显示脑血管造影病残率为 0.5%,死亡率<0.1%。

6.经颅多普勒超声(TCD)

由于血流速度与血管腔横切面成反比,即与血管腔半径平方成反比。采用 TCD 可以无创伤地测得脑底大血管的血流速度。特别精确、稳定测定大脑中动脉近端的流速,对临床诊断 SAH 后血管痉挛有重大价值。Seiler 发现,SAH 后 4~10 d 大多数患者大脑中动脉流速>80 cm/s(正常为 60 cm/s),最大流速>200 cm/s 者有发生脑缺血可能。同时也发现 TCD 流速增高的时限与脑血管造影血管痉挛的时限相似。大脑中动脉流速高于 120 cm/s,对于判断血管造影上的血管痉挛特异性为 100%,但敏感性为 59%。相应检测指标和临床表现的一致性有待于进一步研究。另外,TCD 检查和 TCD 阻断试验可预测颈内动脉阻断后脑血流动力学的变化,为安全阻断颈内动脉和术后扩容提供一个较可靠的指标。

## 四、迟发性缺血性障碍

迟发性缺血性障碍(DID),又称症状性脑血管痉挛。脑血管造影或 TCD 显示脑血管痉挛者,不一定有临床症状。只有伴有脑血管侧支循环不良时,rCBF 每分钟<18~20 mL/100 g 时,才引起 DID。一般症状出现在出血后 2~3 d,一旦出现症状,即应做头部 CT,排除再出血、血肿、脑积水等,并做 TCD 和脑血管造影。CT 见脑梗死则有助诊断。另外,也应排除水电解质紊乱、肝肾功能障碍、肺炎和糖尿病,做相应的检查,并有利于权衡是否应用钙拮抗剂。

## 五、脑动脉瘤破裂的非手术治疗

脑动脉瘤破裂的非手术治疗包括卧床休息,保持水、电解质平衡,监测 BP、EKG、氧饱和度、血生化,止血,抗脑水肿及抗脑血管痉挛等,与 SAH 及 CVS 治疗相同。出现心脏功能紊乱、心电图异常者应给予 α 或 β 肾上腺能阻滞剂,如普萘洛尔。水、电解质紊乱常见低血钠,引起原因有脑性盐耗综合征和促利尿激素(ADH)分泌异常综合征(SIADH)。前者是尿钠排出过多导致低血容量和低血钠,治疗应包括输入生理盐水和胶体溶液,不限制水分。SIADH则因 ADH 异常分泌增多,引起稀释性低钠血症和水负荷增加,治疗除补钠外,还包括限水和应用抑制 ADH 分泌药物如苯妥英钠针剂等。

## 六、手术时机

脑动脉瘤的最佳手术时机一直是神经外科争论的问题。为了防止再出血,神经外科医师曾尝试早期手术,可是由于出血早期脑肿胀和神经功能不稳定常增加手术的困难,围术期的病死率和病残率较高。相反,手术延期在出血1周后进行,上述困难少,疗效也较好。因此,在20世纪五六十年代多主张出血2~3周后手术。晚期手术虽取得很好的手术效果,但由于手术延期,相当部分患者因再出血和脑血管痉挛而死亡或病残。因此,70年代末期以日本为首的一些神经外科医师重新提出早期手术的必要性,并开展临床研究,取得较满意的结果,如术后良好率早期手术组为75%,晚期手术组为45%。但是由于过去的研究报道或多或少有下列缺陷,影响结论的科学性:①多为回顾性分析,缺少前瞻性、随机和对比研究。②大多研究资料来自外科手术患者,不包括因病情恶化而未手术患者,这样易产生研究样本的选择偏差。③大多研究未考虑从出血到住院手术的时间。在此时间内,相当部分患者因原发出血、再出血和脑血管痉挛而死亡或严重病残,得以存活和入选晚期手术者的情况多较好,手术疗效当然也较好。为了探讨脑动脉瘤理想的手术时间,1980年12月以美国为首的世界14个国家68个神经外科中心开展为期2~5年的合作研究,采用前瞻性、对照临床研究方法。从5 358例患者中挑选符合研究条件的患者3 521例,分成非手术组与出血3 d内、出血4~6 d、出血7~10 d、出血11~14 d和出血15~32 d手术组。未入选患者的原因:出血3 d后入院;脑血管造影未见动脉瘤;多发出血等。结果:如果不考虑患者术前神经功能状况,在≤10 d手术者,其疗效明显差于>10 d手术者,即病死率高($P<0.001$),病残率也高($P=0.0013$)。在出血3 d内、4~6 d、7~10 d手术的3组患者之间没有差别。如术前患者清醒,3 d内或10 d后手术预后最好,但病死率低仅见于10 d后手术组。如术前患者嗜睡,10 d后手术组疗效最好(表1-15)。由于昏迷的患者数量不够,不能作统计学比较。

表1-15　术后6个月手术的疗效

| 术前患者的意识情况 | 手术时间(天) | | | | | 统计学 |
| --- | --- | --- | --- | --- | --- | --- |
| | 0~3 | 4~6 | 7~10 | 11~14 | >15 | |
| 病死率(%) | | | | | | |
| 　清醒 | 10 | 12 | 11 | 3 | 5 | $P<0.001$ |
| 　嗜睡 | 23 | 25 | 21 | 10 | 7 | $P<0.001$ |
| 　小结 | 17 | 19 | 18 | 7 | 8 | $P=0.001$ |
| 良好恢复(%) | | | | | | |
| 　清醒 | 78 | 73 | 74 | 87 | 81 | $P=0.0001$ |
| 　嗜睡 | 53 | 63 | 58 | 70 | 68 | $P=0.01$ |
| 　小结 | 66 | 66 | 64 | 77 | 72 | $P=0.0013$ |

颈内动脉瘤的患者在10 d手术疗效最好(表1-16),大脑中动脉瘤患者的病死率随着手术时间的延迟而降低。椎-基底动脉瘤的患者数量不够多,不能得出统计学的结论。年轻患者(<45岁)较年老者预后好,见于每一手术组。>65岁者早期手术效果并不更差,但也不见更好,与其他时间手术相似。

表 1-16 不同部位动脉瘤的手术疗效

| 动脉瘤部位 | 手术时间(天) | | | | | 统计学 |
|---|---|---|---|---|---|---|
| | 0～3 | 4～6 | 7～10 | 11～14 | ≥15 | |
| 恢复良好(%) | | | | | | |
| 颈内动脉 | 69 | 64 | 65 | 87 | 74 | 无差别 |
| 前交通动脉 | 66 | 63 | 62 | 73 | 73 | 无差别 |
| 大脑中动脉 | 63 | 71 | 66 | 81 | 71 | 无差别 |
| 椎-基底动脉 | 60 | 82 | 62 | 71 | 66 | |
| 病死率(%) | | | | | | |
| 颈内动脉 | 15 | 18 | 18 | 5 | 4 | $P<0.001$ |
| 前交通动脉 | 20 | 25 | 24 | 8 | 10 | $P<0.001$ |
| 大脑中动脉 | 18 | 14 | 11 | 9 | 4 | $P<0.001$ |
| 椎-基底动脉 | 26 | 7 | 10 | 6 | 10 | 无差别 |

如果比较出血与手术各组疗效(表 1-17),7～10 d 手术组病死率最高,预后最差,早期手术与晚期手术的疗效相似,但以 3 d 内或 11～14 d 手术组中清醒者病死率最低,预后最好。如嗜睡者在 3 d 内手术,疗效不佳。昏迷者在各手术组的疗效无差别。

表 1-17 脑动脉瘤术后 6 个月疗效

| 入院时意识水平 | 手术时间(天) | | | | | 统计学 |
|---|---|---|---|---|---|---|
| | 0～3 | 4～6 | 7～10 | 11～14 | 15～32 | |
| 恢复良好率(%) | | | | | | |
| 清醒 | 78 | 69 | 70 | 76 | 69 | $P=0.0132$ |
| 嗜睡 | 54 | 62 | 49 | 57 | 62 | 无差别 |
| 浅昏迷 | 33 | 29 | 33 | 27 | 33 | 无差别 |
| 深昏迷 | 16 | 10 | 12 | 22 | 17 | 无差别 |
| 总数 | 63 | 60 | 56 | 62 | 63 | $P=0.0459$ |
| 病死率(%) | | | | | | |
| 清醒 | 11 | 17 | 15 | 13 | 15 | 无差别 |
| 嗜睡 | 26 | 24 | 31 | 28 | 22 | 无差别 |
| 浅昏迷 | 40 | 46 | 40 | 41 | 39 | 无差别 |
| 深昏迷 | 56 | 32 | 79 | 55 | 55 | 无差别 |
| 总数 | 20 | 24 | 28 | 21 | 20 | $P=0.007$ |

合作研究的结论:晚期手术(>10 d)的 6 个月疗效优于早期手术。但是约有 30%患者在出血后不久死亡,未能进入晚期手术组。等待 2 周后手术可伴有 12%再出血和 30%局灶性脑缺血,因此增加了在 7～10 d 手术的危险性。早期手术在外科技术上是可行的,而且可减少再出血的危险性,但本研究未能证实早期手术可减少脑血管痉挛所引起的死亡和病残率。从外科总的疗效看,早期手术与晚期手术相等。但是,上述的研究还是有缺陷,如考虑到手术患者进行随机研究的种种困难,合作研究采用非随机的前瞻性流行病学调查方法。参加研究的中心和外科医师都是设备条件较好、训练有素,因此在具体应用本研究结论时,还需考虑各自

医院和医师的条件。

近来对Ⅳ和Ⅴ级患者也有尝试对早期手术、术时并发症与低级别比未见增多,术后良好率分别达到55%和25%。但是对于椎-基底动脉瘤,由于手术难度大,多不主张早期手术。

## 七、脑动脉瘤的外科治疗

近20年来脑动脉瘤的外科治疗发展很快,新技术、新方法层出不穷,疗效显著提高,现择要介绍如下。

(一)暂时脑动脉阻断

1.暂时脑动脉阻断与全身降压

脑动脉瘤破裂出血可发生在任何时期,发生在麻醉时,常是灾难性的,紧急开颅手术常难挽救患者生命。术时动脉瘤破裂发生率为15%~53%,由此引起的病残率为22%,病死率16%~70%,为未破裂者的3倍以上。因此防止动脉瘤过早破裂是提高动脉瘤手术疗效,减少病残率和病死率的重要因素。直接压迫出血点、吸引器持续吸引、颈部压迫颈动脉等控制出血,不仅不可靠,而且因操作匆忙,易误伤重要结构,现已很少单独应用。全身降压虽能减少动脉瘤破裂,但是全身血压降低,不仅影响全脑血供,加重因蛛网膜下隙出血已致的脑自动调节障碍,而且因减少其他重要脏器供血,给原有器质性病变者带来危害。另外,一旦需要暂时阻断动脉,全身降压将加重脑缺血。相反,常压下暂时阻断脑动脉,仅降低局部脑动脉压,比全身降压更有效地减少动脉瘤壁的张力和破裂,更有利动脉瘤的游离和夹闭。由于脑其他部位和全身血压不受影响,不仅保证它们的供血,而且通过侧支循环使手术部位的脑血液循环在某种程度下得到维持,从而提高脑对缺血的耐受力。因此,随着显微外科技术的普及、各种术时脑血流监测方法的应用,暂时脑动脉阻断在脑动脉瘤手术中的作用越来越得到重视,应用日趋广泛。

2.暂时脑动脉阻断的指征

(1)防止游离动脉瘤时引起动脉瘤破裂。

(2)由于动脉瘤体积较大,瘤内压力高,以缩小瘤体积和降低瘤张力,利于安放动脉夹。

(3)需切开动脉瘤取其内血栓机化物或近瘤颈的钙化斑者。

(4)广基瘤需重建载瘤动脉。

(5)术时动脉瘤破裂。

(6)采用"Dallas"法(逆行抽血减压)时。

3.脑保护方法

通过PET研究,发现早期依据脑灌注压(CPP)下降脑缺血损伤可分为三个阶段:①脑血容量(CBV)代偿阶段。当CPP开始下降时,由于脑自动调节功能使毛细血管前阻力血管扩张,导致CBV增加,从而维持脑血流(CBF)和脑氧代谢(CMRO$_2$)不变。②氧摄取率(OEF)代偿阶段。当CPP进一步下降,超过脑自动调节功能,代偿性血管扩张已达极限,CBF开始降低,OEF增加以维持CMRO$_2$。如果CBF降低不多,从血中摄取的氧和葡萄糖还能维持脑正常的代谢和功能。③失代偿阶段。当OEF达90%,失代偿即发生,CBF进一步下降,CMRO$_2$也下降,脑功能受损。为了保证暂时阻断血管顺利进行,防止可能发生的脑缺血性损伤,可按上述三个阶段设计脑保护措施,即增加残余CBF和提高缺血耐受性两个方面。

（1）增加残余 CBF。

1）升血压：正常情况下，当用药物改变血压时，脑自动调节功能可限制 CBF 变化，即维持较恒定的 CBF。但是，暂时阻断脑动脉时，阻断远端的穿通血管处于极度扩张状态，它们可被动地随全身血压改变而变化。因此，轻度升高平均动脉压（较术前提高 10%～30%），通过侧支循环可安全地增加阻断血管区域的 CBF。

2）血液稀释：虽然在正常情况下，血黏度变化对脑灌注几乎无影响，但是在缺血时轻微血黏度降低即可显著地改善脑血供。当血细胞比容减低达 30%～32%，虽然红细胞携带氧减少，但由于 CBF 增加，对氧输送的能力反而增加，但血细胞比容过低，红细胞携氧能力降低带来的不利将超过血黏度降低而增加 CBF 所带来的好处。在应用本法时应避免使用脱水剂。

（2）增加缺血耐受性：通过生理或药物方法以降低脑代谢、预防自由基等损伤，从而增加神经组织对缺血的耐受能力。

1）生理方法：高温可增加缺血神经细胞损伤，降温则有保护作用。降温的脑保护机制：降低脑代谢率，减少神经介质的释放，减少钙和钙离子异常内流，减少白三烯的产生等。在脑血流恢复早期，降温还可以减轻再灌流损伤。由于深低温和超深低温并发症多，现已少用，目前多用亚低温（32～34℃），在麻醉后降温，脑血流恢复 1 h 后逐渐复温。

2）药物方法：①甘露醇。甘露醇除了能减轻脑水肿，还有降低血黏度、增加血容量、改善局灶脑血供和自由基清除作用。铃木（1984）首先应用"仙台鸡尾酒"（20% 甘露醇 500 mL＋地塞米松 50 mg＋维生素 E 300 mg）静滴于暂时脑动脉阻断时。近来 Ogilvy 等发现亚低温＋升血压＋甘露醇联合应用的作用较各方法单独应用的作用强。一般在阻断动脉前 1 h 静脉点滴甘露醇（2 g/kg）。②巴比妥类和依托咪酯（宜妥利）。巴比妥类可引起可逆性、与剂量有关的抑制脑代谢率和 CBF。当它引起 EEG 显示等电位时，提示达到巴比妥类药物最大作用浓度，在此时 $CMRO_2$ 和 CBF 大约减低 50%。此外，巴比妥类还有自由基清除、减少游离脂肪酸形成和改善局灶脑血供、减轻脑水肿的作用。后两种作用在于巴比妥类可引起正常脑血管收缩，由于缺血区脑血管麻痹，出现血流多流向缺血区（所谓"反盗血"）。由于全脑 CBF 降低 CBV 也降低，引起颅内压降低，从而改善脑血供和缓解脑水肿。依托咪酯是一种短效麻醉药，其作用似巴比妥类，但无巴比妥类对心血管抑制的不良反应。上述两药物应在脑动脉阻断前使用，最迟不能晚于阻断后 30 min。因为缺血发生后 4 h 用药反加重病情。使用时应注意 EEG、心血管、肺功能等监测。③苯妥英钠。能够增加糖原贮存、减少 ATP 消耗和减少缺血对神经元损伤。可与"仙台鸡尾酒"联合应用。剂量 6～8 mg/kg。

4. 注意事项

（1）暂时阻断夹：暂时阻断脑动脉对血管并非无损伤，如使用不当可造成血管内膜损伤，引起血栓形成、管腔狭窄和堵塞。研究证明，动脉壁的损伤与所用的夹力和接触面积，被阻断血管口径、弹性，血压和阻断时间等有关。小于 40～80 g 夹力的动脉夹，在一定时间内几乎不引起血管壁组织学变化。

（2）脑动脉阻断的时限：虽然报道可安全地阻断颈内动脉 3～30 min（平均 14 min），大脑中动脉近端 11～45 min（平均 21 min），双侧大脑前动脉近端或主侧大脑前动脉近端 7～50 min（平均 20 min），但经验告诉我们脑动脉阻断时限与个体侧支循环、脑深部的穿通血管的功能有关。因此应根据患者年龄、临床分级、侧支循环功能、动脉瘤部位、阻断动脉的部位等决定阻断时限。大多数建议尽可能阻断不要超过 15 min。如果穿通支(如 Heubner 动脉、豆纹动脉)和大脑后动脉第一段被阻断,不应超过 5 min。

(3)术前脑侧支功能的检查:包括脑血管造影压颈试验(了解前交通动脉和后交通动脉的功能)、颈动脉球囊阻塞试验(BOT)+SPECT 试验、TCD(经颅多普勒超声检查)和 TCD 阻断试验等。这些方法有预测侧支功能作用,但是仍有不确切情况发生。

(4)术时监测:有 EEG、诱发电位、脑皮质血流图、激光多普勒血流图(LDF)等监测,可作为暂时阻断动脉的客观指标。可是这些方法都有其局限性,如 EEG 易受电凝器和苯巴比妥药物干扰,诱发电位正常工作依赖特定的感觉通路的健全,不能监测其他感觉区和运动区。皮质血流只反映大脑中动脉浅表血流,不反映深部脑血流。LDF 只能监测相对血流及其变化。因此,临床应用时还应全面考虑,正确分析和评价。

(二)脑血管重建

近来由于显微神经外科技术的普及,脑动脉瘤直接手术的数量在增加。但是对一些不能夹闭的动脉瘤、海绵窦内巨大动脉瘤、巨型或梭形动脉瘤,以 Hunterian 原则处理,即载瘤动脉阻断为更合适。因为该方法简便有效,使动脉瘤内血流和压力减低,减少其破裂的机会,可致使瘤内血栓形成。可是,载瘤动脉结扎的主要并发症是脑缺血和脑梗死,可发生在术后近期,术后数月甚至数年,最长有术后 13 年的报道。目前临床所用的各种预测脑缺血的方法,虽然有一定的敏感性和准确性,但是没有一种方法绝对可靠。所以,颈动脉结扎的缺血并发症,早期为 19%~32%,后期为 5%~10%。脑动脉结扎者其后脑卒中发生率为常人的 25 倍。因此当计划牺牲重要的脑动脉时,应建立有效的侧支循环。

虽然颅内外动脉(IC/EC)吻合术治疗脑卒中有争论,可是在恢复或增加脑血流上,IC/EC 吻合术与脑动脉重建术仍起重要作用,仍为常见而有效的外科手术。由于它们的配合,外科医师对动脉瘤的治疗更有回旋余地。

(三)血管内介入治疗

近 10 年来脑动脉瘤的血管内介入治疗发展迅速,最初它只限于用球囊阻塞载瘤动脉,以后由于微导管和放射影像学技术的发展,可把微球囊脱卸在动脉瘤内,闭塞动脉瘤,并保持载瘤动脉通畅。近年来,各种柔软的微螺圈出现,可在监视器下控制其准确安放在动脉瘤内,螺圈表面有助凝的纤毛,促进瘤内血栓形成。虽然血管内介入在脑动脉瘤治疗的作用和地位仍有争论,其长期疗效还有待观察,但是,作为脑动脉治疗的一种新方法,无疑给医师和患者增加一种选择机会。

适应证:迄今有争论。由于显微外科手术夹闭脑动脉瘤疗效肯定,故适用于多数脑动脉瘤(表 1-18)。血管内介入治疗近期疗效虽较好,但术后需定期脑血管造影随访,长期疗效尚不明确,因此,一般认为下列情况适合血管内介入治疗:①因动脉瘤难以夹闭或患者全身情况不适合开颅手术者。②手术夹闭失败或复发者。③不完全夹闭动脉瘤。④与外科手术配合,即前者开颅手术把宽瘤颈的动脉瘤夹小,血管内介入再把残存动脉瘤(小瘤颈)堵塞;或在出血急性期堵塞(即使不完全)以减少再出血,利于"3H"等治疗,待急性期度过,患者全身情况改善,酌情再进行介入治疗或开颅手术。

表 1-18　脑动脉瘤显微外科手术的疗效*

| 作者(年) | 例数 | 病残率(%) | 死亡率(%) |
|---|---|---|---|
| Kassell(1990) | 3521 | 18 | 14 |
| Lee(1991) | 780 | 2.7 | 4 |
| Saveland 等(1992) | 325 | 24 | 10.5 |
| Krupp 等(1994) | 131 | 27.5 | 5 |
| 周良辅(1999) | 635 | 5 | 1 |

注：* 均为破裂或有症状动脉瘤。

对于巨大型动脉瘤、宽瘤颈动脉瘤，单独采用外科手术或血管内介入都难以成功，两者联合起来，可提高治疗成功率。外科治疗失败的脑动脉瘤可用血管内介入来弥补，反之亦然。Hacein-Bey Lotfi 等(1998)应用联合技术治疗 12 例难治脑动脉瘤，取得较好疗效，并提出下列治疗方案：

(1)外科手术前超选择插管血管造影，弥补常规 DSA 造影有时看不清复杂脑动脉瘤的颈部、穿通动脉等缺点。

(2)出血急性期部分堵塞复杂性脑动脉瘤或容易再出血的脑动脉瘤，既可防止再出血，又可等待患者全身情况改善后再行开颅手术。此法适用于：①年老者。②严重出血者。③症状性脑血管痉挛。④脑室内出血。⑤合并系统疾病。

(3)外科手术中用球囊暂时阻断载瘤动脉，协助夹闭动脉瘤。此法适用于巨大型颈眼动脉瘤、巨型大脑脑动脉瘤、椎-基底动脉瘤等。

(4)载瘤动脉近端球囊堵塞，协助动脉瘤切开减压术。球囊阻断近瘤颈载瘤动脉，可避免远离瘤颈用外科手术方法阻断(即 Hunterin 法)，更有效、更安全，发生残端栓子脱落等并发症较少。适用于不能外科手术夹闭动脉瘤者。

(5)开颅术后介入治疗。①由于 DSA 不能提供外科医师需要了解的信息如穿通动脉、钙化斑、瘤壁菲薄处等，相反手术探查可发现不能夹闭动脉瘤，并用特别 Muslin 纱布包囊动脉瘤易破溃处，利于术后介入治疗。②部分夹闭瘤颈，把宽颈变为窄颈，利于术后介入治疗。

(6)载瘤动脉球囊阻断＋颅内外血管吻合。Hunterian 法阻断载瘤动脉近端虽有效，但残端载瘤动脉易发生血栓形成，后者栓子脱落可引起脑栓塞并发症，也可因对侧供血使治疗失败。椎-基底动脉瘤则需开颅手术，且因缺乏术前了解侧支血供的方法，易发生脑栓塞或治疗失败。球囊阻断载瘤动脉不需开颅，可更准确进行术前、术中侧支功能监测，阻断部位靠近动脉瘤颈处，疗效好、并发症少。对侧支循环功能良好者，可直接阻断载瘤动脉，否则应辅以颅内外动脉吻合术。

总之，显微外科治疗和血管内介入治疗这两种方法不是谁替代谁，而是相辅相成。相信经过临床工作者不懈的努力，最终将找到它们在治疗脑动脉瘤中的最佳地位、最佳结合点，使脑动脉瘤的治疗水平提高到更高的水平，造福于患者。

（李新星）

# 第四节　颅内血管畸形

颅内血管畸形又称脑血管畸形，是颅脑血管在胚胎发育过程中发生异常而产生的一组疾病,常分为脑动静脉畸形、海绵状血管瘤、毛细血管扩张症、静脉型血管畸形以及上述两种以上类型共同存在的混合型。在脑 DSA 或 CT、MRI 上,这几种类型的病灶各具特征而可予以区别,而且治疗原则和方法也不相同。其中动静脉畸形是最常见的脑血管畸形,约占 90%,本节以此为重点进行介绍。

## 一、脑动静脉畸形

脑动静脉畸形(AVM)是脑动脉和脑静脉之间形成一个至数个瘘道而无毛细血管的血管团块,血液可由动脉通过畸形血管团的动静脉瘘直入静脉,汇聚到静脉窦,由此导致脑血流动力学的改变而产生一系列病理生理过程和临床表现。

据报道,大宗尸检结果,AVM 的发生率为 1.4%~4.3%。但有症状的患者不到 1/10,因此 AVM 发病率远远小于 AVM 的发生率。脑 AVM 发病率似因人种而不同。美国报道的 AVM 发病率为 0.14%,仅占卒中病例的 2%,而且明显低于脑动脉瘤的发病率,它们之间的比为 1∶5.3。男性患者略多于女性,平均发病年龄 33 岁左右,较动脉瘤患者年轻 10 岁。在脑出血中,38% 为 AVM 引起。国内资料显示,AVM 与动脉瘤比例接近 1∶1,男女性别比约为 2∶1。青壮年发病居多,常见于 20~40 岁,平均 25 岁,比脑动脉瘤约早 20~30 岁,64% AVM 患者在 40 岁以前发病。

90% 以上的 AVM 位于小脑幕上,其中大多数位于顶叶、额叶、颞叶、枕叶大脑皮质的外侧面和内侧面。少数在纹状体内囊丘脑区、胼胝体、侧脑室旁等深部结构。小脑幕下的 AVM 占 10% 以下,可分布于小脑半球、小脑蚓部、小脑桥脑角及脑干等部位。

### (一)病理

脑 AVM 由供血动脉、畸形血管团和引流静脉三部分组成。血管团的大小不等,小的仅在显微镜下可见,大的可涉及整个大脑半球。1979 年 Drake 将血管团最大径<2.5 cm 划为小型,于 2.5~5.0 cm 为中型,>5.0 cm 为大型。而最大径>6 cm,可定为巨大型。血管团常呈锥体形,其基底部位于皮质,尖端深入白质,常达侧脑室壁或与脉络丛相连。血管团的立体形态也各不相同,史玉泉(1982)将其分为曲张型、帚型、动静脉瘤型及混合型四类。曲张型是增粗和扩张的动脉和静脉绕成一团,如一团杂乱的绒线球,此型占 60%;帚型,动脉如树枝状,其分支直接与静脉吻合,呈松散结合;动静脉瘤型,即动静脉扩张呈球囊状,整团畸形如生姜块茎;混合型是上述三种类型共存一体者,后三种类型各占 10% 左右。供血动脉一支或多支,管径增粗。引流静脉也可一支或多支,呈扩张,扭曲走行,常在汇入静脉窦前膨大,呈瘤状;静脉内流动的是鲜红的动脉血,血流可出现漩涡。畸形团内及其周缘常有变性的神经组织。显微镜下可见畸形团内的血管壁厚薄不匀,弹力纤维、平滑肌均较正常血管壁减少或缺损,管壁玻璃样变、粥样硬化或钙化,局部管腔内血栓形成。

### (二)发病机制

由于 AVM 病灶中动静脉直接相通形成血流短路,动脉血经过瘘道直入静脉,血流阻力急速下降,导致局部脑动脉压降低,脑静脉压增高,从而造成血流动力学的紊乱以及血管壁结构的损伤,常可发生颅内出血和脑盗血所致的症状。

1. 颅内出血

出血原因有:结构异常的动脉或静脉管壁在大流量的血液冲击下进一步损伤,局部破裂出血;伴发的动脉瘤破裂出血;AVM 周围长期处于扩张状态的脑血管管壁结构发生改变,当脑灌注压骤然升高时,扩张血管破裂出血。

一般认为,小型AVM的出血率比大型相对较高,深部病灶的出血可能性更大。

2.脑盗血

脑动脉的大量血液通过瘘道,迅速流入静脉,局部脑动脉压降低,致使病灶周围的脑组织得不到应有的血液灌注,出现脑盗血现象。脑盗血的范围比畸形血管团大,由此产生较广泛的症状和体征。脑盗血的程度与AVM的大小有关。血管团越大,盗血量越多,脑缺血越重,症状也越明显。缺血引起的症状有癫痫、TIA或进行性神经功能缺失等。

3.脑过度灌注

通常在中大型,尤其是巨大型AVM切除术中或术后急速发生脑肿胀、脑水肿和手术创面弥漫性小血管破裂出血等现象,称为脑过度灌注现象,也称为"正常灌注压突破现象(NPPB)"(Spetzler,1978)。发病机制被认为是,大量的盗血使AVM邻近脑组织内的小动脉扩张,以致获得较多的血液供应,而长期处于扩张状态的动脉壁张力下降,管壁变薄,血管的自动调节功能降低,甚至于瘫痪。一旦AVM中的动静脉瘘道解除,大量血液涌向周围脑组织,该区的脑灌注压升高,超过扩张小动脉的自动调节能力,此动脉不仅不收缩,反而进一步扩张,发生脑过度灌注。此时,局部静脉压也升高,静脉回流受阻,出现急性脑水肿、脑肿胀、颅内压升高;急速扩张的小动脉破裂出血,特别是手术创面的血管因失去脑组织的支撑或手术时止血不够完善更易出血。这种现象在脑AVM的血管内介入治疗中也可发生,是AVM处理过程中可能发生的最严重的灾难性并发症。

4.颅内压增高

AVM本身没有占位效应,但以下因素可引起颅内压增高:局部脑静脉压增高造成静脉回流障碍,脑组织瘀血和水肿;脑静脉高压影响脑脊液的分泌和吸收或出血导致蛛网膜下隙闭塞和蛛网膜颗粒堵塞,引起交通性脑积水;脑深部引流静脉的球状扩大或脑室内出血堵塞脑脊液循环通路,引起阻塞性脑积水;脑内出血形成血肿及其周围脑水肿。

(三)临床分级

目前常用史玉泉(1984)的四标准分级法和Spetzler和Martin(1986)的五级分级法。

史氏分级法是根据脑血管造影所示,将AVM的大小、部位、供血动脉和引流静脉4项要素各分为4个等级,给予评分(表1-19)。

表1-19　史玉泉法分级标准

| 项目 | Ⅰ级 | Ⅱ级 | Ⅲ级 | Ⅳ级 |
|---|---|---|---|---|
| 大小 | 小型,直径<2.5 cm | 中型,2.5~5 cm | 大型,5.0~7.5 cm | 巨大型,>7.5 cm |
| 部位和深度 | 表浅,非功能区 | 表浅,在功能区 | 深部,包括大脑半球内侧面,基底节等 | 涉及脑深部重要结构如脑干,间脑等 |
| 供应动脉 | 单根大脑前动脉或大脑中动脉的表浅支 | 多根大脑前动脉或大脑中动脉的表浅支或其单根深支 | 大脑后动脉或大脑中动脉和大脑前动脉深支,椎动脉分支 | 大脑前、中、后动脉都参与供血 |
| 引流静脉 | 单根,表浅,增粗不明显 | 多根,表浅,有静脉瘤样扩大 | 深静脉或深、浅静脉都参与 | 深静脉,增粗曲张呈静脉瘤 |

如果有两项因素都为某一级别则定为该级,如只有一项因素高于其他三项时,则将该项级别减去半级。华山医院神经外科多年来实践证明,史氏分级简便、实用,对治疗有指导意

义。Ⅰ、Ⅱ级患者术后无死亡率,较少有轻残;Ⅱ级半以上,手术切除难度增加,有病残率,Ⅲ、Ⅳ级有死亡率。Ⅳ级者全切除可能性很小,风险极大。

Spetzler 和 Martin 分级法(简称 S-M 分级),将 AVM 的最大径、部位和引流静脉等作为主要因素,分别评为 0~3 分,再综合分为 6 个等级。其中部位重要功能区指感觉或运动皮质、语言中枢、视觉中枢、丘脑、内囊、小脑脚、小脑深部等及上述部位邻近区域;如涉及脑干和下丘脑者归入第Ⅵ级。三项要素评分的总和为 AVM 的级别(表 1-20、表 1-21)。

表 1-20　Spetzler 评分标准

| 项目 | 记分 |
|---|---|
| AVM 大小(血管团最大直径) | |
| 　小(<3 cm) | 1 |
| 　中(3~6 cm) | 2 |
| 　大(>6 cm) | 3 |
| AVM 部位 | |
| 　非重要功能区 | 0 |
| 　重要功能区 | 1 |
| 引流静脉 | |
| 　浅静脉 | 0 |
| 　深静脉或深、浅静脉都参与 | 1 |

表 1-21　Spetzler 分级

| 级别 | 大小 | | | 部位 | | 引流静脉 | | 总分 |
|---|---|---|---|---|---|---|---|---|
| | <3 | 3~6 | >6 | 非功能区 | 功能区 | 浅 | 深 | |
| Ⅰ | 1 | | | 0 | | 0 | | 1 |
| | 1 | | | | 1 | 0 | | 2 |
| Ⅱ | 1 | | | 0 | | | 1 | 2 |
| | | 2 | | 0 | | 0 | | 2 |
| | 1 | | | | 1 | | 1 | 3 |
| Ⅲ | | 2 | | | 1 | 0 | | 3 |
| | | 2 | | 0 | | | 1 | 3 |
| | | | 3 | 0 | | | | 3 |
| | | 2 | | | 1 | | 1 | 4 |
| Ⅳ | | | 3 | | 1 | 0 | | 4 |
| | | | 3 | 0 | | | 1 | 4 |
| Ⅴ | | | 3 | | 1 | | 1 | 5 |

Ⅰ级与Ⅴ级分别只有 1 种组合,Ⅱ级和Ⅳ级分别有 3 种组合,Ⅲ级有 4 种组合,Ⅵ级是脑干和下丘脑 AVM。

S-M 分级法与史氏分级法异曲同工,可相对应,如 S-M 法Ⅰ级与史氏分级法Ⅰ级和Ⅰ级半相当,前者的Ⅱ级与后者的Ⅱ级,前者的Ⅲ级与后者的Ⅱ级半,前者的Ⅳ、Ⅴ级与后者的Ⅲ级、Ⅲ级半、Ⅳ级相当。

（四）临床表现

1. 出血

多见于青年人。发病突然，一般在用力、激动或紧张时起病。突发剧烈头痛，常伴恶心、呕吐；可有不同程度的意识障碍，重者可昏迷数天或数十天，特别是伴有脑室内出血者。蛛网膜下隙出血（SAH）时，可出现颈项强直等脑膜刺激症状；脑内出血形成脑内血肿时，可出现急性颅内压增高，或伴偏瘫、失语等严重症状。AVM出血以脑内出血较SAH多见，但无论是哪种类型的颅内出血都是对患者健康、生存质量和生命的极大危害和威胁。

2. 抽搐

一半以上患者发生癫痫大发作或局限性发作，为不少患者的首发症状。多为脑盗血所致，也可在出血或脑积水时伴发。

3. 头痛

半数以上患者有头痛史，发作时类似偏头痛。出血时出现剧烈头痛，伴呕吐。

4. 进行性神经功能障碍

常发生于较大的AVM，为脑盗血造成脑缺血之故，最初如TIA发作，发作次数随病程发展而增多，以后出现轻偏瘫或偏身感觉障碍并进行性加重。此外，颅内出血可加重神经功能损伤。

5. 其他

智力减退，可由脑缺血、癫痫及抗痫药物影响造成。涉及颅外或硬脑膜的AVM，患者自觉有颅内杂音。海绵窦区的AVM有可能引起患侧突眼。

幕下的AVM，除非出血，较少有其他症状。

（五）辅助检查

1. 头颅CT

未出血的AVM，CT平扫时表现为边界不规则的团块状低密度、等密度或高密度混杂团块状病灶，周围一般无明显脑水肿。增强扫描，出现不均匀强化。颅内出血时，CT提示脑内血肿或SAH，前者有占位征象，周边脑组织水肿。

2. 头颅MRI检查

由"流空"的血管组成的病灶是AVM的MRI特征性表现。AVM在MRI的$T_1$加权像和$T_2$加权像上均呈低信号或无信号的圆点和条管状血管组成的团块形病灶，其边界不规则，并显示低信号或无信号的供血动脉和引流静脉。增强后扫描，部分血管影可强化。

3. 全脑DSA

是AVM诊断的最可靠、最重要的手段。在动脉期上可见异常增粗的供血动脉和畸形血管团，同时显现扩张的引流静脉。畸形血管团的部位、大小，供血动脉的来源、走向和数目，引流静脉的数目、分布、扩张程度及汇入方向均能准确地显示出来，还可以分析血流动力学改变的状况。AVM出血急性期，受脑内血肿压迫，较小的AVM病灶，在DSA上可以不显影，因此需待血肿清除或吸收后做DSA，明确AVM病灶。

4. 三维CT扫描血管造影（3D-CTA）和磁共振血管成像技术（MRA）

AVM经螺旋CT增强扫描，收集到的图像转入图形工作站进行三维重建处理，多角度旋转得到立体结构的图像，然后依据所需角度截取并摄片，获得3D-CTA。MRA是应用高场强磁共振，采用特定技术血管成像，再经图形工作站进行三维重建处理，并作360°旋转，摄取所需角度的图像显示出脑血管及 AVM 的分布和形态。3D-CTA 与 MRA 都为无创性检查,简便,费用低,并发症少,特别对于出血急性期不能耐受 DSA 检查的患者,在血肿清除术前做 CTA 检查,能迅速获得 AVM 图像及其与血肿的关系,对手术有指导意义。

(六)诊断

自发性脑内血肿或 SAH 的年轻患者应考虑脑 AVM,对伴有癫痫发作史或头痛史但以往无颅内压增高者更要高度怀疑。头颅 CT 与 MRI 检查,有助于诊断成立。DSA 是 AVM 确诊的最重要手段。

AVM 需与颅内动脉瘤、高血压脑出血及海绵状血管瘤等鉴别。颅内动脉瘤多发生于中老年人,出血以 SAH 为主,病情重,意识障碍较深,常有动眼神经麻痹,运动及感觉障碍少见,癫痫起病更少见;CT 与 MRI 能显示 SAH,但颅内动脉瘤必须靠 DSA 确诊。高血压脑出血发生于 50 岁以上的高血压患者为多,常常很快出现偏瘫、偏身感觉障碍和同向偏盲,也有剧烈头痛伴呕吐,严重者数分钟内有意识障碍而且急骤恶化,出现脑疝。海绵状血管瘤患者常为年轻人,出血一般以脑内出血为多见,也可见于 SAH,出血量相对较少,可不出现明显症状;不少患者以癫痫起病;DSA 不显影,需 CT 扫描和 MRI 帮助诊断。此外,AVM 还需与出血的脑肿瘤鉴别,如恶性胶质瘤、实体型血管网状细胞瘤、脑膜瘤及脑转移瘤等。一般来说,脑肿瘤常有明显的颅内压增高症状,进行性发展的神经功能缺损,DSA 中出现的异常血管不如 AVM 成熟,供血动脉不增粗,引流静脉可出现但扭曲、扩张不明显。不同脑肿瘤的 CT 与 MRI 都有特征性表现,可以鉴别。

(七)治疗

脑 AVM 的治疗以杜绝病灶出血和纠正"脑盗血"为主要目的。主要治疗方法有 3 种,即 AVM 病灶切除术、血管内介入栓塞术及立体定向放射外科治疗。手术切除 AVM 是首选治疗方法。

1. 显微手术切除术

应用显微外科技术切除脑 AVM 可获得较满意的疗效,严格地掌握手术指征甚为重要。切除术的指征为:有颅内出血史,史氏分级Ⅰ~Ⅲ级半的 AVM,除涉及下丘脑、脑干等区域的病灶以外,均可考虑手术切除。无颅内出血史,病灶位于表浅的非功能区,直径在 5 cm 以下,选择手术切除。无颅内出血史,但有药物无法控制的顽固性癫痫,切除病灶可能有助于控制癫痫发作。巨大型、高流量的 AVM,经过血管内介入栓塞部分病灶后 1~2 周做手术切除。此外,选择手术治疗还应考虑患者的职业、年龄及全身健康状况,必须让患者及其家属充分理解手术的目的和可能发生的后遗症。

AVM 手术切除术的要点:手术前必须有清晰的 DSA 和 MRI 图像资料。在手术显微镜或放大镜下应用显微神经外科器械进行操作。AVM 切除要求完整摘除,术中必须仔细止血,并要应付突然发生的大出血,因此要求手术者具有熟练的显微神经外科操作技巧和良好的实时应变能力。还需要有经验的麻醉医师配合。AVM 切除的步骤,首先要识别和寻找主要供血动脉,在其进入畸形血管团附近烧灼后切断。然后分离畸形血管团,最后结扎和切断主要引流静脉,将 AVM 完整切除。阻断供血动脉时应注意不要误伤脑的正常供应血管,造成意外损伤。分离血管团要求尽量紧靠其边缘,但又要避免进入血管团而出血不止。分离过程中细致地用双极电凝止血,必要时使用小的特制钛合金夹。主要引流静脉必须在血管团完整游离后才能夹闭,如过早地堵截血液回路,会导致 AVM 急性充血膨胀和多处破裂出血,造成不可收拾的局面。

脑过度灌注现象可发生在大型或巨大型、高流量 AVM 切除术的最后阶段或术后 1～2 d。手术中发现脑组织逐渐膨出,脑创面广泛、多发出血或渗血,排除发生脑内血肿后应考虑脑过度灌注现象。为防止此现象的发生,术中采用降压麻醉,将全身血压降到平均动脉压 70～80 mmHg(9.3～10.7 kPa),并进行间歇性过度换气。一旦发生脑过度灌注,应镇静应对,切忌紧张和急躁,积极止血,以采用双极电凝烧灼止血为主,结合吸收性明胶海绵等材料直至彻底止血。术后麻醉应平稳过渡到清醒,同时控制血压,收缩压不超过 90 mmHg(12.1 kPa),维持 48 d。如手术顺利,而术后第 1～第 2 天,患者意识状况恶化或神经功能损伤加重,应立即做 CT 检查。CT 显示手术残腔内渗血伴严重脑水肿,或仅有严重脑水肿,但占位效应明显,应采取弃骨瓣减压术及加强脱水,渗血量较大时要清除血肿。经过上述处理,可以度过危险期。脱水剂应用 2 周后再逐渐减量到停用。

脑 AVM 急性出血期的处理,应慎重对待。急性期以清除血肿、减低颅内压、挽救生命为主要目的。幕上出血量大于 30 mL、幕下大于 15 mL,脑室、脑池明显受压,意识障碍进行性加深者应急诊手术,清除血肿。在已有 DSA 等影像学资料的前提下,可同时切除畸形血管团。脑内血肿大、意识状况差,特别是脑疝患者,急诊行 DSA 不但会耽误抢救手术的时机,还可能促使再出血。而小型 AVM,由于血肿压迫,畸形血管团往往在 DSA 中不能显示。因此,在 AVM 出血急性期,术前不应强求做 DSA 检查。CTA 是无创性检查,扫描时间短,风险小,多数急性期患者可以接受。CTA 可以显示畸形血管团大小、方位及其与血肿的关系,有助于清除血肿。一般来说,AVM 近期再出血的发生率较低,大多数无脑疝危象的患者,即使经过正确的保守治疗也可以渡过急性期。同时必须指出,在出血急性期因血肿的存在,创面不清晰、脑组织肿胀,畸形血管团边界不易辨认,分离血管团时止血也较困难,加上急诊手术者往往思想准备不足,手术可能不顺利。所以,畸形血管团做二期处理为妥。建议在出血后 2～3 个月,患者神经功能稳定,血肿以及周围脑水肿消退后再行 DSA 检查和处理 AVM。

以脑室积血为主要表现的患者,多数为脑室旁 AVM 破裂出血所致。急性期单纯脑室外引流,不能起到有效的止血作用,反而由于脑室内压力的降低,可能会使出血继续增多。对于此类患者,治疗方法和手术时机需进一步探讨,但脑室外引流对于此类患者仍然是减低颅内压的急救措施,必须提醒的是不要向脑室内注入纤溶药物。

2. 血管内介入栓塞术

经股动脉插管将栓塞剂注入畸形血管团以达到 AVM 闭塞也是目前常用的治疗方法之一。但 AVM 结构复杂,个体差异,治愈率仍然较低。即使栓塞术中,DSA 显示 AVM 完全消失或部分消失,但部分患者在长期随访中发现血管再通,AVM 重新出现或增大。因此多主张把栓塞法作为手术切除或立体定向放射外科治疗的辅助手段。

3. 立体定向放射外科治疗

这是利用现代立体定向技术和计算机功能,将大剂量的高能质子束从多个角度和方向一次性聚集在靶点组织上达到摧毁靶点、治疗疾病的目的,20 世纪 70 年代初已开始应用于 AVM 治疗。AVM 经放射外科治疗后,畸形血管团闭塞的整个过程需 6 个月到 3 年,平均 2 年。未完全闭塞的 AVM 仍有出血的可能,出血率每年在 4%。放射外科治疗也有并发症,主要是放射性脑损伤。早期反应有恶心呕吐、癫痫发作等,对症治疗可以控制。晚期有脑白质的放射性水肿、放射性坏死及正常脑血管闭塞,发生于治疗后的几个月。但其无创伤,相对安全,特别适用于脑深部重要结构的 AVM;其治疗时间短,患者住 1~2 d 院即可完成治疗。一般认为 AVM 最大径小于 3 cm,位于重要功能区或脑深部的小型病灶、全身状况不能耐受开颅手术者、手术切除或血管内介入栓塞后的残留病灶是此治疗的适应证。立体定向放射外科治疗和血管内介入栓塞法一样,目前不能取代手术切除,应提倡三者联合治疗来提高 AVM 的治愈率,减少并发症。

### 二、海绵状血管瘤

海绵状血管瘤(CA),现称海绵状血管畸形,是由大小不同、不规则的血管窦紧密地集结而形成的团状病灶。血管壁内有内皮细胞,管壁常有不均匀分布的纤维增生、玻璃样变和钙化。管腔内有积血,常呈巧克力色果酱样。血管腔之间没有神经组织。病灶边界清楚,周围常由厚薄不匀、黄染的增生结缔组织与脑组织相隔。

CA 也是一种较少见的先天性脑血管畸形,可发生在脑和脊髓任何部位,而幕上脑内多见;幕上脑外,可位于前、中颅底,鞍区,海绵窦;幕下小脑内,脑干以及椎管内、眶内等处均可发生。

#### (一)临床表现

本病好发于青壮年,20~50 岁。最常见的症状是抽搐发作,其次是头痛,也可发生颅内出血和出现局灶性神经功能障碍。脑 CA 的出血一般来说出血量较少,但位于脑干内或脑深部其他重要结构的 CA 出血,也可致残致死。颅底部的 CA 可引起脑神经症状。眶内病灶影响视力或眼球活动或以突眼起病。椎管内 CA 可产生脊髓压迫症。

#### (二)辅助检查

脑 CA 在 DSA 中,除非体积较大表现为正常脑血管移位外,病灶不显影或仅有实质期染色。因此在 CT 应用前,术前诊断率很低,将其列入隐匿性血管畸形之内。CT 平扫呈现为边界清楚的类圆形高密度病灶,增强后可强化,如果伴有出血,病灶范围更大,随着血肿吸收,体积缩小,但 CA 实体在 CT 随访中不会消失。CA 在 MRI 的 $T_1$ 加权像上为边界清楚的不均匀低、等、高混杂信号,$T_2$ 加权像上以高信号为主,其周边常呈现一环状含铁血黄素的低信号。

借助 CT 和 MRI 检查,对有癫痫发作、颅内出血或头痛症状,而 DSA 阴性者,可做出海绵状血管瘤的诊断。

#### (三)治疗

手术切除是 CA 的首选治疗方法。反复出血、出血形成较大脑内血肿、药物控制效果不佳的癫痫、位于椎管或眶内等的 CA 都有手术指征。对无症状而偶尔发现,位于非重要功能区的 CA 也可手术切除。位于脑深部、重要结构、脑干、血供丰富的 CA,借助神经导航和显微外科技术进行手术治疗。脑实质深部而体积很小、手术损伤大的 CA 也可随访处理。放射外科治疗的效果仍有争议,有待进一步探讨。

### 三、毛细血管扩张症

毛细血管扩张症又称毛细血管畸形或毛细血管瘤,极少见,是一团位于脑实质内的扩张、扭曲的微血管畸形。这些血管的管壁与毛细血管相似,只有一层内皮细胞。大多位于大脑皮质软脑膜下,少数可见于桥脑、第四脑室顶、内囊及基底节等中线结构。由于病灶小,常位于

"静区",病灶内血流量小、流速慢,因此很少有临床症状,偶有出血发生。脑血管造影中不显影,CT 与 MRI 常难以发现病灶,出血时可见血肿。因此,认为是临床上隐匿性血管畸形的一种类型。发现颅内血肿时,酌情手术治疗清除血肿和切取病灶做组织病理学鉴定。

## 四、脑面血管瘤病

脑面血管瘤病也少见,又称为 Sturge-Weber-Dimitri 征。患者面部有血管痣或血管瘤样病灶同时伴有大脑皮质或软脑膜的毛细血管畸形或脑动静脉畸形,以及大脑半球的萎缩,脑室扩大。

临床上主要表现为癫痫发作,偏瘫、偏盲,智力发育不良以及脊柱裂、隐睾等先天畸形,也可有 SAH 发生。X 线平片或 CT、MRI 上有时可见钙化的血管影,如脑回样分布。

一般以内科治疗为主,抗癫痫等。反复出血或有难治性癫痫的患者可行脑部血管畸形切除。

## 五、静脉型血管畸形

静脉型血管畸形(VM)又称静脉型血管瘤,较少见。是一种由多支结构正常的小静脉如扇状汇集到 1 支或数支扩张的大静脉,在脑血管造影中显示"水母头"样形态的脑血管畸形。这种畸形内部没有动脉与静脉的瘘道。畸形静脉内流动的是静脉血,因此很少发生出血。病灶多见于大脑半球、小脑半球的脑白质内,也可位于脑皮质表面软脑膜下。静脉之间是正常脑组织,此静脉参与局部脑组织的血液回流。

静脉型血管畸形多无临床症状,可有癫痫发作或自发性出血。有的作者认为出血可能来源于与 VM 同时存在的海绵状血管瘤。VM 在 CT 增强扫描中可见异常强化的血管影,MRI 中显示异常分布的血管,有时也可显示"水母头"样形状。增强后部分血管可强化。确诊仍需 DSA,动脉期和毛细血管期中不显影,而在静脉期可见数支异常走向的小静脉汇聚到 1 支或多支粗大的静脉。

VM 的治疗,以内科治疗为主,抗癫痫等,不主张手术切除,以免造成脑组织进一步损伤。如 VM 与海绵状血管瘤混合存在,则可切除海绵状血管瘤,保存 VM 的汇流静脉。

## 六、大脑大静脉畸形

大脑大静脉畸形也称为 Galen 静脉瘤,较少见。多发生于新生儿和婴儿。此病是胚胎时期形成的大脑大静脉的动静脉瘘。有两种类型,原发性 Galen 静脉瘤是 1 支或数支来自于颈内动脉系统或椎-基底动脉系统的分支直接注入大脑大静脉,该静脉膨胀呈球状瘤;继发性 Galen 静脉瘤为邻近的动静脉畸形的静脉引流汇入 Galen 静脉所致。

(一)临床表现

(1)新生儿患者主要表现为急性充血性心力衰竭,呼吸困难、发绀,心动过速,肝脾肿大,肺水肿和周围性水肿。听诊可闻及颅内杂音。患儿多死于心力衰竭。

(2)婴儿期患者可有或无明显心脏扩大,而头围增大显著,出现脑积水。部分患儿可发生 SAH。颅内杂音可闻及。

(3)儿童或青少年患者可能有癫痫发作,为长期缺氧所致,有的伴有智力发育障碍。也可发生 SAH 和颅内杂音及脑积水。

（二）辅助检查

CT 平扫时 Galen 静脉瘤为四叠体池内类圆形高密度影，边界清楚，增强时均一强化，常伴有阻塞性脑积水。MRI 图像上，$T_1$ 与 $T_2$ 加权时在四叠体池出现圆形病灶，内有流空信号和附壁血栓。确诊靠脑血管造影，DSA 片中，大脑大静脉在动脉期早现，呈球状膨大，颈内动脉或椎-基底动脉系统的分支与此静脉瘤直接相通。

（三）治疗

目前治疗方法主要有两种，即血管内栓塞术和显微手术夹闭供血动脉。前者为首选方法，可经动脉栓塞或经静脉栓塞，根据 Galen 静脉瘤的供血动脉多少来定。供血动脉少的病灶宜用动脉栓塞，供血动脉多者不可能栓塞所有的动脉，病灶不易消失，因此选用经静脉入路较好。可取股静脉穿刺，而更多的作者是经窦汇穿刺，插入导管向瘤体注入栓塞剂。根据瘤腔大小分期栓塞，逐步达到缩小瘤体、减少回流血液、消除颅内杂音、改善临床症状的目的。手术开颅，以夹闭供血动脉为主要目的，一般不主张切除瘤体。有数支供血动脉者，要夹闭所有供血动脉，难度较大，可能带来较大的损伤，应权衡利弊，慎重选择治疗手段。

### 七、硬脑膜动静脉畸形

硬脑膜动静脉畸形（DAVM）又称为硬脑膜动静脉瘘（DAVF），是硬脑膜的动脉和静脉沟通形成瘘道。DAVF 好发于前颅底、横窦、乙状窦区和海绵窦区。有先天性和后天性之分，前者常见于儿童，可伴发脑 AVM 或 Galen 静脉瘤；后者以成人为主，常发生于头颅外伤、颅脑手术或静脉窦血栓形成等疾病。DAVF 的供血动脉有颈外或颈内动脉的硬脑膜支，引流静脉汇入脑膜静脉或静脉窦。Bordein(1995)将汇流到静脉窦和硬脑膜静脉的 DAVM 归入 Ⅰ 型，除上述两个方向外还回流到软脑膜静脉者为 Ⅱ 型，仅向软脑膜静脉引流者为 Ⅲ 型。

（一）临床表现

临床症状与 DAVM 的部位、通过 DAVM 的血流量大小及有无软脑膜静脉参与引流有关。多数患者仅有头痛和颅内杂音。海绵窦区的 DAVM 可出现突眼。通过软脑膜静脉回流者可发生颅内出血，主要为 SAH。AVF 瘘道多或瘘口大时，大量动脉血直接进入静脉窦可引起脑盗血，出现癫痫、进行性神经功能障碍以及静脉窦压力增高所致颅内高压症状。

（二）辅助检查

主要依靠脑血管造影，特别是质量较高的 DSA，要求双侧颈内动脉、双侧颈外动脉及双侧椎动脉等 6 根脑血管造影，以明确病灶部位、大小、供血动脉的数目和分布以及引流静脉的数目、走向等。

（三）治疗

手术切除病灶可彻底消灭动静脉瘘，是最理想的治疗方法，对有软脑膜静脉引流、颅内出血史、位于手术能涉及部位的病灶，如前颅底、横窦和枕大孔区的 DAVM，应选择手术切除，术中切断供血动脉，切除 DAVM 所在的硬脑膜，阻断进入皮质的引流静脉。未完全闭塞的静脉窦尽量保留。对于结构复杂、部位深或范围广的 DAVM，手术难度大时应首先采用血管内栓塞法，包括经动脉和经静脉栓塞。此方法较适用于海绵窦区 DAVM。位于横窦、乙状窦区及大脑凸面等部位的病灶可采用血管内栓塞和手术切除联合治疗。症状较轻或无症状，无软脑膜静脉引流的患者，也可随访观察，内科对症治疗。

（李新星）

# 第五节　颈动脉海绵窦瘘

颈动脉海绵窦瘘(CCF)是颈内动脉、颈外动脉或其分支与海绵窦之间发生动静脉交通，造成颅内血流紊乱而引起一系列病理变化的一类疾病。Cushing 于 1907 年提出颈动脉海绵窦瘘的概念，1974 年 Serbinenko 首次报道用球囊导管治疗 CCF。随着神经影像学和神经介入技术的进展，CCF 的诊断和治疗发生了革命性的变化。

## 一、海绵窦解剖

海绵窦是蝶鞍两旁的一对静脉腔隙，前至眶上裂。后达岩骨尖，约 2 cm 长，颈内动脉及其脑膜支、第Ⅲ、第Ⅳ、第Ⅴ、第Ⅵ脑神经以及眼交感神经丛穿行其间。

## 二、分类和分型

1985 年 Barrow 根据脑血管造影所见颈内动脉与海绵窦之间瘘道的情况将其分为 4 型。A 型：颈内动脉主干与海绵窦直接相通；B 型：颈内动脉通过其脑膜分支与海绵窦相通；C 型：颈外动脉的脑膜支与海绵窦相通；D 型：颈内动脉与颈外动脉通过各自的脑膜支与海绵窦相通。

按静脉引流方式的不同 Wolff 和 Schmidt 将 CCF 分为 4 型。Ⅰ型：动脉血由海绵窦经眼上静脉及内眦静脉流入面静脉；Ⅱ型：动脉血由海绵窦经外侧裂静脉，再经 Trolard 吻合静脉引入上矢状窦；Ⅲ型：动脉血由海绵窦经岩上窦或岩下窦及基底静脉丛，再经横窦、乙状窦引流入颈内静脉；Ⅳ型：动脉血由海绵窦经吻合静脉流入基底静脉，并与大脑大静脉汇合引流入直窦。马廉亭等将以上 4 种引流方式的任何 2 种或 2 种以上同时存在者称为混合型，此型在临床上更多见。

CCF 的临床表现、治疗和预后主要取决于血流动力学变化的程度，因此将颈动脉海绵窦瘘分为直接型和间接型两类更有实用意义。直接型，又称高流量瘘，大多是颈内动脉海绵窦段直接破损所致，相当于 Barrow 分型的 A 型，临床上所谓的外伤性 CCF 常指这一型；间接型，又称低流量型，是由颈内动脉、颈外动脉甚至椎动脉的脑膜支参与供血，为 Barrow 分型的B、C、D 3 型，临床上多为自发性。本节按直接型和间接型的分类对颈动脉海绵窦瘘的病理生理、临床表现、诊断和治疗进行介绍。

## 三、病理生理

1. 直接型 CCF

最常见的原因是创伤，头面部损伤尤其是颅底骨折，引起颈内动脉窦内段及其分支的破裂或断裂；医源性创伤如血管内治疗、经皮针刺治疗三叉神经痛、经蝶窦的手术等操作误伤颈内动脉窦内段。少数为颈内动脉海绵窦段的动脉瘤破裂所致，属自发性，但在血管造影片上与外伤性无甚区别。颈内动脉主干或分支的破损，形成颈内动脉与海绵窦间的高压、高流量瘘道，产生特征性的病理生理改变。

(1)盗血：颈内动脉血流经瘘口直接流入海绵窦，颈内动脉的血流速度和血流量明显增加，其程度与瘘口大小呈正相关。大量血液流入海绵窦，引起脑缺血及眼动脉灌注不足。

（2）引流静脉扩张瘀血、出血：大量颈动脉血直接进入海绵窦，造成与海绵窦交通的周围静脉高度扩张和瘀血。最常见的是动脉血经眼上静脉向前流入眼眶，引起眼眶内瘀血和眼内压升高，导致一系列眼部症状；血流向后经岩下窦、横窦及乙状窦引流时，造成明显的耳后杂音。血流向上经蝶顶窦流入侧裂静脉、皮质静脉及上矢状窦，可出现皮质静脉扩张和颅内压升高，扩张的静脉破裂致蛛网膜下隙出血或脑内出血，危及生命。血流向下经颅底至翼窝，则可引起鼻咽部静脉扩张，导致鼻出血，出血汹涌时可致休克。血流通过海绵间窦到对侧海绵窦可引起对侧相应的症状。

**2. 间接型 CCF**

大多是自发性的，可能与以下因素有关：①此病好发于女性，尤其多见于 50～60 岁绝经期以后或妊娠妇女。可能是体内雌激素下降，导致血管壁变薄、弹性降低、脆性增加，在血流的冲击下破裂形成瘘。②正常情况下，部分硬脑膜动脉和静脉在海绵窦壁附近发出许多极细小的分支分布于窦壁硬脑膜，并与海绵窦有着丰富的网状交通，当蝶窦或海绵窦发生炎症继而引起栓塞时，静脉回流受阻，窦内压力增高，可促使这些网状交通开放而形成硬脑膜动静脉瘘。③先天性血管肌纤维发育不良，血管弹性差，易破裂形成瘘。④颅脑外伤和颅脑手术所引起。

### 四、临床表现

**1. 搏动性突眼**

为最常见的症状，患侧眼球向前突出，并有与脉搏一致的跳动。触摸眼球可感到搏动及血液流过时的颤动感。

**2. 球结膜充血与水肿**

患侧眼眶内、眼内眦、眼结膜、视网膜等部位静脉怒张充血、水肿，严重时眼结膜翻出眼睑之外。眼睑闭合困难可并发暴露性角膜炎。

**3. 眼球运动障碍**

患侧眼球各向运动受限，伴有复视。

**4. 视力损害**

患侧视力下降，甚至失明。可因继发性青光眼、暴露性角膜病变、视网膜和视神经缺血等原因引起。

**5. 颅内杂音**

杂音为轰鸣样持续不断，与脉搏一致。听诊检查时在患侧眼眶、额部、外耳乳突部、颞部甚至整个头部听到与心率一致的杂音，压迫患侧颈总动脉，杂音减轻或消失，而压迫对侧颈总动脉则杂音更响。

**6. 鼻出血**

有时出血量较大，可引起出血性休克，需急诊处理。

**7. 神经功能损害**

CCF 引起的脑动脉供血不足、脑皮质静脉回流障碍和颅内出血，可导致不同程度的神经系统功能障碍，表现为精神症状、癫痫、偏瘫甚至昏迷。

一般而言，直接型 CCF 血流量大，症状严重；而间接型 CCF 瘘口小，血流量小，病程发展缓慢，症状也比较轻。

## 五、辅助检查

1. 脑血管造影

数字减影血管造影（DSA）是诊断 CCF 最重要、最可靠的方法。通过 DSA 可以明确：①瘘口位置、大小，单瘘口或多瘘口。②供血和载瘘动脉。③静脉引流情况。④脑底动脉环侧支循环状况。造影时应包括：①患侧颈内动脉造影。②双侧颈外动脉造影。③暂时闭塞或压迫患侧颈内动脉后经对侧颈内动脉造影，了解健侧颈内动脉经前交通动脉向患侧供血情况。④暂时闭塞患侧颈内动脉后经双侧椎动脉造影，了解椎动脉经后交通动脉向患侧颈内动脉供血情况。

2. CT 和 MRI

头颅 CT 可见海绵窦膨大，呈稍高密度影；MRI 上见膨大的海绵窦存在流空影。CT 或 MRI 增强扫描上可见到明显扩张的眼静脉，眼球突出，或扩张的皮质引流静脉。CTA 和 MRA 能比较清晰显示颈内动脉、海绵窦和瘘口情况，是重要的初查和随访手段。

3. 超声检查

眼部超声检查见球后高密度脂肪内弯曲的无回声管状暗区，多普勒超声见扩张的眼上静脉内充满红蓝血流，以红色为主，提示血流逆向流动，且有涡流现象。超声还能在介入手术后通过观察异常引流静脉血流的消失、颈内动脉是否通畅等客观指标，比较准确、动态地评估栓塞疗效。

## 六、诊断和鉴别诊断

头部外伤后出现搏动性突眼、颅内杂音、眼结膜充血水肿、鼻出血等症状，应高度怀疑直接型 CCF。头颅 CT、MRI 和超声检查见眼球突出、眶内眼静脉或颅内引流静脉增粗等表现，均有助于诊断。中老年及妊娠妇女，自发起病，缓慢发展，有头痛、突眼、颅内杂音、视力减退等症状，再结合 CT、MRI 和超声的特征性所见，应考虑间接型颈动脉海绵窦瘘。疑似 CCF 均需做 DSA 以确诊。

CCF 需与下列疾病鉴别：①突眼性甲状腺功能亢进、眶内及球后肿瘤或假性肿瘤等均有突眼表现，但无搏动和血管杂音。②眶内海绵状血管瘤、动脉瘤、动静脉畸形等，鉴别比较困难，尤其与流量较小的 CCF 难以鉴别，需依靠 DSA 检查。③海绵窦血栓性静脉炎或血栓形成，症状与颈动脉海绵窦瘘十分相似，但没有眼球搏动和血管杂音。④眶顶缺损，脑组织向缺损处膨出，引起突眼，并可因脑搏动传至眼球，而出现眼球搏动，但无血管杂音。

## 七、治疗

CCF 治疗的主要目的是保护视力，消除杂音，防止脑缺血、脑出血和鼻出血。治疗原则是尽可能关闭瘘口，同时保持颈内动脉的通畅。治疗方法取决于瘘口的大小、流量、动脉供血及静脉引流途径。少数症状轻微、发展缓慢的患者可考虑保守疗法和颈部压迫疗法，绝大多数颈动脉海绵窦瘘很少有自愈的机会。大量鼻出血、急性视力下降或失明、颅内血肿或蛛网膜下隙出血及严重脑缺血者，应作急症治疗；DSA 发现皮质引流静脉迂曲的，即使没有合并颅内出血，也提倡急症治疗。颈动脉海绵窦瘘首选的治疗方法是血管内介入治疗；若介入治疗困难再考虑直接手术。

(一)血管内介入治疗

1. 栓塞材料

可脱性球囊是 CCF 介入治疗最常用和首选的栓塞材料，用以堵塞瘘口或海绵窦，但可能出现泄漏或被刺破；如瘘口较小、球囊无法通过时可选用微弹簧圈，通过机械栓塞作用和诱发血栓形成达到治疗目的，但价格较高；Onyx 胶和 NBCA 胶有较好的黏滞性和弥散性，但溢出后有引起脑梗死的风险，操作者需要足够的经验。覆膜支架可直接覆盖瘘口同时保持颈内动脉通畅，正在广泛尝试，但瘘口附近的穿动脉可能一同闭塞，患者还需长期抗凝治疗。

2. 栓塞方法

(1)经动脉入路：对于大多数 A 型 CCF，经动脉入路是最常用的介入治疗途径，如经颈动脉或股动脉穿刺置管，方法简单，成功率高。手术内容有：①瘘口闭塞。在透视下将球囊导管送入瘘口内，用等渗造影剂充盈球囊，调整球囊位置和充盈球囊大小，再经导引导管造影，如显示瘘口闭塞，颈内动脉通畅，则可解脱球囊；如一个球囊不能将瘘口堵塞，也可放入数个球囊。如所剩空间过小，最后一枚球囊无法放置，可加用微弹簧圈闭塞瘘口。如海绵窦内存在骨折片，易刺破球囊而无法用球囊进行栓塞时，可结合弹簧圈进行栓塞。②海绵窦填塞术。如无法单纯堵塞瘘口，可用球囊、微弹簧圈或 NBCA 胶闭塞海绵窦腔，阻断动静脉瘘。③颈内动脉闭塞术。对于瘘口闭塞失败的患者，在不得已的情况下可行颈内动脉闭塞，但事先必须做降压后(平均动脉压降至 70～80 mmHg)颈内动脉球囊闭塞试验(BOT)，了解侧支循环和患者的耐受情况。因为该方法不但牺牲了颈动脉这一治疗通路，而且可能造成严重的脑缺血，采用时必须非常慎重。

经动脉栓塞的并发症：①穿刺部位血肿。颈部穿刺如造成血肿后果严重，采用股动脉插管法，较为安全。②脑神经麻痹。因海绵窦内血栓形成或球囊机械压迫窦壁中的脑神经，尤其是展神经常受累。③假性动脉瘤。在海绵窦内血栓基本形成后，球囊内造影剂过早泄漏，则在海绵窦内形成一个与球囊大小相同、与颈内动脉相通的空腔，即假性动脉瘤。无症状者毋需处理，有症状者可试用弹簧圈栓塞。④脑梗死。球囊过早脱落、血管壁上血栓脱落或栓塞剂漂移均可造成局部甚至大脑半球脑梗死，出现失语、肢体麻痹等神经功能障碍，严重者可致死。⑤脑过度灌注。长期严重盗血的患者一旦瘘口关闭而颈内动脉保持通畅，患侧半球血流骤然增加，可出现头痛、眼胀等不适，严重时还可发生脑肿胀和颅内出血。⑥CCF 复发。球囊内造影剂过早泄漏、球囊漂移或骨折片刺破球囊可引起瘘口再通。

(2)经静脉入路：对于 B、C、D 型间接型 CCF，静脉入路是首选途径。对大多数 A 型 CCF 而言，动脉入路都能栓塞成功，但以下情况无法经动脉栓塞时应选择经静脉入路。①动脉穿刺禁忌者。②治疗后失败或 CCF 复发，而且微导管难以经动脉入路进入海绵窦瘘。③CCF 瘘口过小或局部解剖因素使导管难以经动脉进入海绵窦。④瘘口堵塞困难，但患者不耐受颈内动脉闭塞术。常用的静脉入路包括经面静脉-眼上静脉入路、经岩上窦或岩下窦入路，到达海绵窦，用微弹簧圈闭塞海绵窦和瘘口。选择眼静脉入路时，一般病史需超过 3 个月，此时眼静脉已经动脉化，穿刺不易造成损伤。

经静脉栓塞的并发症：①血流向皮质静脉或眼上静脉转流，引起颅内出血或视力恶化。②眼静脉入路容易造成眼静脉损伤，如果眼上静脉急性阻塞，容易引起眼静脉高压而危及视力。

（二）手术治疗

1. 经海绵窦颈内动脉修补术

Parkinson 手术,通过 Parkinson 三角进入海绵窦,在窦内找到颈内动脉瘘口,夹闭或缝合。Doleng 手术,采用翼点切口,打开岩骨颈动脉管,临时阻断颈内动脉,暴露颈内动脉海绵窦段,进行修补或结扎。白马手术,通过海绵窦内侧三角区修补瘘口。以上几种手术,风险大,成功率不高,脑神经损伤常常发生,难以推广应用。

2. 海绵窦电凝固术

根据血细胞表面和金属丝表面所带电荷相反的原理,将铜丝插入海绵窦内,可使血液内的有形成分凝集于铜丝周围形成凝血块而封闭瘘口,达到治疗目的。铜丝可经眼上静脉,也可开颅后经蝶顶窦、大脑中静脉或从海绵窦壁插入。铜丝插入后再通以 $0.2 \sim 0.8$ mA 直流电,可加速血栓形成。一旦杂音消失,表示瘘口已近闭塞,即可结束手术。此方法操作简单,但比较盲目,瘘口可能闭塞不全,脑神经损伤难以避免,已很少应用。

3. 孤立术

将颈内动脉颅外段和床突上段联合结扎并加动脉内肌肉填塞,使瘘口完全闭塞。该方法操作简单,也能达到消除杂音、改善眼部症状的目的,但对脑侧支循环不良的患者会发生脑缺血,甚至病残。

（三）CCF 非手术治疗

1. 保守疗法和颈动脉压迫法

有 $25\% \sim 30\%$ 的间接型 CCF 可自行血栓形成而痊愈,因此对于发病早期,进展缓慢,症状轻,瘘口小,没有皮质引流静脉,也没有急剧视力下降的患者可先观察一段时间,以期自愈。也可采用颈动脉压迫法,或在压迫颈总动脉的同时,压迫颈内静脉,增加静脉压,降低海绵窦瘘口处的动静脉压力梯度,促进海绵窦内血栓形成。方法是用手指或 Matas 架将颈总动脉压向颈椎横突,直到颞浅动脉搏动消失为止,如果压迫部位准确,患者会自觉杂音减轻或消失。最初每次压迫 10 秒钟,每小时数次,以后压迫持续时间逐步延长至每次 20 min,每天 $4 \sim 6$ 次,一般治疗 $4 \sim 6$ 周后可治愈。压迫时注意有无脑缺血症状出现,一旦出现无力、麻木、失明等,须立即终止。建议用健侧手指压迫,若出现脑缺血则健侧手指会因无力而自然终止压迫。静脉压迫法是压迫内眦外上方眼上静脉和头皮静脉交界处,但有皮质静脉引流的患者可能导致颅内压升高而引起脑出血,不适合进行静脉压迫治疗。

2. 放射外科治疗

通过放射效应促使血管内过度增生,达到瘘口闭塞的目的,可作为其他治疗方法的辅助手段。

（李新星）

# 第六节　脑血管闭塞性疾病

脑血管闭塞性疾病,又称为缺血性脑卒中,是由于脑血管狭窄或闭塞,引起脑血供不足,使相应的脑组织轻则缺血,重则梗死而导致神经系统症状的一组疾病,包括一过性脑缺血发作（TIA）、脑动脉血栓形成和脑栓塞。闭塞性脑血管疾病占脑卒中的 $75\% \sim 85\%$。脑梗死 30 天病死率为 $15\% \sim 33\%$,生存者有程度不同病残。虽然在许多国家大力开展对脑血管危险因素的防治,曾一度使脑血管病的发生率和死亡率在 20 世纪 70 年代有所降低,但在 80 年代初它们又有所回升,因此脑血管病的治疗仍是临床面临的重大挑战。

## 一、病因

各种引起脑血管狭窄和闭塞的疾病均可导致本病,表 1-22 中所列情况都可引起动脉狭窄或闭塞,其中以动脉粥样硬化最多见。在此病理基础上,一些因素可导致脑血流量骤然下降,从而出现脑缺血发作,包括:①主动脉-脑动脉粥样硬化斑块脱落,导致反复出现的微栓塞。②广泛性脑动脉痉挛。③心脏功能障碍或其他原因导致的严重低血压和周围循环衰竭。④脑侧支循环受阻或闭塞。⑤各种原因引起的血液成分改变。⑥头部血流的改变或盗血现象。脑动脉的狭窄或闭塞可以发生于颅外的头臂动脉起始部、颈总动脉的起始部、椎动脉起始部、颈总动脉的分叉处、颈内动脉的起始部,甚至整个颈总动脉、椎动脉和颈内动脉全长;也可发生于颅内颈内动脉虹吸部、大脑中动脉或大脑前动脉起始部,以及颅内外动脉同时受累等。脑动脉狭窄或闭塞可限于一侧,也可双侧,可只发生于颈内动脉系统或椎动脉系统,也可两系统都有不同程度的病变。在欧美好发颅外血管病变,在亚洲则好发颅内颈动脉系统病变。

表 1-22　脑血管狭窄或闭塞的常见原因

1. 先天性发育性脑动脉病变

2. 脑动脉炎,如结核、钩端螺旋体动脉炎等

3. 物理因素引起的动脉病变,如损伤性动脉内膜炎、放射线引起的动脉病变、夹层动脉瘤等

4. 营养性脑动脉病变,如高脂血症、糖尿病性动脉病变等

5. 肿瘤引起的动脉压迫

6. 动脉粥样硬化

## 二、发病机制

人脑是一个高耗氧性器官,而其本身缺乏能量储备,因此对缺血缺氧十分敏感。正常脑皮质的血流量为 $50\sim70$ mL/(100 g·min),若脑局部血流量骤然下降,而侧支循环未能及时有效地进行代偿,则必然发生不同程度的缺血性脑损害。在清醒猴脑卒中研究模型中,可见下列 3 种脑缺血阈值:①神经功能缺血阈值。脑血流(CBF)由正常的每分钟 $55\sim56$ mL/100 g,降到 23 mL/100 g 以下时,出现肢体偏瘫。②神经元电活动缺血阈值。CBF<每分钟 20 mL/100 g,脑电活动减弱,CBF 每分钟 $10\sim15$ mL/100 g,电活动处于静息状态。③膜泵功能缺血阈值。CBF≤10 mL/100 g 时,ATP 耗尽的神经元释放 $K^+$ 浓度升高,并伴有神经元内钙超载和胶质细胞内 $Na^+$、$Cl^-$ 和水的异常增加。局灶性脑缺血中央区(又称暗带)的神经元多处于膜泵功能衰竭,即使在短时间内恢复脑血流,仍不能存活。但是缺血周边区(半暗带)的神经元处于电活动或功能缺血阈之间,尚能耐受较长时间缺血而不发生死亡。近来研究发现,在暗带和半暗带之间存在细胞凋亡现象。现代外科治疗脑缺血就是利用半暗带神经元耐受缺血的时间(治疗窗),采用各种方法恢复脑血流,挽救濒死的神经细胞,防止细胞凋亡的发生和发展。治疗窗的长短取决于缺血时间和有效侧支循环的建立,一般认为人类的脑缺血治疗窗为缺血发生后 $3\sim6$ 小时,如侧支循环好,大脑中动脉阻断 8 小时恢复血流,预后仍好。临床观察和病理检查发现脑缺血性卒中病例的症状和脑梗死范围并不与脑动脉狭窄或

闭塞的程度成正比,这是因为颅内存在着自发的侧支循环之故。当侧支循环良好时,即使脑动脉严重狭窄甚至闭塞,也可以没有脑梗死。相反,当侧支循环不足时,虽程度较轻的脑血管狭窄也可引起相当明显的脑梗死。这解释了有的烟雾病及无脉病中虽然脑动脉狭窄严重,但在相当长的时间内可以没有脑缺血症状发生。另一种情况是锁骨下动脉盗血综合征,由于该动脉的起始部狭窄,患侧上肢的血供有赖于椎动脉血的倒流。当该侧上肢活动增加,需要更多的血液来维持,即可导致整个椎动脉系统供血不足而诱发脑缺血。类似的情况见于其他有明显脑盗血的疾病如颈动脉海绵窦瘘、颅内较大的 AVM 等。

### 三、临床表现

临床常见的脑缺血发作有:①一过性脑缺血发作(TIA)。②可逆性缺血性神经功能障碍(RIND)。③完全性卒中(CS)。

1. TIA

本病好发于中年以后。特点是起病突然,历时短暂,反复发作。大多数患者无意识障碍,常表现为某种神经功能的突然消失,历时数分钟或数小时,并在 24 h 内完全恢复而无后遗症。发作次数多则一日多次,少则数周或数月一次。局灶性神经功能症状常按一定的血管支配区而反复刻板地出现,如颈动脉系统 TIA 可表现发作性轻瘫、偏身感觉障碍、短暂性单眼失明和失语等;椎动脉系统 TIA 表现为眩晕、复视、共济失调、构音障碍、吞咽困难、交叉性瘫痪和感觉异常等。

2. RIND

属可逆性脑缺血的一种。与 TIA 相比,患者症状持续超过 24 h,表明已有或大或小的梗死存在,但尚未导致不可逆的神经功能损害。可能因侧支循环代偿及时且完善、或因血栓不牢固而随即溶解、或因伴发的血管痉挛和脑水肿解除消退,患者的症状体征在 3 周内完全消失而不留后遗症。

3. CS

症状与 TIA 和 RIND 基本相同,但病情发展迅速并不断加重,于数小时或数天达到高峰。患者多无意识障碍,即使有也较轻,颅高压症状常不明显。由于脑部已经形成明显的梗死灶,故业已出现的神经功能缺陷长期不能恢复或仅能轻微好转。临床上,根据病情急缓可分为暴发型、稳定型和进展型;按症状和神经功能缺失的程度又大致可分为轻、中、重三级。

### 四、诊断

中年以上有高血压动脉粥样硬化病史的患者,出现上述 TIA、RIND 或 CS 等表现,应考虑为脑缺血性卒中。为了更深入了解病情、明确诊断和决定治疗策略,应进行下列诊断步骤。

1. 详尽病史采集和神经系统及全身体格检查

特别着重于发病情况、病程经过、心血管功能状态、颈动脉搏动和有无糖尿病史等。

2. B 超和多普勒超声检查

两者结合应用可提高准确性和敏感性,可了解颈动脉壁厚度、硬化斑的范围和形态、管腔狭窄程度等。可作为脑血管造影前的筛选检查。

3. 经颅多普勒超声检查(TCD)

了解颅内主要血管的流速、管腔狭窄与否、侧支循环功能和脑自动调节功能等。还可监测术时 MCA 流速和术后 CBF 动力学改变。

**4. 脑血流检查**

(1)正电子发射断层扫描(PET):可动态定量测定脑血流和脑代谢。可是价格昂贵,需用放射性核素等而限制其临床广泛应用。

(2)氙 CT:能在发病数分钟内显示脑血流的变化,定量测定脑血流,对预后判断有意义。但是氙气有安神镇静作用,对已有定向障碍的患者,这会引起检查时不合作,活动伪迹将影响检查质量。

(3)单光子断层扫描(SPECT):本法应用方便,可显示大的梗死灶,但难以发现小、深部的缺血灶,而且本法是非定量法。

(4)CT 灌注成像:可评价脑血容积、血液通过时间和脑血流量,对 6 h 内急性缺血性脑卒中患者,其诊断敏感性和特异性分别达 90%和 100%。因该检查成像时间短、影响因素少、脑血流测量不需要图像融合技术、重复性佳、检查费用低等优点,可对患者脑血流进行动态评估。

(5)MRI 灌注成像(见下文第 6 点)。

**5. 头部 CT 和常规 MRI**

CT 和常规 MRI($T_1$ 和 $T_2$ 加权像)是目前诊断缺血性脑卒中常用的方法,同时也作为诊断和鉴别诊断脑水肿、出血性梗死和脑瘤等主要手段。但是,一般 CT 只能显示缺血后 24 h 脑实质的变化。增强 CT 也不能早期诊断脑缺血。脑梗死周边增强多出现在发病后 36~48 h,5~10 d 最明显,6 周后消失。常规 MRI 诊断脑缺血较 CT 敏感,但是仍难以早期(5~6 h)显示缺血,通常需 18~24 h 才能发现异常。

**6. MRI 新技术**

能在发病后短时间内发现和对缺血性脑卒中进行评估。①弥散加权成像(DWI):可在缺血后 2 h 发现直径 4 mm 的病灶,并能了解缺血进展时向哪些血管分支的部位扩展,区分新旧脑卒中灶。②灌注成像(PWI):可评价脑血容积、血液通过时间和脑血流量。③多层回波平面成像(EPI)和动态对比剂增强 $T_2$ 加权成像可发现发病 2 小时内的灌注缺损灶和 CBF 降低程度。

**7. 脑血管造影**

(1)磁共振血管造影(MRA):为非损伤性检查,仅在常规 MR 检查上增加 10~15 min 就可完成本检查,显示血管壁的轮廓,敏感性 90%。但它不能显示动脉管腔狭窄的程度,而且严重管腔狭窄时常显示为闭塞。

(2)CT 血管造影(CTA):随着计算机断层技术越来越完善,CTA 对脑血管病的检出率越来越接近 DSA,且能很清晰地显示病灶与毗邻结构的解剖关系,因其操作的非侵袭性,应用价值日趋受到重视。不足之处是不能进行治疗性操作,也不能动态显示动脉充盈情况。

(3)数字减影血管造影(DSA 造影):仍是脑血管病主要诊断方法,可显示颅内外血管狭窄、阻塞、颅内侧支循环的改变等。但本法有创伤性,有 1%的病残率。

## 五、治疗

由于完全性卒中一旦发生,即意味着不可逆脑梗死已经形成,目前内外科治疗多不能逆转病情,仅能缓解病情进一步恶化。因此,本病的处理应当防重于治,晚治不如早治。积极开展脑卒中流行病学研究和危险因素干预,普及脑卒中卫生知识,建立脑卒中防治网和急救绿色通道,已在一些国家和地区显示出其重要性和优越性。下面介绍闭塞性脑血管病常用的手术方法。

1. 颈动脉血栓内膜切除

适应证:①反复单侧颈动脉系统一过性缺血性发作(TIA),颈动脉狭窄≥70%。如双侧动脉均有狭窄,狭窄重侧先手术。如双侧狭窄相似,选择前交通充盈侧先手术,如颈动脉近端、远端均有病灶,应选近端先手术。②如出现TIA,表现短暂单眼盲(黑蒙)发作或轻型完全性脑卒中,CT无大的梗死或出血性梗死及占位征,增强CT无血-脑屏障破坏表现,尽管颈动脉狭窄程度未达到上述标准,也应手术。③单纯椎-基底动脉系统TIA,手术指征不强,但如椎动脉3、4段狭窄严重,伴颈动脉系统侧支供血者,也可手术。④无症状颈动脉狭窄者应根据狭窄程度、侧支循环、溃疡斑部位、CT或MRI脑梗死灶等决定手术与否。⑤轻型进行性脑卒中内科治疗无效,并有②的CT条件。手术目的在于清除动脉管腔内的凝血块,剥除管壁上的粥样硬化斑,使狭窄的管腔扩大,术中根据需要可行管壁扩大缝合(用人造血管片或自体静脉片)。

2. 颅内动脉血栓摘除

适用于脑栓塞所引起的颈内动脉或大脑中动脉主干的闭塞,患者多伴有心脏瓣膜病。需急诊手术,治疗窗(从动脉被栓塞到手术再通血管的时间)应在6~8 h,少数患者如有良好侧支循环,可延长到18 h。

3. 颅内血管重建手术

颅内血管重建指用外科手术方法重新建立脑的侧支循环通路。20世纪六七十年代,曾在世界范围内掀起过颅内外血管重建手术治疗缺血性脑血管病的高潮,但1985年全球范围内多中心研究的结果,对这一热潮起到了极大的降温作用。目前,尽管围绕这方面的临床应用仍然存在着广泛争议,但颅内血管重建的应用在近年来又有增加趋势。

颅内血管重建术式层出不穷,归结较常用的手术方法如下:①颅内外血管直接吻合术(EIAB),如颞浅动脉-大脑中动脉吻合术(STA-MCA)、枕动脉-小脑后下动脉吻合术(OA-PICA)等。②颅内外血管搭桥术(EC-IC grafting operation),用以搭桥的血管多为静脉,有时也用人造血管或动脉。③大网膜颅内移植术,常分为带蒂和带血管两种。④其他,如头皮-硬脑膜动脉-颞肌-脑皮质粘连术,常用于治疗烟雾病。

手术适应证:①TIA、轻型脑卒中、轻型完全性脑卒中经内科治疗无效者。②脑缺血患者经全脑血管造影证实大脑中动脉狭窄或阻塞,侧支循环不良,颈内动脉狭窄或阻塞不适合作颈动脉内膜切除。③一侧颈内动脉狭窄,对侧颈内动脉阻塞,欲做狭窄侧颈内动脉内膜切除者,应先作阻塞侧EIAB。④区域性脑血流测定有局部或偏侧脑低灌注。⑤颅内动脉瘤(特别是巨大型动脉瘤),颅底肿瘤手术时,常需阻断脑底大动脉,为防止脑缺血,常需做EIAB。

手术禁忌证:①有严重全身性疾病如肺、心、肝、肾及严重糖尿病者。②中至重度完全脑卒中。③脑血流测定有广泛中-重度缺血。④脑血流测定正常者。⑤脑卒中急性期。

4. 血管扩张成形术(PTA)

是指经皮肤穿刺动脉,送入特制的球囊导管,扩张狭窄的动脉,以恢复或改善动脉供血。一般认为PTA有下列作用:①挤压动脉内血栓或软的硬化斑,犹如把雪踩实,可以扩大血管腔。②压榨坚实的硬化斑,使硬化斑中间造成裂隙通道。③通道扩大,改善脑血供,减少脑梗死发生。适应证：①经内科治疗无效的表现为颈动脉系统或椎-基底动脉系统脑缺血的 TIA，轻型脑卒中。②脑血管造影示严重动脉狭窄(≥70%)。如双侧颈动脉或椎动脉均有病变，严重侧先治疗。③造成动脉狭窄的病变应是血栓形成、粥样硬化斑、纤维肌肉营养不良、血管炎、血管内膜剥脱。钙化的粥样硬化斑引起者不宜用 PTA。④蛛网膜下隙出血引起的脑血管痉挛。⑤急性脑栓塞时配合溶栓治疗。⑥患者不适合外科手术。血管扩张成形和支架植入往往配合使用。

5. 血管内支架成形术

即血管内置入特制支架以保持管腔通畅的一种治疗方法。支架成形术最早被广泛用于冠状动脉、髂动脉等血管的狭窄性疾病，近年来随着对脑血管病研究的深入、血管内介入治疗技术的成熟和完善以及高性能支架的问世，血管内支架成形术开始用于治疗颈、椎动脉狭窄性疾病，并取得了较好效果，被认为是颇具前景的治疗手段。过去，主要治疗从颈总动脉到颈内动脉虹吸部以下的任何部位的狭窄以及椎动脉狭窄，包括动脉粥样硬化、肌纤维发育不良所致狭窄、动脉慢性炎症、颈动脉内膜切除术后再狭窄、PTA 术中血管扩张不满意、PTA 术后动脉壁形成夹层或再狭窄。近年来，该技术发展步伐很快，一些颅内脑血管狭窄也是其适应证，如：TCD/超声/MRA 发现狭窄超过 70% 的无症状或轻微症状患者，狭窄超过 50% 的有明显症状患者，SPECT/PWI-MRI/PET 显示侧支循环不良或不充分以及某些动脉夹层或不明原因的动脉狭窄等。

6. 急性闭塞性脑血管病溶栓疗法

为采用溶栓剂溶解血栓，使血管再通，从而达到恢复脑血流的一种治疗手段。适应证：①发病≤6 h，基底动脉闭塞≤48 h。②CT 或 MRI 检查没有发现梗死出血和颅内血肿表现。③MCAO 患者，$^{131}$Xe-SPECT 检查显示每分钟脑组织残存 CBF 超过 15 mL/100 g。④脑血管造影证实颅内血栓及其部位。目前常用的溶栓剂有链激酶(SK)、尿激酶(UK)和重组组织纤溶酶原激活剂(rt-PA)，三者具有不同的药理特性，其中 SK 和 UK 为非特异性溶栓剂，rt-PA 则具有纤溶特异性，可经静脉或动脉途径用药。静脉内溶栓操作简便、省时，但受药物剂量的限制和药物浓度被动稀释的影响，以至于难以在血栓部位形成有效的药物浓度，从而影响治疗效果。许多静脉内溶栓在治疗前多未行血管造影检查，因此难以确定病变类型，也不能监测用药，较动脉溶栓有许多不足之处。动脉内溶栓虽然操作复杂，较静脉溶栓费时，但只要导管操作技术熟练便可以省时。动脉溶栓前行脑血管造影可以确定病变类型，以指导治疗，如治疗过程中造影证实血管再通，则可立即停药。目前许多人提倡行超选择血管内接触性溶栓，即在脑血管造影后，用多侧孔的显微导管超选择进入动脉血栓处，穿入或穿出新鲜血栓，直接灌注溶栓药物。对某些患者可在动脉溶栓的同时加用血管内支架成形术，以提高血管再通率。但也有先采用静脉内溶栓，再行脑血管造影，根据溶栓的具体情况决定是否加用动脉溶栓。主要并发症是再灌注损伤和脑出血，故手术后应复查头颅 CT。若病情反复时，应及时复查 DSA，继续处理。

7. 大面积脑梗死去骨瓣减压术

对大脑或小脑大面积脑梗死的患者，经积极内科治疗后，病情仍进行性加重，在符合下列适应证时可采用去骨瓣减压术：①患者经积极内科治疗无效，处于脑疝早期或前期。②CT 见大面积脑梗死和水肿，中线结构侧移≥5 mm，基底池受压。③颅内压(ICP)≥30 mmHg(4 kPa)。④年龄≤70 岁。⑤排除严重的系统性疾病。对病变在幕上者可行额颞顶部去骨瓣减压术,要求骨瓣范围要大,骨窗下缘平中颅底。病变在小脑者可行枕下减压术和(或)脑室外引流术。目前,许多临床资料显示在符合手术适应证的条件下,及时行去骨瓣减压术不仅可挽救部分患者的生命,而且可减少脑梗死面积,改善神经功能,对中小脑梗死者效果更好。

(李新星)

# 第七节　自发性脑出血及高血压脑出血

## 一、概述

因脑血管壁病变、血液凝结机制障碍及血流动力学改变等因素导致的非创伤性脑实质内出血称为自发性脑出血(ICH),约占脑卒中的 10%。能引起这种出血的病因很多,主要包括:①高血压脑血管病变。②淀粉样变性脑血管病。③脑动静脉血管畸形。④颅内动脉瘤。⑤系统性疾病等(表 1-23)。一般认为多数中老年自发性脑出血是由于长期高血压导致脑小动脉病变、猝然破裂所致,故又称高血压脑出血。自发性脑出血与高血压的相对危险度为3.9~5.4。自发性脑出血患者急诊时的血压大多显著升高,但这也可能是颅内压增高引起Cushing 三联症的结果。约 35% 的基底节区自发性脑出血的直接病因非高血压。部分患者并无长年高血压病史,可能是脑内血管淀粉样变性所致微小动脉瘤,在多种诱因下骤然破裂出血。青壮年自发性脑出血的主要病因是脑动静脉畸形破裂。本节将以其中最常见的高血压脑出血,又称出血性脑卒中为重点,进行介绍。

表 1-23　引起自发性脑出血的各种病因

| | |
|---|---|
| 高血压脑动脉粥样硬化 | 脑疝引起的脑干出血 |
| 颅内动脉瘤 | 颅脑手术后 |
| 脑动静脉畸形 | 系统性疾病引起的脑出血 |
| 颈内动脉海绵窦瘘 | 脑白血病 |
| 感染性脑栓塞 | 血友病 |
| 脑出血性梗死 | 再生障碍性贫血 |
| 血栓性脑动静脉炎 | 血小板缺乏性紫癜 |
| 颅内感染 | 肝病等 |
| 颅内原发性肿瘤 | 抗凝治疗的并发症 |
| 胶质瘤 | 升血压药物的不良反应 |
| 乳头状瘤 | 低纤维蛋白原血症 |
| 少突胶质瘤 | 心脏手术后 |
| 脑膜瘤 | 脑血管造影术后 |
| 垂体瘤 | 烟雾病 |
| 血管网状细胞瘤等 | 其他 |
| 颅内继发性肿瘤,如肺癌、黑色素瘤、绒癌、肾脏细胞癌等 | 原因不明的脑自发性出血 |

世界急性脑血管病的年平均发病率为 200/10 万人。发病率最高的国家为日本,每年290/10 万人,美国为每年 260/10 万人。我国 1990 年为 215.6/10 万人,其中男性为 261.5/10

万人,女性为 174.5/10 万人。我国 1996 年六城市调查脑血管病死亡率为 134.59/10 万人,占综合死因的第二位,城市死因的第一位。在所有急性脑血管患者中高血压脑出血患者占 10%～20%,死亡率最高,为 38%～50%。近年来,随着微侵袭手术技术的普及,高血压脑出血死亡率有逐步下降趋势。但幸存者中,病残率仍高达 70%～80%,带来的社会问题和经济负担依旧严重。

## 二、发病机制

高血压脑出血大多发生在脑内一级大动脉直接分出来的第二级分支,如大脑中动脉的豆纹动脉、基底动脉的脑桥支等。这些动脉较细小,管壁结构较薄弱,但却承受较大的血流压力。在长期高血压的影响下,脑小动脉管壁的结缔组织发生玻璃样变或纤维样坏死,管壁内的弹力纤维大多断裂,使动脉管壁内膜弹性减弱;同时又因动脉粥样硬化使管腔狭窄扭曲,血流阻力增大。血管舒缩功能减退,在小动脉的某些特别薄弱处出现微小粟粒状囊状动脉瘤,或小动脉内膜破裂形成微小夹层动脉瘤。另外,波动性高血压诱发小血管反复痉挛也加重了血管壁的病理变化,致使小血管周围的脑组织缺血软化,从而降低了血管周围组织对血管壁的支持保护作用。在此基础上,当患者在体力活动、情绪波动或其他原因导致血压骤然升高时,可引起病变动脉破裂出血,形成血肿。此外,也可能在脑小动脉粥样硬化狭窄和痉挛基础上发生局灶脑梗死,继而出血。

## 三、病理

高血压脑出血在大脑半球深部的内囊-基底节处最常发生,其中壳核出血较多见,约占 50%,其次为大脑皮质下(10%～20%)、脑桥(10%～15%)、丘脑(15%)、小脑(10%)、脑干(1%～6%)。基底节区出血以壳核为中心又分为内侧型和外侧型。内侧型为壳核内侧的苍白球,内囊纹状体和丘脑出血;外侧型为壳核、外囊或带状核出血。出血的部位不同决定着血肿的大小和临床症状轻重。大脑皮质下出血,常可达 60 mL 甚至更多,而没有明显的阳性体征。壳核出血,如血肿不大,症状可较轻,丘脑、脑桥及小脑的出血则早期即可引起极严重的神经功能障碍,故一般就诊时血肿都不会太大。脑出血早期病理损害主要由血肿压迫产生,出血后局部形成凝血块,推移、压迫邻近脑组织,撕裂或闭塞邻近的小血管,引起局部脑水肿及小的脑梗死或新的出血。出血发生后小动脉痉挛,血流阻力增大,管壁破裂口处血栓形成。同时因血肿形成,局部高压,血管管壁及破裂处受到压迫,出血多自行停止。当出血量较大,局部压力较高时,血肿沿白质纤维向薄弱处弥散,可破入脑室或侵入脑叶皮质下、脑干,也可向脑表面渗透入蛛网膜下隙和硬脑膜下腔。高血压脑出血发病后,血肿体积变化大多发生在起病后 3～6 h 以内。血肿形成后,局部颅内压增高引起周围脑组织受压移位、缺血水肿、软化坏死,严重时可导致小脑幕裂孔疝以及脑干的继发性损伤或出血。出血 24～36 h 后,血肿腔周围脑软化带形成,出现胶质细胞增生,尤其是小胶质细胞及部分来自血管外膜的细胞形成格子细胞。此时血红蛋白开始逐渐分解,格子细胞吞噬含铁血黄素。出血亚急性期内血肿崩解产物,例如凝血酶原等物质对周围脑组织产生细胞毒性作用,可以进一步加剧周围脑水肿反应。出血侧大脑半球水肿、肿胀进一步加剧,继发性脑损害恶化。再往后,血块开始收缩、机化,呈褐色。7～10 d 后,血肿腔内凝血块溶解、吸收,血肿腔缩小,周围脑组织的瘀点状出血及水肿也逐渐消退。约经 1～2 个月的时间,血块完全分解吸收,形成狭窄的囊腔。腔壁因坏死组织的吸收,星形胶质细胞增生,产生胶质纤维瘢痕而变为平整。胶质纤维瘢痕中有含铁血黄素沉积而染成棕黄色,可保持数月或数年。

### 四、临床表现

骤然起病,常无先兆。大多出现于患者血压超过 26.6/13.3 kPa 时,部分患者发病时血压可以正常。常见的诱因有明显的情绪波动、酒后、体力劳动、气候变化、性生活等,但也有无诱因者。患者突感患侧额颞部剧痛,伴呕吐,很快出现意识和神经系统障碍,并呈进行性加重。出血部位很大程度决定着神经功能症状。

1. 内囊-基底节出血

患者突然感到头痛或头昏,伴呕吐。起病很快就有肢体运动和感觉功能障碍,表现为程度不一的"三偏征",即对侧偏瘫、偏身感觉障碍和同向偏盲。出血对侧的肢体瘫痪,早期肌张力降低,腱反射消失,以后肌张力转高,腱反射亢进,病理反射阳性。对侧偏身的感觉减退,针刺肢体、面部时无反应或反应较另一侧迟钝。双眼球向出血侧凝视。如有抽搐大多为局灶性。出血发生于优势半球时可有失语。颈项强直,Kernig 征阳性。出血量小时,患者多神志清楚,病情可稳定。随着出血量的增多,或继发性脑损害的加剧,患者意识障碍加重,出现颅内压增高症状,甚至小脑幕裂孔疝的表现。最终出现去大脑强直,呼吸、循环衰竭而死亡。

2. 大脑皮质下出血

头痛明显,局限于患侧。症状与血肿大小有关,一般无意识障碍,可出现头痛、呕吐、畏光和烦躁不安等症状,多有局灶神经功能障碍表现。如出血发生于大脑中央叶,有偏瘫和偏身感觉障碍,特别是辨别觉的丧失。大脑枕叶出血,可以有同向性偏盲。可有抽搐发作,一般为局灶性并限于偏瘫侧。优势半球的出血除上述症状外尚有失语、失读、记忆减退、肢体不认等。血肿进行性扩大时,可引起患者意识障碍加重,出现颅内压增高症状。

3. 丘脑出血

意识、运动及感觉障碍与内囊出血相似,但可双眼垂直方向的活动障碍和两眼同向上或向下凝视,瞳孔缩小。患者长期处于呆滞状态。如血肿阻塞第三脑室,可有脑积水和颅内压增高表现。

4. 脑桥出血

起病迅猛,突发头痛,并可在数分钟内进入深度昏迷状态。四肢瘫痪,大多数呈弛缓性,少数为痉挛性或呈去大脑强直,双侧病理反射阳性。两侧瞳孔极度缩小呈"针尖样"。眼球自主活动消失。部分患者可出现中枢性高热,体温达 40 ℃ 以上,出汗停止。有时可见有患侧展神经及面神经瘫痪及对侧偏瘫,即所谓交叉性瘫痪。呼吸不规则。病情恶化迅速,可于短时间内呼吸停止而死亡。

5. 小脑出血

出血多发生于小脑半球深部的齿状核区,限于一侧,或逐步向对侧扩展。轻型者起病缓慢,神志清楚,常诉枕部剧烈疼痛,伴眩晕、呕吐,体检可见颈项强直、病变侧肢体共济失调、构音不良、粗大水平性眼球震颤以及复视等体征。当血肿增大压迫或破入第四脑室时,可引起急性脑积水,严重时出现枕骨大孔疝,患者突然昏迷,呼吸不规则甚至停止,最终因呼吸、循环衰竭而死亡。

除上述出血部位不同所造成的各种不同表现以外,还有病情的轻重程度不同。高血压脑出血患者临床表现评分(表1-24)对于决定临床治疗方案,判断预后及疗效评价有重要价值。

表1-24　高血压脑出血临床表现评分

| 意识状况 | | 言语活动 | | 肢体活动 | |
| --- | --- | --- | --- | --- | --- |
| 清醒,反应灵敏 | 5 | 言语流畅 | 5 | 肢体活动正常 | 5 |
| 反应迟钝,自行睁眼 | 4 | 言语不畅,用词不当 | 4 | 部分肢体无力 | 4 |
| 嗜睡,呼唤睁眼 | 3 | 简单词句,对答不达意 | 3 | 轻偏瘫或单瘫 | 3 |
| 昏迷,有刺痛反应 | 2 | 发音含糊不清 | 2 | 完全偏瘫 | 2 |
| 深昏迷,无反应 | 1 | 无反应 | 1 | 无反应 | 1 |

## 五、诊断

有高血压病史的中老年者,突发剧烈头痛、呕吐、意识障碍和偏瘫,均应考虑到高血压脑出血。对高血压脑出血患者应减少不必要的搬动和刺激,尽量选择快速无创的检查方法。头颅计算机断层扫描(CT)检查为首选。

1. CT 检查

脑出血后前3 d,脑内血肿呈边缘清楚、密度均匀的高密度影,CT值为60～80 Hu,主要是凝血块中的氧和血红蛋白吸收 X 线性能较强所致。血肿周围有低密度带环绕,起先宽度为数毫米,主要由周围受压的脑损害带构成;以后低密度带逐渐扩展,主要由周围脑水肿带构成,范围轻重不一。第4～第7天后血肿边缘密度降低,逐渐模糊,血肿高密度影向心缩小。但此时血肿周围的低密度脑水肿带可较前明显,逐步进入高峰期,直至1～2周后开始消退。1个月后,血肿为等或低密度影,逐渐从 CT 上消失或变成低密度的空腔。血肿完全吸收后,形成脑脊液密度的囊腔。血肿与水肿的肿块效应,一般在第3周时开始减轻,4周至2个月逐渐消失。出血后2周～2个月,CT 增强检查,血肿周围仍可出现环状高密度影,可能与血肿周围毛细血管扩张,肉芽组织增生和新生血管形成血-脑屏障破坏有关。CT 检查明确地显示血肿部位、大小,周围脑水肿的程度,血肿和水肿引起的占位效应,脑室受压及中线结构移位以及脑室扩大和脑积水等异常情况。根据高血压脑出血患者 CT 检查表现进行评分(表1-25),对于决定临床治疗方案,判断预后及疗效评价亦有重要价值。

表1-25　高血压脑出血 CT 表现评分

| 血肿部位 | 评分 | * 血肿量(mL) | 评分 | 中线移位(mm) | 评分 |
| --- | --- | --- | --- | --- | --- |
| 皮质下,壳核 | 5 | ≤20 | 5 | 无移位 | 5 |
| 壳核＋苍白球 | 4 | 21～40 | 4 | ≤5 | 4 |
| 壳核＋苍白球＋丘脑,丘脑 | 3 | 41～50 | 3 | 5～10 | 3 |
| 血肿破入脑室 | 2 | 51～80 | 2 | 11～15 | 2 |
| 全脑室出血 | 1 | ≥81 | 1 | >15 | 1 |

注: * 血肿量 $S＝ABC\pi/6$(ABC 为血肿三维层面中的最大径)。

2. 头颅磁共振成像(MRI)检查

对诊断自发性脑出血的病因有一定价值,如脑动静脉畸形、颅内动脉瘤、颅内肿瘤等。此外,MRI 的弥散张量成像技术还可用于锥体束等重要神经传导束的成像,用于手术方案指导和神经功能预后评估。但 MRI 检查耗时较长,其间患者生命体征监测困难,而且不同时期血肿的 MRI 表现也较为复杂,一般不作为高血压脑出血的常规影像学检查。

3.脑血管造影

有助于排除脑动静脉畸形、颅内动脉瘤及其他引起自发性脑出血的病变,但对于诊断高血压脑出血价值有限。当脑血管造影阴性,特别是在脑内血肿较大时,也应考虑破裂的动脉瘤或血管畸形被暂时受压不显影(隐匿性)的可能。

4.三维 CT 血管造影(3D-CTA)

可用于出血性脑卒中急性期检查,有助于鉴别诊断脑动静脉畸形、颅内动脉瘤、颅内肿瘤等病因引起的脑出血。其优点是:①无创、简便、迅速,患者易配合和接受。②计算机三维重建的脑血管影像立体形态描述好,可提供更多的脑血管形态和局部解剖学细节。③设备和检查费用低。因此自发性脑内血肿急诊 3D-CTA 可代替传统血管造影用于诊断并指导急诊手术治疗。

5.磁共振血管造影(MRA)

同样为无创性血管显影技术,一般无须注射造影剂,也无辐射,并发症少,可用于自发性脑出血患者定性诊断。但其扫描时间较长,不适用于小儿以及烦躁和意识障碍等不合作患者。MRA 在自发性脑内血肿的急性期、亚急性期、术后残腔有渗血或有脑水肿及脑软化灶存在时,血管流空信号受显影噪声干扰,可出现假阴性。

## 六、治疗

治疗前首先要对自发性脑出血疾病认真鉴别,然后根据病因进行针对性的有效治疗。高血压脑出血应采取内科保守治疗还是外科手术治疗一直是有争议的。

非手术治疗包括:①绝对卧床休息,密切观察病情,给予镇静剂,避免刺激因素及不必要的搬动。②控制全身血压,选用降血压药使平均血压不超过 18 kPa(140 mmHg)。③用高渗脱水剂或利尿剂降低颅内压。④防治及处理各系统并发症,如呼吸道阻塞及感染、消化道出血、心血管病、尿路感染、压疮、关节及肢体强直挛缩等,维持液体、电解质、酸碱及营养平衡等。⑤酌情使用抗纤维蛋白溶酶药物以减少再出血的机会。⑥有高热时采用降温、退热措施。

手术治疗目的在于清除血肿,制止活动性出血,解除血肿对脑组织的压迫,迅速降低颅内压,减轻局部缺血,防止脑水肿发展,以利脑神经功能恢复。Cushing 在 1903 年最早开展高血压脑出血手术治疗,但手术死亡率高达 50% 左右。CT 问世后,高血压脑出血的诊断迅速且准确。出血部位、出血量、是否破入脑室、周围脑水肿的程度、中线结构移位状况等影像资料均可即时获得,为急诊手术治疗提供重要依据。微侵袭神经外科手术器械、手术方法的不断改进和发展,也促使高血压脑出血的手术疗效逐步提高。

(一)手术适应证

高血压脑出血常发生在高血压病的晚期,患者的心血管、脑及肾脏等重要脏器已有不同程度的损伤。麻醉和手术创伤可对机体功能进一步扰乱,影响疗效,因此把握手术适应证是十分必要的。

1994 年 Kobayashi 等提出高血压性小脑出血的治疗原则:①患者清醒,GCS 14～15 分,CT 显示血肿最大径<40 mm 者,内科治疗。②GCS≤13 分,血肿最大径≥40 mm 者宜手术清除血肿。③脑干反射完全消失伴有弛缓性四肢瘫痪或全身状况差者禁忌手术。70 岁以上

患者根据既往健康状况考虑手术与否。美国神经外科医师手册(2001 版)建议 ICH 的手术治疗适应证:①血肿引起明显的占位效应,脑水肿、中线移位,甚至迅速导致脑疝。②血肿压迫、颅内压增高等引起局灶性神经功能障碍。③血肿量 10~30 mL 手术预后好,30 mL 以上手术预后较差,85 mL 以上手术存活率近乎零。④保守治疗无法控制的颅内压增高。⑤非优势半球皮质下、外囊以及未出现脑干症状的小脑血肿手术预后较好。⑥年龄小于 50 岁的手术预后优于 50~75 岁患者。⑦早期手术,发病至治疗时间间隔大于 24 h 的患者预后差。国内学者一般认为,血肿位于皮质下、壳核或小脑半球;大脑半球血肿量大于 30 mL、小脑出血量大于 10 mL;意识状况处于中、浅昏迷或由清醒刚转入浅昏迷者应考虑手术治疗。

手术适应证应根据临床表现(表 1-24)、CT 表现(表 1-25)及全身状况三方面要素的分级标准和疗效评定。

临床表现评分+CT 评分表现=总分

总分 6~10 分为重型,11~20 分为中型,21~30 分为轻型。

全身状况,有下列任何一项者作升一级评定,如轻型升为中型,中型升为重型。①年龄≥61 岁。②有脑卒中史。③心肺肝肾有严重疾患。④体温>38 ℃。⑤糖尿病。

综合判断高血压脑出血手术治疗的原则如下:

(1)轻型患者神志清醒,可伴有轻度言语或肢体功能障碍,出血部位较浅表,血肿量<30 mL,以内科治疗为宜。治疗过程中应密切观察病情变化,及 CT 随访检查,以防颅内继续出血、继发脑血管痉挛或脑水肿加重,使病情逐渐恶化而转入中、重型。

(2)中型患者神志意识状态有轻度障碍,伴有偏瘫和(或)失语,血肿量>30 mL,可选择内科治疗或手术治疗。如先采取内科治疗,也应做好一切术前准备,以便根据病情变化,或血肿量增大,随时采取手术干预。

(3)中、重型患者出现早期脑疝表现的,以手术治疗为主。对于年龄过大、病情进展迅速很快出现脑干功能衰竭(如深昏迷、瞳孔散大、光反应消失、呼吸不规则、血压波动大、四肢瘫痪、去脑强直等)者、有严重系统并发症、凝血功能障碍或多脏器功能衰竭者,不宜手术。

(4)小脑出血,血肿量>10 mL 时,应考虑手术。

(5)脑干出血的急性期不宜手术。并发脑室内出血时,可行脑室引流术。

(6)手术治疗仅为治疗中的一个组成部分,术后仍应采用积极的内科治疗。

(7)因手术治疗还是内科治疗的争议尚无定论,特别是手术清除血肿对神经功能的恢复有多大促进作用也难肯定,所以必须向患者家属交待,以求理解。

综上所述,对于 GCS≥7 分,年龄≤70 岁的高血压脑出血病例,外科手术疗效优于内科保守治疗。规范化的 ICH 手术适应证应包括:①有高血压病史,或发病时血压增高并排除其他原因的自发性脑出血者。②急诊头颅 CT 显示皮质下、外囊、基底节或丘脑、小脑半球或脑室内出血等,幕上血肿量≥30 mL,幕下血肿量≥10 mL。③意识状态呈嗜睡、浅昏迷,GCS 评分 7~12 分(含 7 分和 12 分)。④临床分级为中型和重型。⑤生命体征平稳。⑥年龄≤70 岁。

(二)手术方法

骨瓣开颅脑内血肿清除是传统的手术方法。目前微侵袭手术技术逐步发展,有取代传统的骨瓣开颅手术的趋势。后者包括:小骨窗开颅血肿清除术、CT 立体定向血肿穿刺抽吸术、B 超引导下血肿穿刺抽吸术和神经内镜辅助血肿清除术等。在微侵袭手术的基础上还可结合纤溶药物溶化残余血肿引流术。

1.骨瓣开颅血肿清除术

骨瓣开颅虽然创伤大,但可在直视下彻底清除血肿,止血可靠,迅速解除血肿对周围脑组织的压迫,降低颅内压,当颅内压下降不明显时还可以去除大骨瓣减压,故仍然是一种有效的手术方法。可用于部位较浅,如皮质下、壳核等的出血,出血量大及意识状况逐渐恶化的脑疝早期患者。小脑出血也以颅后窝骨窗开颅清除血肿为妥。

2.小骨窗开颅血肿清除术

小骨窗开颅术(即锁孔手术),选 CT 所示血肿最大层面的中心在颅骨上的投影为钻孔点。以壳核血肿为例,在耳廓上方作沿颞肌纤维投射方向的斜切口,颅骨钻孔后扩大至直径2.5 cm 的小骨窗。十字形切开硬脑膜,在颞上沟切开皮质约 1 cm,可至岛叶表面,继续深入达基底节区血肿腔。此皮质切口既可避开优势半球感觉性语言中枢,又比经外侧裂入路容易避开侧裂血管,效果较优。小骨窗开颅术损伤小,手术步骤简便,可在局麻下较迅速入颅,能清除大部分血肿,减压效果多理想。虽然术野较小,但随着凝血块的清除,血肿腔内操作空间较大,仍能直视下满意止血。并可在血肿腔内置一根硅胶引流管,引流残余血肿。对多数内囊-基底节出血、皮质下出血均适用,老年或有较严重疾患者首选。

3.CT 立体定向或 B 超引导下血肿穿刺抽吸术

采用基于 CT 影像的有框架立体定向技术或神经导航技术可进行脑内血肿穿刺,结合纤溶药物或机械破碎血肿后将血肿抽吸或置管引流。血肿穿刺抽吸过程也可在 B 超实时引导下进行,对血肿排出量作定量监测,并能判断有无术野再出血而采取相应措施。该项技术对脑内深部血肿也适用。

4.血肿纤溶引流术

使用较广的药物包括尿激酶、基因重组组织纤溶酶原激活剂(rt-PA)和基因重组链激酶(r-SK)等。均有较显著的溶化血肿的效果,且对脑组织无毒性反应。采用小骨窗开颅结合纤溶药物溶化血肿引流术,血肿在 2 周内均完全消失,无再出血发生,也无过敏反应。高血压脑出血死亡率降至 15%左右,疗效较好。

5.脑室内出血的手术治疗

原发性脑室内出血少见,多为邻近脑内血肿破入脑室所致。临床上除原发出血灶的表现外,还有脑室扩大,对周围重要组织结构如下丘脑或脑干压迫和刺激所产生的影响,以及出血堵塞脑脊液循环通路引起颅内压迅速增高的一系列表现,病情多较严重。非手术治疗效果极差,生存率低。单纯脑室引流,引流管易被凝血块堵塞,致治疗效果不佳,死亡率 60%~90%。脑室穿刺术结合 r-SK 等药物脑室内注入溶化血肿引流,有明显疗效,一般 1~2 周脑室内积血完全消失。

6.神经内镜在脑内血肿清除术中的应用

一般认为适用于发病 6~24 h 内,血肿量小于 50 mL,无脑疝的患者。神经内镜可以避免开颅进行直视下操作,借助激光、微型活检钳等器械分离较韧的凝血块,彻底清除血肿,有效地制止活动性出血。对于一般情况差及老年病例提供了新的手术方法。如能与基于 CT 影像的神经导航技术结合,更能大幅扩展手术定位的准确性,疗效更佳。

各类手术方法的优劣尚需继续总结经验再作结论。不论采用何种手术,术后仍应继续采用非手术治疗。

（三）影响手术疗效的因素

目前公认的因素有：①意识状况。术前患者 GCS 评分越低，疗效越差。②出血部位。深部（如丘脑）出血手术疗效较差，脑干出血的死亡率更高，而皮质下出血、壳核出血手术效果均较好。③血肿量。出血量越多，预后越差。但还需要与出血部位结合起来分析。④年龄不作为一个影响预后的独立因素，必须结合既往健康状况作具体分析。一般认为大于 70 岁患者较难耐受手术。⑤术前血压。血压 $\geqslant 26.6/16$ kPa 并难以控制的患者，手术效果差。⑥手术时机。在高血压脑出血发病后 $7 \sim 24$ h 以内，其手术疗效较好，术后颅内再出血风险以及全身其他系统并发症发生率较低，是最佳手术治疗窗。⑦术后系统并发症。主要指呼吸与心血管系统并发症。

近年来，对高血压脑出血的多器官衰竭（MOF）更为重视。目前高血压脑出血手术治疗总体死亡率 20% 左右，术后并发症中 MOF 发病率为 26.8%，是主要致死原因之一。其中发生率最高为胃肠道（64%），其余依次为神经系统、肾脏和肺脏。呼吸与心血管系统衰竭者死亡率最高，其次为肾脏、中枢神经系统及胃肠道衰竭。每增加一个器官衰竭，死亡率增加 30%，4 个器官衰竭，死亡率达 100%。因此积极及时控制各个器官的并发症，防治多器官功能衰竭，是提高高血压脑出血疗效的关键之一。

（李新星）

# 第二章　脑血管造影术

在 CT 出现之前，脑血管造影常常用来检查颅内肿块及由不同占位性病变引起的占位效应。近 20 年来，随着 CT、MRI 等精细的非创伤性影像学检查手段的出现，脑血管造影现已较少作为中枢神经系统的首选检查方法，主要用于评价颈动脉系统和椎-基底动脉系统病变程度和颅内外血管侧支代偿状况。CT、MRI、TCD、CTA 及 MRA 等技术的不断进步，很多情况下，CTA 及 MRA 已基本能够获得完整的颈动脉和脑血管的图像。经皮插管脑血管造影由于有一定的创伤性，其检查的应用范围已经明显缩小。但在某些情况下，非常需要精确了解脑血管病变的部位和程度，以更好地指导对脑血管病患者的临床诊治，是否需要采取外科治疗或血管内介入治疗如血管成形术、动脉瘤或动静脉畸形的血管内栓塞治疗等，这时经皮插管脑血管造影术仍然是其他检查手段无法替代的重要方法。

## 第一节　经皮插管脑血管造影的适应证和禁忌证

由于经皮插管脑血管造影是一种有创的检查方法，而且存在一定的并发症，因此对于这项检查的应用必须掌握合理的适应证和禁忌证。原则上，脑血管病患者应首先进行 B 超、TCD、MRA、CTA 等无创或创伤微小的检查，如果这些检查仍然不能明确疾病的原因和性质时，应再考虑经皮插管脑血管造影。另外，在一些紧急情况下，如怀疑有急性脑梗死或蛛网膜下隙出血发生，也可考虑急诊行经皮插管脑血管造影，以便及时明确病因并开展救治。为了防止或减少并发症的发生，有些患者不适合行经皮插管脑血管造影，对这些患者应尽量采用其他方法进行检查。根据国内外研究结果和临床应用经验，现将经皮插管脑血管造影的适应证和禁忌证总结如下。需要明确的是，这些适应证和禁忌证都是基于一般性的原则，对于每一个具体的患者，医生必须根据其全身状况和所患疾病进行综合考虑，慎重考虑每项检查的利弊得失，然后制订合理的个体化检查和治疗方案。

### 一、经皮插管脑血管造影适应证

(1)寻找脑血管病的病因，如出血性或闭塞性脑血管病变。

(2)怀疑血管本身病变，如动脉瘤、动脉夹层形成、动静脉瘘、Takayasu 病、烟雾病、外伤性脑血管损伤等。

(3)怀疑有静脉性脑血管病者。

(4)脑内或蛛网膜下隙出血病因检查。

(5)头面部富血管性肿瘤术前了解血供状况。

(6)观察颅内占位病变的血供与邻近血管的关系及某些肿瘤的定性。

(7)实施血管介入或手术治疗前明确血管病变和周围解剖关系。

(8)头面部及颅内血管性疾病治疗后复查。

(9)其他相关检查未能明确，怀疑与脑血管相关。

## 二、经皮插管脑血管造影禁忌证

(1)造影剂、金属和造影器材过敏。

(2)有严重出血倾向或出血性疾病。

(3)呼吸、心率、体温和血压等生命体征难以维持。

(4)有严重心、肝、肾功能不全。

(5)全身感染未控制或穿刺部位局部感染。

(6)未能控制的高血压。

(7)并发脑疝或其他危及生命的情况。

(杨旸)

# 第二节  脑血管造影前的准备

造影前准备包括:了解病情,完善相关实验室检查,签署手术同意书,术前术中药物准备,造影剂准备,建立静脉通路,术中监测以及其他改善操作效率的措施。

## 一、了解病情及完善相关实验室检查

在造影前一天对患者进行查体并了解相关情况,以便于在术中、术后进行神经系统变化的对比,对于高龄、肥胖、怀疑有下肢动脉血管病变者,了解股动脉、足背动脉搏动情况,必要时行相应部位超声检查。判断患者是否有脑血管造影的禁忌,评定这种昂贵的有创检查是否能为患者解决重要问题。了解患者临床情况和既往史,特别是有无药物及造影剂过敏史,这一点非常重要,虽然目前我们造影过程中所使用的非离子型造影剂比较安全,并不强调一定要做过敏试验,但在临床的使用中仍有一定比率的过敏反应发生。目前脑血管造影中发生的一些特殊并发症是否和造影剂过敏有关仍不清楚。了解患者的肾功能(血尿素氮及肌酐水平)、血小板计数、凝血指标。一般认为血肌酐$\leqslant 250$ $\mu$mol/L 的患者脑血管造影是安全的,但应注意控制造影剂用量;血小板计数$\leqslant 80 \times 10^{12}$/L 的患者,即使凝血指标正常,一般不建议行脑血管造影检查。长期服用华法林抗凝治疗的患者(包括房颤或瓣膜置换术后患者),脑血管造影术前数天应停用华法林,改用肝素抗凝。因华法林治疗的患者术中一旦出现出血需要用新鲜血浆来中和华法林,而肝素抗凝的患者可及时使用鱼精蛋白中和。此外还需要了解患者的泌尿系统情况,必要时术前需行导尿处理。心功能Ⅱ~Ⅲ级的患者需注意术中造影剂用量、灌洗速度以及灌洗量,并尽量缩短造影时间。

## 二、签署手术同意书

首先,介入治疗科医生需让患者及其家属了解行脑血管造影的必要性及可能带来的并发症或危害。能否和患者及其家属进行客观的交流必须建立在对患者病情全面了解的基础上,很难相信一个医生在不完全了解患者情况下还能对患者是否需要接受此类操作做出一个客观的评价。有学者在积累了数千例血管介入的经验后认为脑血管造影是非常安全的有创检查,但仍然可能给患者及其家庭带来灾难性的危害,所以单独过分强调脑血管造影的安全性或危害性都是不合适的。在取得患者及其家属的同意后签署书面文件非常必要。

## 三、术前及术中用药准备

虽然接受造影的患者术前已对脑血管造影有了一定程度的了解,但仍然不可避免地存在对造影的恐惧感,故常规在手术前或手术中给予患者适当的镇静处理,在术前半小时可予0.1~0.2 g苯巴比妥钠肌注,或术中给予地西泮或咪达唑仑静推,其他术中用到或可能用到的药物包括:①肝素钠,用于全身肝素化,预防各种导管进入血管后的血栓形成,和配制术中冲洗导管及灌注所用的肝素生理盐水。②血管解痉药物,包括术中持续静滴的尼莫地平以及备用的罂粟碱或硝酸甘油,罂粟碱或硝酸甘油主要为造影术中可能发生的血管痉挛而准备。③尿激酶20万~50万单位,对于术中因血栓形成而造成的栓塞可能有用。

## 四、造影剂准备

DSA常用的造影剂可分为两大类,包括离子型水溶性和非离子型水溶性。因为非离子型造影剂过敏反应发生率已非常低,渗透压与血浆渗透压更为接近,目前脑血管造影多选择这类造影剂。造影质量和造影剂浓度有关,但并非选用造影剂浓度越高越好,有学者在大量的造影过程中发现,碘浓度200 mg/mL即可获得比较满意的造影效果。有关造影剂是否需要稀释,目前没有统一的观点。国际上多数观点认为造影剂以不稀释为好。一些学者认为,具体应用时根据患者的情况和所使用的造影剂类型由造影医生决定。

## 五、建立有效的静脉通道

为了及时处理患者术中可能出现的各种不良反应和并发症,必须在操作开始前建立静脉输液通道。当出现紧急情况如造影剂过敏、血管痉挛、低血压、心动过缓等情况时,应及时处理。

## 六、术中生命体征监测

虽然操作者会在术中关注患者的生命体征包括血压或心率的变化,但在操作过程中,术者会将其注意力更多放在导管的操作及X线显示屏上,有时可能忽略监护仪的观察,所以建议术中安排专门的医生或技术人员对患者的生命体征进行监测。对于出现生命体征变化或者患者有不适时,停止操作,可以通过与患者语言交流、指令动作的完成程度与术前病情变化对比。

## 七、其他准备

其他准备包括消毒导管包及各种导管和导丝等器材的准备,特别是需要准备好平时不常用的导管和导丝。消毒导管包内应包括:①手术铺单和洞巾。②2~3个容量100 mL左右的量杯。③大方盘1个,用来浸泡导管及导丝。④容量为1000 mL左右小盘2个,盛放体外和体内导管冲洗用的肝素生理盐水。⑤小弯盘2个,盛放消毒纱布及穿刺物品。⑥尖头刀片及刀柄。⑦蚊式止血钳1把。

(杨旸)

# 第三节　脑血管造影的影响因素

　　传统外科手术在许多方面取得了骄人的成就,然而就精确性而言,传统手术存在一定程度的盲目性。凭借对解剖结构了解,在缺乏影像学支持的情况下也能完成穿刺引流等操作。但随着成像技术的发展,将现代血管成像技术与各种手术相结合,可以增加操作的精确性,提高手术的成功率,改善治疗效果。由此确立了血管影像技术在手术中的重要性和指导作用,促进了血管内相关技术的产生和发展。评价血管成像质量的好坏是非常困难的,必须经过大量的实践和体会。熟练掌握常见影响血管内造影图像质量的因素,才有可能设置最适合目的血管的模式,得到客观、满意的图像。

## 一、一般影响因素

　　造影设备最好是多功能的通用机器,以免不必要地延长操作时间。操作者应最大限度地发挥影像设备所具备的功能。造影时尽可能确保获得足够的影像资料,以便指导治疗方案的制订。监视器显示的图像和存储的图像可能会有所不同。许多介入治疗科医生习惯于根据存储图像上动脉的走行图制订治疗方案。实际上,数字减影术为我们提供了高质量的监视器图像,也可以根据监视图像做出决断。

　　表 2-1 列出了实际工作中决定图像质量的常见因素。显像方式取决于所使用的影像设备,包括数字减影动脉造影或快速换片动脉造影。虽然快速换片动脉造影可以获得清晰的动脉造影图像,但它无法满足血管内介入治疗所要求的即时显像,目前基本已被淘汰。DSA 的出现满足了血管内介入治疗对即时显像的要求。DSA 成像的像素越高,分辨率就越高;热容量越高,造影时图像衰退越慢,也不容易模糊。噪声使图像不清晰,对比增加时更明显。噪声包括 X 线噪声、视频系统噪声、量化噪声、射线引起的噪声、存储噪声等,噪声增加或者信噪比降低,将使数字减影影像的空间分辨率、血管分辨力、对比分辨力等参数受到影响。上述影响成像效果的因素在用户购买机器时即已确定。此外,图像质量与监视器图像和硬拷贝图像两种不同的显像方式也有关。

表 2-1　影响图像质量常见因素

| 图像显示方式 | 监视器图像 | 成像技术 | 见下文 |
|---|---|---|---|
| 图像采集模式 | 胶片 | 造影剂注射 | 注射时间 |
| | 数字减影 | | 注射速率 |
| | 快速换片 | | 注射压力 |
| 造影设备的技术参数 | 像素 | | 注射造影剂的浓度 |
| | 信噪比 | | 注射造影剂的剂量 |
| | 后处理 | 导管头端位置 | 导管头端距目的血管距离 |
| | 其他参数 | | 导管头端方向 |
| 理想的 X 线设置 | 电压 | 患者因素 | 体型 |
| | 电流强度 | | 成像血管的解剖特点 |
| | 聚焦 | | 造影时是否移动 |
| | 滤线光栅 | | |

## 二、成像方式

X线球管发出特定能量的X线,X线透过患者的身体(图2-1)。电压值(通常为60~80 kV)决定X线的穿透力。理论上焦点(0.15~1.2 mm)越小越好,因为焦点越小分辨率越高。但必须保证一定的帧速使球管发出的射线穿透患者身体。球管发出的X线一部分被组织吸收,一部分被散射,剩余的X线轰击影像增强器。不同的组织对X线的吸收度不同,密度高的物质(如骨骼、造影剂、外科夹等)吸收度高。通过比较组织对X线吸收度的不同形成图像。图像传输至电视系统形成动态影像。造影检查时,应避免造影检查区的活动,因为检查区的运动可导致X射线吸收和分布改变,导致图像模糊。

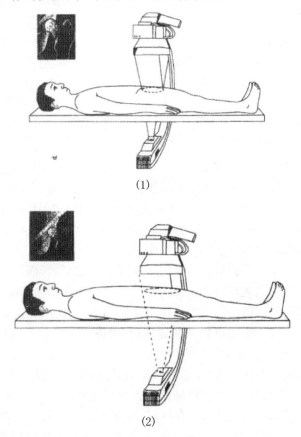

(1)

(2)

图2-1 X线成像

(1)X线球管发射X线束穿透人体,部分X线被吸收,剩余部分被影像增强器接收并转换成X线影像;(2)影像增强器离检查部位越近,X线散射越少,视野越大,影像越清晰

## 三、数字减影血管造影与快速换片血管造影

表2-2简要比较了数字减影动脉造影与快速换片动脉造影的优缺点。就分辨率而言,DSA与快速换片动脉造影相当,但DSA费用低廉、快速且便于操作。数字系统的持续发展,以及分辨率的进一步改善,必将使DSA的图像分辨率超越快速换片造影。目前,多数血管造影中心DSA和快速换片造影两种图像采集的模式互补并存。但由于DSA技术的迅速发展,越来越多的血管造影中心向单一的数字系统转型。

表2-2　数字减影血管造影与快速换片动脉造影的比较

| 优缺点 | 数字减影(DSA) | 快速换片 |
| --- | --- | --- |
| 优点 | 快速<br>费用低<br>图像可进行后处理<br>持续的技术改进<br>图像易于存储 | 分辨率较高<br>无阻挡地准确判断血管成形术所需球囊规格 |
| 缺点 | 分辨率相对较低,但在不断提高<br>需多次注射造影剂<br>管腔内及运动伪影较多 | 术前需对造影剂注射时间进行推测<br>需等待造影片<br>胶片阅读及存储较复杂<br>造影剂用量较大 |

　　先将血管造影前后在影像增强器上的图像用高分辨率摄像管进行序列扫描,把所得连续视频信号转变成一定数量独立像素;再经模-数转换器转成数字,分别储存在计算机的两个储存器中,造影前的影像称蒙片图像,造影后的影像称显影图像。然后指令计算机,将显影图像数据减去蒙片图像数据,剩下的只有注射造影剂后血管影像数据。此数据经模-数转换器处理后,再以 512×512 或 1024×1024 的矩阵显示于监视器上,此影像即为减影图像。每个像素越小,则每幅图像的所含像素数越多,图像分辨率越高。DSA 图像是以 X 线电影照相格式记录的动态影像,图像采集速度可根据检查血管的解剖部位通过操纵台进行调整。动态影像可通过监视屏显示;或经过选择用多幅激光照相机拷贝成照片;也可通过磁盘、磁带或高分辨率光盘储存。这种减影方法是通过不同时间获得的两个影像相减而成,故称时间减影。时间减影的缺点是易因器官运动而使摄像不能完全重合,致血管影像模糊。DSA 的最大优势是不必等待洗片即时获得图像,并可立即决定治疗措施。

　　DSA 的造影剂注射时间较快速换片造影简单而易于控制,影像增强器置于目标血管上方,连续图像采集贯穿造影剂通过目标血管的全过程。DSA 采用稀释的碘化造影剂(50%)、二氧化碳及钆造影剂,可根据需要进行选择性的血管造影,从而减少造影剂的用量。DSA 可进行图像后处理,造影检查结束后可根据需要,对图像进行后处理。通常 2~4 帧/秒的帧速即满足绝大部分血管检查的需要,DSA 的最高帧速可达 30 帧/秒。DSA 视野的大小由设备决定,但通常小于快速换片造影 14 in 的标准视野,但在精度上足以满足临床需求。

　　与快速换片造影比较,如果想观察目标血管造影剂的全程径流,除非 DSA 设备具有造影剂跟踪这一功能,否则需对目标血管全程进行分段多次造影。就绝大部分数字减影系统而言,对动脉树的不同水平成像需要相应独立的一次定位、蒙片采集和造影剂注射。新的具备造影剂跟踪技术的数字减影系统则仅需单个序列即可完成对目标血管的全程观察。过去,数字减影系统的视野(通常为 9~11 in)较快速换片造影的视野(14 in)小;现在,数字减影系统的影像增强器的视野可达 16 in,便携式的数字减影血管造影系统的影像增强器的视野也可达 12 in。

　　快速换片造影的胶片需要冲洗显影,一经曝光即无法更改。快速换片造影依赖于交换台和快速换片器,造影剂流经目标血管的时间必须预先估算。当造影剂流经待测血管时,进行曝光并获得图像。因此获得理想血管影像的前提是准确估计造影剂流经目标血管的时间。快速换片动脉造影具有极高的分辨率,但是操作比较麻烦,费用较为昂贵。胶片曝光至冲洗显影需要等待较长时间,大多数获得的造影片对比度不足,需要进行分选。而这些并不理想的造影片虽然缺乏研究价值,但仍需保存。胶片既大又沉重,生产和储存需要高昂成本。综上所述,将来的动脉造影必将依赖于分辨率不断改进、功能不断完善的数字减影系统。

## 四、造影技术

操作者的显像技术是影响造影图像质量的重要可控因素,下面列出了提高图像分辨率的特殊操作技巧。

(1)同一检查视野内应包括尽可能多的目标区域。例如,如果考虑颈总动脉与颈内动脉同时存在病变,检查视野应同时覆盖颈总动脉与颈内动脉。

(2)用较小检查视野对特殊部位进行放大观察。

(3)曝光前调整好患者与影像增强器之间的位置。

(4)降低电压以增高对比度。

(5)缩小影像增强器与检查部位的距离,降低散射。

(6)采用最小焦点。

(7)采用较高帧速以提高动态分辨率。

(8)避免检查部位的运动。训练患者屏气,限制肢体运动(必要时制动)。

(9)通过 X 线束滤过以减少散射。

(10)调节造影剂浓度(血流速度较慢时,稀释的造影剂仍可形成造影剂柱,获得良好图像)。

(11)对于意识清楚的患者必须使用耐受性较好的造影剂,尤其是缺血部位的血管造影(低渗)。

(12)在保证安全的前提下,造影剂注射应尽可能接近病变部位。根据检查部位血流速度和方向,调整导管头,以保证造影剂以柱形通过病变区。

(13)用 DSA 预测快速换片造影时造影剂流经病变血管的时间。

(14)尽可能避开骨骼分界线。

(15)使用头端带有不透 X 线标志的造影导管和动脉鞘。

(16)选择目标血管最佳的投影角度摄片。

(17)根据所需获得的图像资料选择最佳摄片。

影像增强器离患者越近,X 线散射越少,图像越清晰;但同时图像的放大率下降。最大限度减少造影局部的运动可防止图像模糊。绝大部分数字减影系统提供多种不同尺寸的视野选择(如 4 in、9 in、11 in),较小的视野可突出感兴趣的区域,并提高分辨率。操作者必须在视野大小与相应的分辨率高低之间做出利弊权衡。选择理想的造影剂,合适的浓度、剂量及适当的注射方式可提高图像质量。患者对选择的造影剂耐受性好,可减少造影过程中患者因不适而导致的运动,避免由此引起的图像模糊。外界物品必须从造影视野中清除,操作者手的 X 线显像同样也是影响图像质量不可忽视的因素。检查时应始终将感兴趣的区域置于曝光中心,必要时需采用斜位或调整患者体位。降低电压可提高分辨率,但增加辐射。缩小焦点可提高图像分辨率,但同时降低帧速及减少成像能量。提高帧速可以提高分辨率,但增加辐射,某些高流速病变,如动静脉瘘,只有使用高帧速(高达 30 帧/秒)成像才能很好地观察到。改善动态图像的连续性,提供造影剂径流的实时动态观察,有利于对病变部位的分析和判断。

操作者的造影技术也与图像质量密切相关。造影剂的剂量、浓度及注射方式(自动或手动注射)必须根据具体情况决定。患者的体型会显著影响影像增强器与目标血管间的距离,从而影响图像质量。

## 五、路图

路图是数字减影系统的重要特色,为造影导管及导丝提供实时向导。路图工作原理是从透视视野中减去最初没有注射造影剂的蒙片信息,从而消除骨骼等组织的影像。注射造影剂使透视视野中的目标血管变得不透 X 线。经过减去蒙片中的其他组织图像,得到清晰的血管图像,并显示在监视屏上。操作方法:调整理想检查体位,选中路图模式,在透视下,手推造影剂后即完成路图的操作。注意以后的操作皆不能移动检查部位,不然失去路图作用。通过监视屏任何运动物体通过该部位时,如导丝或造影导管,在原先的路图框架中均可以观察到(图 2-2)。

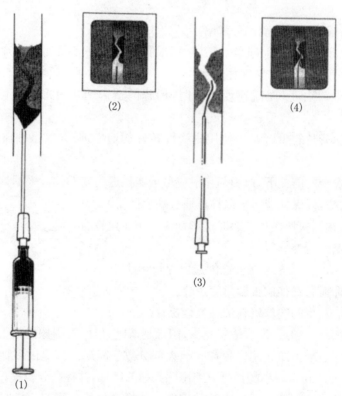

图 2-2  路图应用

路图的主要作用包括:指引导丝导管通过狭窄血管和指引选择性插管

(1)动脉造影导管置于病变部位的近端,推注造影剂,通过计算机减影获得病变部位血管的静态影像;(2)路图叠加在实时动态的荧光透视图像上;(3)在路图的指引下导丝通过狭窄部位;(4)叠加路图的监视器上可以实时动态观察导丝通过狭窄部位的情况

许多关于 DSA 的文献对路图均有详细描述。但实际工作中并不是每次血管造影均要使用路图。操作者的技术越熟练,路图的使用就愈少。路图主要适用于下述几种情况。

(1)选择性导管插入时,发现并标记血管的起源。

（2）指导造影导管或导丝通过严重狭窄部位。

（3）指导通过闭塞部位（动脉溶栓）。

（4）引导无脉动脉的穿刺。

（5）指导血栓摘除术和栓子切除术。

（6）介入器材在血管内的定位参考。

（7）复杂血管重建时，若无须行动脉造影，路图可指导连续的血管重建操作。

就本质而言，路图是额外的步骤，需要额外的操作时间，只有特殊需要时使用。似乎无论何种型号的数字减影设备，路图失败是常事。路图的图像分辨率非常差，常常呈颗粒状，因此通常无法显示小血管。随检查部位的运动及时间的延长，路图的蒙片逐渐模糊，因此在路图使用过程中图像质量逐渐下降。操作过程中，一旦需要调整透视体位或动脉造影，路图即丢失。

## 六、自动高压注射器

采用 65～100 cm 长、4 F 或 5 F 造影导管进行主动脉造影时，注射造影剂的压力可高达 1 050 psi（1 050 磅/平方英寸）以产生理想的造影剂团注。造影剂必须克服动脉压力在短时间内注射完毕，而且要求瞬间达到规定的注射压。电动注射器可提供高达 2 000 psi 的注射压力。每一种造影导管均标有制造商推荐的可以使用的最高注射压。自动高压注射器与摄片有效集成可以控制最佳的造影剂注射时机，而且自动高压注射器可以提供恒定的造影剂注射速度和压力。如果没有自动高压注射器，细的造影导管行经皮动脉血管造影将无法完成。最常使用的造影剂注射程序是（4～10）mL/s×（2～10）mL/s，根据所需造影检查的血管决定具体参数。自动高压注射器是与动脉造影系统连接的附件——高压下可能泄漏的连接越多，所需的准备时间就越长，成像摄片失败的可能性越大。当造影剂喷射可能导致血管损伤时，如造影导管头端在动脉瘤内、紧贴动脉管壁或在血管病变部位，应避免使用自动高压注射器进行造影剂自动注射（图 2-3）。

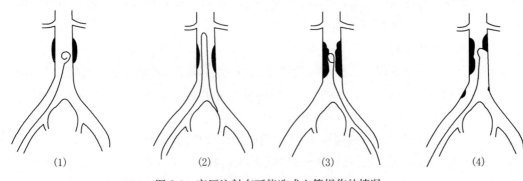

图 2-3  高压注射有可能造成血管损伤的情况

（1）高压注射的造影剂可能导致动脉瘤内致密的血栓破裂、脱落，造成远端血管栓塞；（2）高压注射的后坐力可能造成造影导管搅打病变部位造成斑块脱落；（3）造影导管头端位于狭窄部位，造影剂注射时的高压可使导管头端变形，导致病变部位的斑块脱落；（4）造影导管头端可能紧贴动脉壁，而非游离状态，造影剂注射时的高压可损伤血管壁

## 七、自动注射与手动注射的比较

造影剂可采用自动注射或手动注射（表 2-3）。这两种造影剂注射方法互补，在动脉造影

过程中常常联合使用。当使用的造影剂黏度较高或造影管较小时,造影剂的注射常常有一定困难。

手动注射具有简单、省时的优势。当造影剂的注射量不超过 20 mL、造影导管管径较粗(不小于 7 F)以及检查部位血流速度较慢时,这时应首先考虑采用造影剂手动注射。所使用的注射器越小,手动注射所获得的压力越高。手动造影注射的精确度取决于操作者的经验。

表2-3  造影剂注射方法:自动注射与手动注射比较

| 造影导管端口位置 | 自动注射 | 手动注射 | 两者皆可 |
|---|---|---|---|
| 主动脉弓 | √ | | |
| 无名动脉 | √ | | |
| 锁骨下动脉 | √ | | |
| 腋动脉 | | | √ |
| 颈动脉 | | | √ |
| 胸主动脉 | √ | | |
| 腹主动脉 | √ | | |
| 内脏动脉 | | | √ |
| 肾动脉 | | | √ |
| 肾下主动脉 | √ | | |
| 髂动脉 | √ | | |
| 股动脉 | | | √ |
| 腘动脉 | | | √ |
| 胫动脉 | | √ | |
| 移植血管 | | √ | |

主动脉血管造影所需的造影剂量及注射速度通常是手动注射无法完成的,因此采用 4 F 或 5 F 造影导管进行主动脉血管造影,必须使用自动注射。只有在特殊情况下,可采用管径较粗的造影导管,并将导管头端置于病变附近,通过手动注射 10～20 mL 造影剂,进行有限范围的主动脉或髂动脉造影。

选择性分支动脉造影以及下肢动脉造影时,手动或自动注射两种方法均可使用。与主动脉和髂动脉造影相比,这种情况下所需的造影剂量和注射速度要小得多。在某些情况下,如腘动脉以下的造影,应优先使用手动注射。

无论采用手动还是自动造影剂注射,注射前必须彻底排除管道中的气泡。首先造影导管排气;继而自动高压注射器及连接管排气;然后将高压灌洗管与造影导管连接并锁紧;最后回吸直至看到回血,并再次检查管道系统及注射器内有无气泡。在脑动脉及内脏动脉血管造影时,排气过程更应严格执行;任何一个很小的气泡,都可能引发致命的气体栓塞。

## 八、造影剂

合适的造影剂的选择需考虑多种因素,包括渗透压、离子电荷、费用及并发症。标准的含碘造影剂具有很高的 X 线吸收度,是目前常规 X 线血管造影和数字减影(DSA)最常用的造影剂。CT 增强扫描和绝大多数介入治疗操作也都需要使用含碘造影剂。通常造影剂渗透压(320～1700 mOsm)比血液渗透压(约 300 mOsm)高。在肾功能正常的情况下,造影剂的最大剂量为 5～7 mg/kg。目前认为许多造影剂的并发症,如造影剂注射时的疼痛、心脏超负荷以及肾毒性,均与其高渗透压有关。造影剂渗透压越低,机体的耐受性越好,价格也越昂贵。新型非离子造影剂常见的全身并发症发生率很低,但价格不菲。危及生命的并发症,如过敏反应,离子型造影剂和非离子型造影剂的发生率相当。非离子型造影剂的并发症较少主要因为其渗透压大约是廉价的传统离子型造影剂渗透压的一半。

造影剂所使用的浓度与采取哪种血管造影方法有关。快速换片造影所使用的造影剂碘浓度需 300 μg/mL;而 DSA 使用的造影剂碘浓度仅需 150 μg/mL(50%)。所需的造影剂总量与是否进行血管内治疗,抑或单纯造影检查有关。如果患者心功能和肾功能均正常,通常可耐受数百毫升的造影剂而不致出现并发症。因此一般认为,含碘造影剂的安全系数较高,特别是新型非离子型造影剂在临床应用以后,有关碘剂不良反应的报道已经大大减少。尽管如此,使用含碘造影剂仍然存在一定风险,特别是当患者存在肾功能不全的情况,使用含碘造影剂做心血管造影后诱发急性肾衰竭的发生率大幅升高。因此,新型非碘剂型造影剂的开发是当前放射学领域的一个新课题。

(一)使用造影剂的注意事项

(1)造影检查过程中保持所用造影剂量的进行性累计。每瓶 50 mL 或 100 mL。

(2)对所需进行的动脉造影做出详尽的计划,检查前首先明确需要获得的图像信息及所需显示血管结构。

(3)通过临床表现及多普勒检查的结果,初步明确哪些部位的血管需重点检查。

(4)部位明确的血管病变处理时,如股动脉或髂动脉分叉,可直接采用斜位。

(5)DSA 检查时使用稀释的造影剂。

(6)采用一次推注 1～3 mL 造影剂的方法初步了解血管病变的部位、导管头端与目标血管的位置,造影仅用于获得病变部位的更详细的影像资料。

(7)造影时对造影导管头端进行精确定位。例如肾段主动脉造影时,应将导管头端置于肾动脉水平,造影剂的高压注射可使造影剂逆流显示近心端的主动脉;如果导管头端的位置过高,大量的造影剂则随血流消失于内脏动脉。

含钆造影剂曾广泛用于普通 MRI 增强检查和磁共振血管造影(MRA),由于其原子序数较碘高、钆螯合物的不良反应较碘剂低、具有与碘剂相似的药代动力学及吸收 X 线的特点,而且与碘剂无交叉过敏,因而一些学者将其作为含碘造影剂的替代品用于 X 线血管造影,特别是用于肾功能不全患者的血管造影。

离子型钆容易蓄积在肝、脾及骨髓等部位,且有一定毒性,因此临床应用的含钆造影剂是钆与其他物质(如二乙烯五胺乙酸)的螯合物。钆-二乙烯五胺乙酸(GD-DTPA)是第一个应用于临床的含钆造影剂,其分子量约 500 000。钆的螯合物是亲水性,注入血管内后迅速向血管外间隙弥散,分布于组织间隙,不进入细胞内,不与血清蛋白结合,不透过正常血脑屏障,无

脑血管病介入治疗学

特殊靶器官作用,在体液内结构稳定,在组织内的分布量取决于组织的血液供应、微血管的通透性以及细胞外间隙的容量。含钆造影剂几乎完全经过肾小球滤过排除,极少部分可经消化道、乳汁、皮肤等排除。在肾功能正常者,钆螯合物在机体内的半衰期约 70 min;肾功能不全患者,钆仍然主要从肾脏清除,只不过半衰期明显延长(最长达 5.8 h)。含钆造影剂的缺点是水溶性不如含碘造影剂,影像质量较含碘造影剂低,且价格十分昂贵。

(二)含碘造影剂的缺点

二氧化碳作为含碘造影剂替代品曾被用于除中枢神经系统、心脏、冠状动脉以外的外周血管造影,特别适合于对碘剂过敏、存在肾功能障碍和使用碘剂高危的患者。其优点包括价格低廉,制作容易,对肾功能无影响;但缺点也很明显。相对于含碘造影剂,其缺点包括以下几点:

(1)缺乏商品化的二氧化碳高压注射器,需要手推注射,注射速度不易掌握。

(2)二氧化碳在血管内成像不是与血液混合,而是漂浮在上,因此存在低估血管狭窄的可能。

(3)轻微运动、肠道内的气体可严重影响二氧化碳血管造影的质量。

(4)仰卧位时,静脉内注入大量二氧化碳后,可因气体积聚于肺动脉的流出道、阻挡流出道血流,造成心脏低排现象。

(5)二氧化碳过量可积聚在肠系膜血管内,造成腹痛,导致肠梗阻、横纹肌溶解、蜂窝状胃炎等。

(6)心内分流和肺动静脉瘘是使用二氧化碳的禁忌证。

(7)上肢动脉造影时,少量二氧化碳反流至颈-椎动脉系统后可导致气体栓塞。

(8)二氧化碳遇到闭塞血管时,易打碎形成气泡,无法获得理想图像。

(杨旸)

# 第四节　主动脉弓造影技术

在经导管脑血管造影的开展初期,包括目前在很多科室,主动脉弓造影一度被认为不是很必要。但在目前的脑血管造影患者中,缺血性脑血管病患者所占比重逐渐增加,这些患者往往存在不同程度的主动脉弓粥样硬化和弓上大血管开口或近端动脉粥样硬化或狭窄,一旦忽略主动脉弓造影则有可能在随后的操作中造成硬化斑块的脱落而导致灾难性的后果。此外这些患者或多或少存在主动脉弓和弓上血管的迂曲,主动脉弓和弓上血管的迂曲给选择性脑血管造影带来困难,主动脉弓造影后可以根据主动脉弓的参考图,初步了解弓上血管的走行、开口位置,与气管、锁骨头端体表标志的相对位置,有助于帮助寻找动脉血管开口和选择合适的导管。另外可通过主动脉弓造影初步评价颅内血供情况。主动脉弓造影通常采取后前位(AP)和(或)左前斜位(LAO,30°～45°),如后前位造影能清楚显示弓上各血管(包括双侧椎动脉)开口情况及相互之间的关系,则不再行 LAO 造影。如果必须限制造影剂的总量,建议 LAO 造影,省却 AP 和右前斜位(RAO)造影。确立主动脉弓分支和选择性造影的影像标志时选用 LAO 造影，评价颅内血供时应采取后前位造影。主动脉弓造影时所用造影剂总量为 30～40 mL，注射速率为 15～20 mL/s，高压注射器的最高压力设定为 600 磅（镑/平方英寸）。而如果要观察颅内血供造影剂总量及注射速率可适当增加。行主动脉弓造影一般选用带侧孔的猪尾巴导管。主动脉弓造影如图示（图 2-4）。

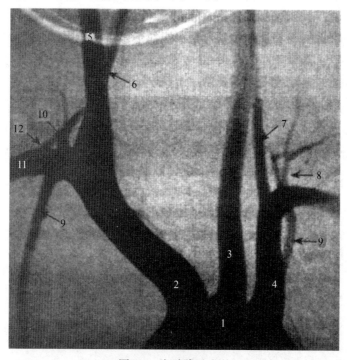

图 2-4　主动脉弓造影

1.主动脉弓；2.头臂干；3.左颈总动脉；4.左锁骨下动脉；5.右颈总动脉；6、7.左右椎动脉；8、10.两侧甲状颈干；9.内乳动脉；11.右锁骨下动脉；12.右颈肋干

（杨旸）

# 第五节　导管和导丝的选择及准备

目前造影导管种类繁多，几乎所有导管头端都有不同形状的弯曲，只有一种 Son 导管（又称多功能导管）例外，头端为直的，在使用时借助主动脉瓣成形来做冠状动脉的造影，但并不适合于做脑血管造影。按头端弯曲可分为单一弯曲导管、复合弯曲导管，常规选用的 Vertebral 导管（椎动脉造影导管）、MPA 导管（多功能造影导管）属于单一弯曲导管，Hunter-head 导管（猎人头导管）属于复合弯曲导管。造影中使用频率次于上述几种导管的 Simmons 导管（俗称西蒙管）及 Cobra 导管（又称眼镜蛇导管）属于复合弯曲导管。而导丝的种类相对来说要简单得多，常用的造影导丝一般都为直径 0.035 in 的亲水导丝（俗称泥鳅导丝或超滑导丝）。按导丝的硬度分为普通造影导丝（Angio）和硬导丝（Stiff）。按导丝长度分 150 cm 和 260 cm（或 300 cm）两种规格，后者主要用于交换导管时用，故又称交换导丝。一个优秀的脑血管造影医生应对常用和不常用的导管及导丝非常熟悉，而不是简单地去比较各种导管或导

丝的优缺点,只有做到这一点,才可能在第一时间挑选适合某些特殊血管的造影器材。不断地在患者血管中尝试各种不同的导管或导丝只会增加血管损伤的概率,包括增加斑块脱落及血管夹层形成的可能性,浪费时间的同时也增加经济成本。结合一些医生的经验,下面的一些简单方法可帮助初学者选择合适的造影导管,选用主动脉弓完全展开时的造影图片(大部分患者采用左前斜位时主动脉弓可完全展开),取主动脉弓下缘的最高点(Z 点)做参照,以这一点为中心画一虚拟的水平线和一垂直线,这样将造影图分为四区,如图 2-5 所示分别为 A 区、B 区、C 区和 D 区,然后如图又以 Z 点为起点引一条线,将 B 区均匀分为两部分,分别为 B1 区和 B2 区。如弓上某血管开口位于 A 区+D 区+B1 区,做这一血管造影时则首先选用 Vertebral 导管,其次选 Hunterhead 导管,三选 MPA 管;如弓上某血管开口位于 B2 区,做这一血管造影时则首先选用 Hunterhead 导管,其次选 Simmons 导管;如弓上某血管开口位于 C 区,做这一血管造影时则首先选用 Smmons 导管,其次选 Cobra 导管(选用导管原则见表 2-4)。

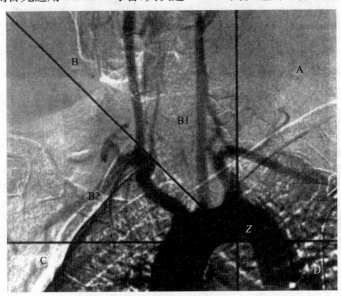

图 2-5　主动脉造影划区

表 2-4　导管选择的原则(供参考)

| 血管开口所在区域 | 首选导管 | 第二选择导管 | 第三选用导管 |
| --- | --- | --- | --- |
| A 区+B1 区+D 区 | Vertebral | Hunterhead | MPA |
| B2 区 | Hunterhead | Simmons | |
| C 区 | Simmons | Cobra | |

Myla 根据头臂干(无名动脉)开口与主动脉弓的关系,将主动脉弓分为三型:Ⅰ型弓[图 2-6(1)],为弓上血管开口在主动脉弓上缘切线的水平线上;Ⅱ型弓[图 2-6(2)],为头臂干开口在主动脉弓上下缘之间;Ⅲ型弓[图 2-6(3)],为头臂干开口于主动脉弓上缘。该分型指导造影和治疗选取适合的导管:Ⅰ型弓,首先考虑应用 Vertebral 导管;Ⅱ型弓,更适合 Hunterhead 或 Simmons 导管;Ⅲ型弓,首选 Simmons 导管。

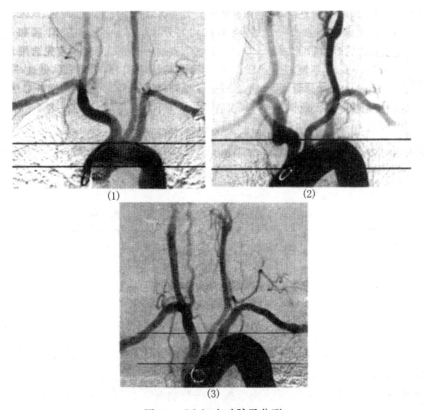

图 2-6 Myla 主动脉弓分型

(1)Ⅰ型弓；(2)Ⅱ型弓；(3)Ⅲ型弓

一般情况下普通造影导丝已能满足造影的要求,偶然弓上血管迂曲而导致导管已进入血管开口但无法进行选择性造影时需要用硬导丝加强支撑作用。亲水导丝的湿润方法包括肝素生理盐水纱布擦拭和肝素生理盐水浸泡,有些学者更推荐后者,后者能使导丝的亲水层更好地和水分子结合。

笔者选用的大部分导管在进行选择性脑血管造影时并不需要对导管进行特殊处理,送导管入主动脉弓后可直接进行操作来寻找弓上大血管的开口,而一些特殊形态的脑血管造影需选用 Simmons 导管时,则需在 Simmons 导管进入血管后首先对其进行塑形处理。

（杨旸）

# 第六节 选择性脑血管造影

每一个初学者在学习脑血管造影前都需注意:①为什么几乎我们用的所有导管头端都有弯曲及有不同的形状存在? 所有的弓上血管都和主动脉弓存在一定的角度,直头导管往往无法进入这些血管,我们必须借助导管头端的弯曲来"寻找"血管开口,所以在造影过程中要善于应用各种不同形状的弯曲。②有效地利用人体的一些标志及主动脉弓的非减影造影图,在透视下操作导管,所能看到的是主动脉弓、人体的一些骨性结构以及气管,而主动脉弓的非减影造影图能清晰地显示主动脉弓以及弓上血管开口的位置和方向、走行方向以及与骨性结构和气管的相互关系。尤其是弓上血管开口异常时初学者会在主动脉弓附近"漫无目的"地"寻找"各血管的开口,如能利用人体的一些标志及主动脉弓的非减影造影图,可以明显缩短操作时间,同时也会减少血管损伤发生的概率。

进行脑血管造影时,需尽量做到以下几点:①了解弓上各大血管及其主要分支的大体情况,包括头臂干、双侧锁骨下动脉、双侧颈总动脉、双侧颈内动脉(颅外和颅内)、双侧椎动脉(颅外和颅内)、基底动脉以及它们的分支。②在条件许可的情况下,所需观察的血管应尽可能进行选择性造影。③选择性脑血管造影时,应以血管能显影清晰为前提,切忌盲目增加造影剂用量,否则只会增加并发症。将各脑血管选择性造影的造影剂常用剂量、注射速率及最高注射压力列于表 2-5。

表 2-5　建议的造影剂常用剂量、注射速率及最高注射压力

| 血管 | 注射速率(mL/s) | 总量(mL) | 最高注射压力(磅) |
|---|---|---|---|
| 颈总动脉 | 5～6 | 8～10 | 200 |
| 颈内动脉 | 4～5 | 6～8 | 200 |
| 锁骨下动脉 | 5～6 | 8～10 | 200 |
| 椎动脉 | 3～4 | 5～6 | 150 |
| 主动脉弓 | 15～20 | 30～40 | 600 |

注:注射压力指的是注射器的每平方英寸的压力。

一个优秀的脑血管造影医生应熟练掌握单一弯曲导管(简称单弯导管)造影技术和 Simmons 导管造影技术。下面分开介绍运用上述两种导管的技巧。

## 一、单弯导管

实际操作过程中,除 Simmons 导管外其他的复合弯曲导管(如 Hunterhead 导管)所用技巧也同单弯导管,Simmons 导管在操作中因有其特殊性而分开介绍。

利用单弯导管行选择性脑血管造影时,首先,导管在造影导丝的指引下经过主动脉弓进入升主动脉,然后退出造影导丝,确认管腔内无气泡存在后用肝素生理盐水冲洗导管内腔。导管此时的形态通常是头端朝下指向主动脉瓣,然后边旋转导管边缓慢后撤,直到导管的弯曲指向弓上大血管的开口附近,在旋转导管的过程中需注意导管头端的运动情况,由于赋予导管尾端的旋转是逐渐传导到导管头端的,故导管头端的旋转运动往往滞后于导管尾端的旋转,所以一旦发现导管头端弯曲将指向大血管开口时应及时停止旋转。

当导管头端固定不动时,可稍后撤导管,这时往往会观察到导管头端出现一小幅度的"弹跳"动作,这提示导管头端已进入大血管开口。有两种方法可帮助确定这一血管是否就是需要造影的血管,一是在透视下注射少量造影剂(俗称"冒烟"),观察血管的走行情况;二是在已知大血管近端无病变的情况下送入造影导丝,观察导丝的走行和前面主动脉弓造影时该血管的走行方向是否一致。

确定该血管就是所要造影的血管时,送入导丝,使导丝的支撑力达到一定程度并使导丝头端保持在安全范围内,同时固定导丝,沿导丝缓慢前送导管,然后退出造影导丝行选择性脑血管造影(图 2-7)。

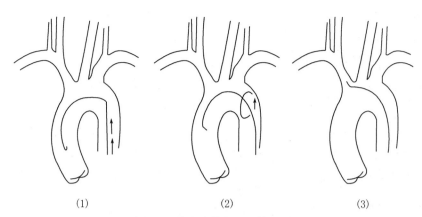

图 2-7　单弯导管行脑血管造影

　　还有另一种操作方法，即在主动脉弓内一边旋转导管，一边前送导管，导管头也可以进入弓上血管开口，这种方法技术上是完全可行的，但不应该作为一种常规方法来用，因为这种方法对血管的损伤会大得多，同时对于主动脉弓迂曲者会增加操作难度。

　　对于主动脉弓、弓上血管迂曲患者，行相应血管造影，尤其做头臂干上分支血管时，当导丝已达到血管远端，将导管沿导丝送入时，常出现导管在头臂干开口部位张力不能上传，即导管的输送具有明显的滞后现象，这种张力常将刚要到位的导管和导丝反弹回主动脉弓内。对于反复出现上述情况时，可以考虑尝试以下操作方法：①在安全前提下，导丝尽量送远，在导丝指引、支撑的前提下，推送一段距离导管，保持此张力并旋转导管。②在保持上述导管张力的前提下，让患者深呼吸或深吸气后屏住呼吸。③保持导管适当张力前提下，让患者咳嗽。④让患者的颈部最大限度地转向所选择血管的对侧。以上操作目的都是为了尽量让迂曲血管变直，这种短暂的血管伸直，可以使血管、导丝、导管同轴，在此前提下导管可以顺势输送到目标血管。

　　如患者主动脉弓上血管迂曲，在行右侧颈内动脉选择造影时，术者常有体会，当导丝头端已经送至颈总动脉中上段后，送导管时常有明显滞后性，当继续送导管时，张力突然释放，导致导丝、导管进入血管过深，导丝头端越过颈总动脉分叉处进入颈内动脉，如颈内动脉起始部有明显血管狭窄或存在不稳定斑块，可能会导致血管夹层或斑块脱落。最好在行此类型血管造影时，可以将导丝送到颈外动脉，导丝头端送到颈外动脉一段距离有足够的支撑力后，再送导管相对比较安全，而不主张将导丝送到颈内动脉做支撑。

## 二、Simmons 导管

　　Simmons 导管因前端弯曲长度的不同而分为 1、2、3 三型，1 型最短，3 型最长，可以根据主动脉根部血管的直径去选择需要的导管，一般情况下，Simmons 2 型导管适合大部分亚洲人的造影需要，Simmons 进入血管后，首先要对其进行塑形，以便行特殊形态脑血管造影。

　　Simmons 导管的塑形方法有 4 种：①利用弓上大血管特别是左侧锁骨下动脉来进行塑形。②利用主动脉瓣来进行塑形。③利用肾动脉及腹主动脉的大分支血管来进行塑形。④利用对侧髂总动脉进行塑形。后两种塑形方法不作为常规来用，只在无法用前两种方法进行塑形时才采用。在此重点阐述前两种塑形方法。

最常用的方法是利用左侧锁骨下动脉塑形：①在导丝的指引下插入 Simmons 导管至主动脉弓附近，后撤导丝，由于血管的限制，Simmons 导管不能恢复它原有的形态，但它的初级弯曲仍存在，利用它的初级弯曲送 Simmons 导管进入左侧锁骨下动脉开口，然后在导丝的支持下 Simmons 导管插入左侧锁骨下动脉，插入的深度为导管的初级弯曲进入，二级弯曲保留在主动脉弓内。②Simmons 导管到达上述部位后，缓慢撤出造影导管，继续前送并旋转 Simmons 导管，这时导管的二级弯曲逐渐形成并弹出左侧锁骨下动脉，在主动脉弓内形成 Simmons 导管在体外的原始形状，Simmons 导管的塑形即完成。同样的方法也可利用左侧颈总动脉来完成（图 2-8）。

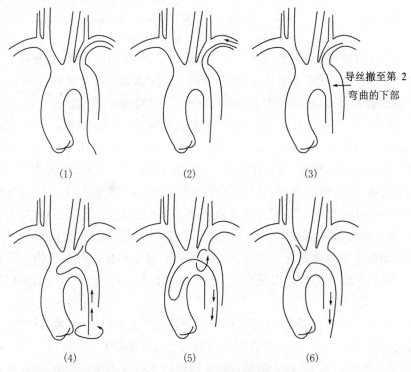

图 2-8　左锁骨下动脉塑形

　　其次可利用主动脉瓣来完成 Simmons 导管的塑形。在弓上大血管开口或近端有斑块或狭窄存在，或利用弓上大血管为 Simmons 导管塑形失败时可采用主动脉瓣来完成塑形：①导丝引导下插入 Simmons 导管至升主动脉，固定导管，继续前送导丝，利用主动脉瓣的阻力，导丝头端在主动脉根部形成 U 形。②固定导丝，前送导管，当 Simmons 导管的两个弯曲都越过导丝的 U 形弯曲后撤回造影导丝，同时稍后撤导管，Simmons 导管的塑形完成。利用主动脉瓣进行 Simmons 导管的塑形必须注意以下几点：①主动脉瓣有赘生物者属于禁忌，此操作可能导致赘生物脱落。②在利用主动脉瓣的阻力时，导管或导丝可能会进入左心室造成严重心律失常。③大血管严重迂曲患者导管长度可能不够。④导管或导丝有进入冠状动脉的可能（图 2-9）。

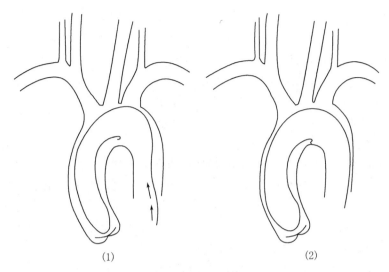

(1)　　　　　　　　　　(2)

图 2-9　利用主动脉瓣塑形

塑形后的 Simmons 导管前端呈钩形，操作步骤如下：①首先将塑形后的 Simmons 导管送过主动脉弓进入升主动脉，然后旋转导管，使导管头端向外向上。②轻轻回撤导管，导管头端会逐渐靠近大血管开口，经"冒烟"证实无误后，继续轻轻回撤导管，导管进入预期的大血管。③可以进行选择性的脑血管造影。

Simmons 导管进入弓上大血管开口后，如果还想超选择进入颈内动脉等血管会有一定的困难，原因在于前送导管的力量无法通过塑形后的 Simmons 导管的次级弯曲来传导。所以如需进一步行超选择性脑血管造影，往往需要通过交换导丝更换单弯导管。

用 Simmons 导管做完右侧头臂干造影后，如还需要左侧颈总动脉血管造影检查，操作方法为：前送导管，并旋转，使导管头端指向下方，远离大血管起点。然后将导管回拉、扭转，使导管头端再转向上，从而跨过无名动脉的开口，然后重复以上操作步骤。

（杨旸）

# 第七节　超选择性血管造影

血管造影时导管进入主动脉一级分支血管时习惯称为选择性血管造影，而导管进入二级甚至三级分支血管时称为超选择血管造影。当需要重点观察某一血管并希望减少其他血管影像的干扰时，考虑行超选择性脑血管造影。导管插入颈内动脉或椎动脉开口后进行的脑血管造影称为超选择性脑血管造影。但当这些血管的开口有斑块或狭窄，或经过的大血管有病变时，禁忌行超选择性脑血管造影。

大部分患者进行超选择性脑血管造影不存在太大困难，但对于一些高龄患者，当导管进入弓上大血管开口后需做超选择性脑血管造影时，很多情况诸如主动脉弓及胸腹主动脉、髂动脉的迂曲，目标血管近端和主动脉弓成角较大或弓上大血管近端成角大于 90°，尽管导丝已进入超选择的血管，而导管同轴跟进时产生的明显张力，可使造影导管及导丝弹入主动脉弓内。可通过下述 4 种方法完成超选择性脑血管造影：①换用复合弯曲导管如 Simmons 导管，导管进入大血管部位较深时，通过交换导丝更换单弯导管再进行超选择性脑血管造影。②嘱嘱患者深呼吸,心脏及主动脉弓下降,同时尽量将颈部转向目标血管的对侧,此操作可使目标血管的近端扭曲拉直。③若由胸腹部及髂动脉迂曲导致超选择困难时可使用长鞘,一方面可使部分迂曲血管拉直,增加造影导管对前送力量的传导,另一方面通过血管鞘的支持可以使导管的后坐力得到支撑,而使得导管进入超选择的目标血管。④造影导丝头端的塑形,目前所用的导丝基本上都为 0.035 英寸亲水导丝,对导丝进行塑形时会损伤导丝的亲水层,同时有潜在的增加导丝断裂在血管中的可能性,但某些特殊情况下不得不对导丝头端塑形而进行一些变异或扭曲血管的选择性造影。导丝塑形工具可选用穿刺针、血管钳的光滑面或 2 mL 的注射器,用右手示指及拇指持塑形工具,将导丝头端置于塑形工具及术者示指中间,并给予一定的压力,向后匀速拉动导丝,导丝头端即可形成一定弧度的弯曲。给予的压力越大,导丝头端的弯曲角度越大,切忌在某一点试图折弯导丝而达到塑形目的,这样可能折断导丝的内芯而在随后的操作中使导丝头端断裂在血管内。这种造影导丝的塑形技巧在脑血管支架导引导丝的塑形中仍然适用,只是给予的力量要小得多。

经交换导丝进行导管更换的技巧无论对于初学造影者或进行脑血管介入治疗都很实用,特别对于一些复杂的脑血管造影需用复合弯曲导管(大部分指 Simmons 导管)者,虽然"寻找"到弓上大血管开口,但无法进行一些分支血管的超选择性造影,此时会用到交换导管技术,即在复合弯曲导管进入弓上大血管开口后,送入交换导丝(长 260 cm 或 300 cm)进入该血管较深位置,固定导丝,然后撤出复合弯曲导管,肝素生理盐水擦拭导丝后以同轴方式送入单弯导管,单弯导管进入该血管较深位置可退导丝,然后继续寻找分支血管的开口(要点:在单弯导管未到合适位置前始终保持导丝位置不动)。

(杨旸)

## 第八节　特殊变异血管的造影

典型的弓上大血管发出次序为:头臂干为第一分支,其次为左颈总动脉,然后是左锁骨下动脉。但往往存在着变异,最常见的变异有:①左颈总动脉开口于头臂干,或左颈总动脉和头臂干共干,这两种变异占到所有弓上血管变异的 27%。②左侧椎动脉直接开口于主动脉弓。③右侧颈总动脉或右侧锁骨下动脉开口于主动脉弓,这种变异相对较少。第二和第三种变异只要在主动脉弓造影时发现,在行选择性造影时一般难度不大,但发生第一种变异时右锁骨下动脉和右颈动脉造影并不困难,而左颈总动脉的选择性造影对于初学者甚至有一定经验的造影医生来说非常困难,故在此重点讨论第一种变异时的解决方案。在出现左颈总动脉开口于头臂干,或和头臂干共干时,首选 Simmons 导管,其次可选用 Cobra 导管,后者在左颈总动脉和头臂干共干时可能合适。

选用 Simmons 导管造影时首先对其进行塑形,将已塑形的 Simmons 导管送入主动脉根部,使其头端越过头臂干开口,旋转导管,使导管头端朝向头部,同时指向患者身体右侧,然后轻轻回撤导管,导管头端会逐渐靠近头臂干开口,经"冒烟"证实无误后,继续轻轻回撤导管,导管头进入头臂干。但此时的导管形态仍是导管头端朝向头部,同时指向患者身体的右侧,而左侧颈总动脉往往开口于头臂干的左侧,所以应尽量使导管头端指向患者的身体左侧。操作技巧如下:回撤 Simmons 导管,使其次级弯曲接近头臂干开口(塑形后的 Simmons 导管次级弯曲一般无法进入头臂干开口),然后旋转导管,由于头臂干内径较小,导管头端无法在血管内完全展开,在旋转导管时,导管的两个弯曲逐渐会形成一"8"字形,导管头端逐渐指向身体左侧。"8"字形一旦形成,缓慢前送导管,并不时"冒烟"确定导管头端的位置,导管一旦到达左颈总动脉开口,回拉导管并同时以其形成"8"字形的反方向旋转导管,解开"8"字形弯曲,故可进入左颈总动脉近端。如果考虑需行颈内动脉超选择性造影需要应用交换导管技术。

(杨旸)

## 第九节　脑血管造影中应注意的问题和常见并发症

### 一、脑血管造影时应注意的问题

1.及时观察血管状况

一旦发现弓上血管有狭窄或斑块,导丝或导管禁止越过这些病变,否则有可能导致栓塞的发生。

2.始终保持导管和导丝头端在视野范围之内

在操作导丝或导管时需保持导丝或导管的头端在 X 线的视野中,否则导管或导丝的头端已进入一些"危险区域"(诸如已越过斑块或狭窄、进入颅内血管等),可造成一些本可避免的并发症。

3.输送导丝、导管要轻柔匀速

送入导丝要轻柔匀速,尤其是在导丝头端刚要露出导管头端时。快速地送导丝并不能缩短造影时间,反而会增加各种血管并发症。用快速或粗暴的动作送入导丝时可产生一种"冲击力",一旦发现导丝进入有阻力时往往提示导丝已进入过深,可能已进入血管夹层内或进入小血管。一般不主张在没有导丝的指引下送入导管,尤其是高龄、动脉粥样硬化明显、入路血管迂曲、未有主动脉弓参照图的患者。

4.导管和血管、导丝和血管的同轴性

即导管头端的纵轴是否和导管头端所在血管的纵轴在一条直线上或呈平行关系,脑血管造影时尽量做到这一点,以避免导管头端嵌顿在血管内,保证血管走行形态和导管形态同轴,这样既可以避免在注射造影剂时刺激血管壁而造成血管痉挛或造成血管内膜的损伤,又可以避免前送导丝时造成血管夹层或严重的血管痉挛。

5.动态灌洗、排除气泡

在造影过程中保持所有的管道中无空气或血栓存在,在导管停止操作时保持高压肝素盐水的持续冲洗可以有效地预防导管内血栓形成,注意高压灌洗的速度和剂量,尤其是高龄、心功能不全患者,避免诱发急性心衰。每一次在导管中注射生理盐水或造影剂都需回抽直到确定导管内无气泡。

6.密切观察导管和导丝头端的运动

在旋转导管的过程中严密观察导管的头端运动和操作是否一致。一般情况下造影导管对外力的传导有一滞后现象,导管越柔软,滞后现象越明显,所以常常会观察到体外已停止旋转导管了,导管头端仍自行缓慢地在血管中做顺时针或逆时针的旋转,但正常情况下导管头端和尾端的运动幅度应该是一致的,即导管尾端旋转 360°,导管头端也应该旋转 360°。如导管头端的运动幅度明显减少或完全消失,特别是导管头端发生固定时,需考虑到有如下可能:

①导管头端已嵌顿在血管中,此种情况见于导管头端已进入迂曲血管,或血管发生痉挛造成导管头端固定。②导管已在血管中打结,此种情况多见于髂动脉或腹主动脉严重迂曲者,如操作者未发现导管已打结而继续旋转导管则可能造成导管断裂在血管中。

7.导丝的特殊应用

髂动脉迂曲严重更换导管时需先送入导丝,保留导丝头端在髂动脉内,然后再退出导管,为再次送入导管建立良好的通道。如果退出一根导管而未保留导丝在血管内,再次送入导管及导丝将会有困难。

## 二、脑血管造影时的常见并发症和处理

在早期开展脑血管造影时,各种并发症发生率较高,报道高达17%~25%,但随着导管及其他介入器材的生产工艺不断改进,同时造影技术的提高及介入经验的不断积累,目前脑血管造影的并发症已明显下降。一个熟练的造影医生其操作的并发症仅在0.5%,而笔者完成的近4 000例的脑血管造影,并发症发生率为0.1%~0.2%。初学者并发症的发生率远远超过此比例,常见的主要包括以下几个方面。

1.腹股沟血肿、假性动脉瘤

原因多见于:①反复股动脉穿刺,穿刺时穿透股动脉后壁或同时累及股动脉分支,股动脉穿刺后的压迫不当。②少数患者术前查凝血指标正常,但术后压迫血管时出现凝血困难。③术后压迫时间过短或穿刺侧下肢过早负重。对于腹股沟血肿处理:小血肿一般不需特殊处理,多可逐渐自行吸收,并无严重后果;较大血肿,可在血肿内注入透明质酸酶1 500~3 000 U,促进血肿吸收,加压包扎24 h可给予局部热敷;伴活动性出血血肿时,可向其内注入适量鱼精蛋白并加压包扎;对引起压迫症状的大血肿,应及时施行外科手术清除血肿并彻底止血;对于假性动脉瘤,可以局部加压包扎、带膜支架置入。

2.后腹膜血肿

后腹膜血肿的发生原因包括:①穿刺点过高或导管、导丝损伤髂动脉所致,穿刺点过高可造成穿刺时因股动脉后壁穿透而血液进入腹腔,同时因血管后壁缺少坚韧组织支持而无法进行有效的压迫。②导管或导丝损伤髂动脉,特别是髂动脉本身已有严重病变如严重的动脉粥样硬化或有动脉瘤存在。出现后腹膜血肿病情极为凶险,同时缺少有效的处理方法,有时后腹膜出血量可达数千毫升,维持血压及生命体征可能为最有效的方法。外科医生不主张在生命体征尚平稳的情况下进行外科干预,因髂窝部位血管、神经及其他组织分布极复杂,手术本身风险很大。曾有报道因导管操作而破裂出血的髂动脉动脉瘤造成后腹膜出血,后经带膜支架处理而出血停止。

3.血管夹层形成

股动脉或髂动脉血管夹层多由于穿刺或介入经验不足造成,穿刺针或导管、导丝进入内膜下而未及时发现,这种情况因内膜破口位于血管夹层的远心端,而血管夹层位于近心端,如没有导管的持续刺激,血管夹层不易继续扩大,一般数小时或数天后可自行愈合,但如血管夹层延伸太深可能会累及对侧大血管供血。颈动脉、椎-基底动脉夹层多由于操作不规范,动作过于粗暴引起,如推送导丝过快、未在导丝指引下直接推送导管或者在导管头端直接贴壁的情况下直接高压注射造影剂。弓上血管形成夹层内膜开口一般位于近心端,而血管夹层位于远心端。对于血管夹层,可以考虑抗血小板聚集治疗,国外推荐给予阿司匹林325 mg/d,必

要时给予双抗血小板治疗;给予肝素抗凝治疗;如果夹层继续扩大、相继的手术操作要通过夹层部位,可以置入支架治疗夹层,经过上述治疗,一般随访 3~6 个月能够痊愈。所以规范化操作是减少夹层形成最有效的办法。

### 4.脑血管痉挛

多见于导管或导丝的刺激,有时造影剂也可以导致脑血管痉挛,其可发生于有病变的血管,但也可以发生于正常血管,前者更多见。导管或导丝的粗暴操作更易诱发脑血管痉挛的发生。仅仅由于造影造成脑血管痉挛相对少见,而更多的见于脑血管介入治疗手术中。脑血管痉挛在造影影像中多呈现规律而对称类似于"波浪形""串珠样"的局部血管壁的不规则状,严重者可出现血管完全闭塞,所以有时会被初学者误以为动脉硬化、肌纤维发育不良造成的血管狭窄。脑血管痉挛如能及时发现一般不会造成严重后果,但血管痉挛时间较长可能会造成脑缺血或脑卒中发生,一旦出现血管痉挛,可经导管给予抗痉挛药物如罂粟碱或硝酸甘油等,建议用生理盐水将罂粟碱稀释成 1 mg/mL 的浓度,经导管以每分钟 1 mg 的速度给药,血管痉挛可逐渐缓解,但最有效的方法仍然是及时终止各种刺激性操作。

### 5.缺血性脑卒中

无论何种目的的造影,因造影而造成的缺血性脑卒中是操作者应关注的一个重点,因一旦发生脑卒中可能造成灾难性的后果,重者可危及患者生命,轻者也可能造成永久性神经功能缺损。缺血性脑卒中多由于术中血管壁斑块脱落或导管壁上血栓形成而出现脑栓塞,少部分由于气体栓塞造成。预防包括:①穿刺成功后全身肝素化,可有效预防导管壁上血栓的形成。②依次进行主动脉弓、弓上大血管、二级或三级分支的超选择性造影,一旦发现血管壁有斑块形成的可能,导管、导丝禁忌超越这些部位,可有效防止斑块脱落。③严防管道中空气的存在,可有效预防气体栓塞的发生。血栓形成溶栓有效,斑块脱落则无有效的处理方法,但有时两者很难鉴别。气体栓塞形成高压氧治疗效果极佳,而且恢复较快。

### 6.迷走反射

多见于拔除血管鞘时,在血管鞘未拔出血管前压力过大,对血管牵拉刺激较大,及拔鞘后加压包扎压力过大时。主要表现为血压下降,心率下降,患者可有出冷汗、苍白、四肢湿冷等休克表现。特别在高龄、心脏功能不健全者严重时可危及生命。静推阿托品为首选处理方法,同时可适当补充血容量。有学者建议在拔鞘前动脉穿刺点周围利多卡因局部浸润处理以减少血管的牵张反射,不失为一个有效方法。

### 7.皮质盲

有多个病例报道在脑血管造影结束后出现皮质盲,数小时或数天后完全恢复,机制目前不完全清楚,推测可能和造影剂的浓度及剂量,以及导管刺激后血管痉挛有关。有报道 20 余例脑血管造影出现 3 例皮质盲,所有患者用的造影剂浓度为 370 mg/mL。脑血管造影后的皮质盲无特效处理,可适当补液,促进造影剂排泄,同时可给予血管解痉药物。建议脑血管造影剂浓度为 200 mg/mL,如市场上无此浓度造影剂提供,可通过稀释造影完成。

(杨旸)

# 第十节　脑血管病变的判断和测量

一旦脑血管造影结束,需对一些病变血管做一个尽可能完整的判断,其内容包括病变形态学的分析及血管狭窄度的判断。血管病变的形态学又包括病变是否伴有钙化、血栓、溃疡,这些形态学的变化决定了：①这一血管是否为病变相关血管，血栓或溃疡的形成往往提示发生动脉-动脉的栓塞可能性较大。②评价以后行脑血管介入治疗的适应证及风险，同样的狭窄程度，溃疡斑块和内膜完整的斑块相比较，溃疡斑块处理的意义更大；而血管壁的广泛钙化会给介入治疗带来麻烦。血管病变形态学的分析并不困难，一个完整血管造影已能提供这方面比较详尽的信息，特别是 DSA 中 3D 软件的应用，动脉粥样斑块是否伴有钙化、血栓、溃疡很容易判断。

血管狭窄程度的判断在部分患者中可以借助 DSA 机携带的血管狭窄定量分析软件（即QC 分析软件）来进行（图 2-10）。而对于脑血管狭窄中最易发生的颈动脉，血管迂曲或变异较大部位大部分则不合适用 QC 分析软件来判断，原因在乎此段血管内径变化较大，计算机往往不能正确判断正常血管直径。颅内外动脉在解剖结构上存在不同，与颅外动脉相比，颅内动脉血管相对迂曲、血管腔较细，并有较多分支等，由于这些不同，在血管狭窄计算上，常采用不同测量方法。

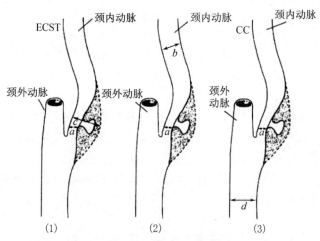

图 2-10　颈动脉狭窄的评估方法

判断颈动脉颅外段狭窄国际上倾向于以下两种方法：

NASCET(North American Symptomatic Carotid Endarterectomy Trail)$=(1-a/b)\times100\%$

式中：$a$ 为狭窄处最小血管直径；$b$ 为狭窄以远的正常颈内动脉直径。

ECST(European Carotid Surgery Trail)$=(1-a/c)\times100\%$

式中：$a$ 为狭窄处最小血管直径；$c$ 为狭窄处正常血管直径。

很显然，如病变位于颈总动脉或颈动脉窦部，第一种方法会明显低估狭窄程度，而第二种方法可能更合理。但正常颈动脉窦的形态很不规则，如病变位于颈动脉窦则难以判断狭窄处正常血管直径（C），在这种情况下，如能用腔内血管超声（IVUS）来判断狭窄程度会更合适，因 IVUS 很容易就能判断血管狭窄处最小血管直径及狭窄处正常血管直径，但 IVUS 在脑血管介入中应用很少且价格昂贵，前景难以预料。所以建议在颈动脉狭窄的分析中，如病变位于颈动脉窦部以远，可以用 NASCET 法来判断狭窄程度，如病变在颈动脉窦部或颈总动脉，而大部分人的颈动脉窦部血管直径更接近于颈总动脉，可以用以下公式：

狭窄率$=(1-a/d)\times100\%$

式中：$a$ 为狭窄处最小血管直径；$d$ 为颈总动脉正常血管直径。

颈内动脉颅内段血管狭窄的判断，目前国内通常采用：WASID(Warfarin-Aspirin Symptomatic Intracranial Disease Study)。

$$狭窄率＝(1－D_S/D_N)×100\%$$

式中：$D_S$ 为狭窄处最小血管直径；$D_N$ 为狭窄处近端正常血管直径。

由于解剖的原因，狭窄处近端正常血管直径在颈内动脉颅内段与大脑中动脉、椎动脉颅内段、基底动脉之间的定义是不同的。

1. 在大脑中动脉、椎动脉颅内段和基底动脉中 $D_N$ 的测量

(1)如果狭窄部位没有累及到动脉起始部，$D_N$ 为狭窄部位近端最宽、平直无迁曲的正常动脉直径(即起始部动脉，如 MCA 中 $M_1$ 段)。

(2)如果狭窄部位在动脉起始部，供血动脉正常，$D_N$ 为狭窄部位近端最宽、无迁曲的正常供血动脉直径。

(3)如果狭窄部位累及到动脉起始部、供血动脉，$D_N$ 为狭窄部位远端平直、无迁曲、正常动脉直径(图 2-11)。

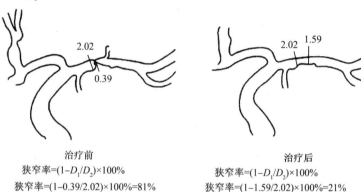

治疗前
狭窄率=$(1-D_1/D_2)×100\%$
狭窄率=$(1-0.39/2.02)×100\%=81\%$

治疗后
狭窄率=$(1-D_1/D_2)×100\%$
狭窄率=$(1-1.59/2.02)×100\%=21\%$

图 2-11 颅内动脉狭窄的计算方法(一)

2. 在颈内动脉颅内段中，$D_N$ 的测量

(1)对于颈内动脉床突前段、床突段、床突后段各部位的狭窄(即 C3～C7 段)，颈内动脉岩骨段正常，$D_N$ 为狭窄部位近端最宽、无迁曲颈内动脉岩骨段直径。

(2)如果整个颈内动脉岩骨段狭窄病变，$D_N$ 为正常、平直的颈内动脉颅外段远端直径(图 2-12)。

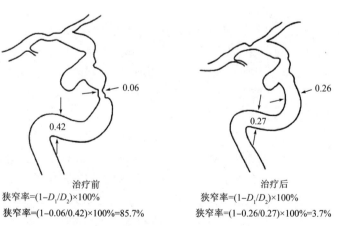

治疗前
狭窄率=$(1-D_1/D_2)×100\%$
狭窄率=$(1-0.06/0.42)×100\%=85.7\%$

治疗后
狭窄率=$(1-D_1/D_2)×100\%$
狭窄率=$(1-0.26/0.27)×100\%=3.7\%$

图 2-12 颅内动脉狭窄的计算方法(二)

(杨旸)

# 第三章　常见脑血管病的介入治疗

## 第一节　颅内动脉瘤的血管内治疗

颅内动脉瘤是一种重要且常见的临床疾病。虽然囊状动脉瘤的病因尚未完全明确,但动脉瘤形成和破裂的发病机制很可能是由多因素造成的。环境因素(如吸烟)、血流动力学因素以及基因突变或发育异常可能有助于动脉瘤的形成。随着无创性成像技术的发展和应用,许多血管内治疗医师发现未破裂动脉瘤患者越来越多(其中许多人完全没有任何症状)。此外,国际蛛网膜下隙出血动脉瘤试验(ISAT)的研究结果显示,对于弹簧圈栓塞和外科夹闭均适用的患者来说,采用弹簧圈栓塞比采用外科夹闭的效果更好,因此,采取血管内技术来治疗破裂动脉瘤的患者有所增加。在血管内技术已经成为治疗这些疾病的重要方法的背景下,本节讨论与颅内动脉瘤的血管内治疗相关的问题。

### 一、患者的选择

随着介入治疗技术的发展以及动脉瘤介入治疗的安全性和有效性证据的出现,颅内动脉瘤患者选择的治疗方式也在改变。需要指出的非常重要的一点是,介入治疗和开颅显微外科动脉瘤手术治疗对于患有颅内动脉瘤的患者来说是互补性的选择,患者可以选用其中一种疗法或两者皆用。

最开始,颅内动脉瘤的介入治疗只用于因神经系统疾病导致的大出血而濒临死亡的患者或有重大疾病无法进行传统性开颅手术的患者。渐渐到最后,介入治疗开始应用于后循环动脉瘤(特别是在基底分叉处)患者。目前,几乎所有患者都认为血管内介入是治疗动脉瘤的重要途径,因此可进行介入治疗的动脉瘤范围也扩大了。

(一)破裂的颅内动脉瘤

国际蛛网膜下隙动脉瘤试验(ISAT)报告中令人信服的试验数据对全世界颅内破裂动脉瘤的治疗产生了深远的影响。ISAT 的初步结果刊登在 2002 年《柳叶刀》杂志上。ISAT 研究招募了 2 143 位颅内动脉瘤破裂患者,这些患者的动脉瘤可进行介入治疗或显微外科手术治疗。这些患者以随机分组的方式选择进行开颅夹闭手术($n=1\ 070$)或弹簧圈栓塞介入治疗($n=1\ 073$)。主要比较 1 年内患者死亡或致残的比例,在改良 Rankin 量表中分值为 3～6 分。介入治疗组的 801 例患者中有 190 例(23.7%)在 1 年内死亡或致残,而进行开颅夹闭术的 793 例患者中有 243 例(30.6%)在 1 年内死亡或致残,对比结果有显著统计学意义($P=0.0019$)。这些重大成果传遍医学界。ISAT 的第二份报告于 2005 年在《柳叶刀》杂志上发表。这份报告包括更全面的随访,并将两组患者得癫痫的风险进行了评估。介入治疗组的 1063 例患者中有 250 例(23.5%)在 1 年内死亡或致残,而进行开颅夹闭术的 1 055 例患者中有 326 例(30.9%)在 1 年内死亡或致残,其绝对风险度比介入治疗低 7.4%(95% $CI$ 3.6～11.2,$P=0.000\ 1$)。早期,介入治疗提高了生存率,且这一明显的优势保持了 7 年。进行介入治疗的患者发生癫痫的风险率大幅降低(相对危险度为 0.52,95% $CI$ 0.37～0.74),但是这些患者后期再出血的风险较高(1 年后,1 073 例进行弹簧圈栓塞介入治疗的患者中有 7 例有再出血症状,而1 070名进行开颅夹闭术的患者中仅有2例有再出血症状)。最近一次ISAT的随访报告发表于2009年。ISAT每年对参与试验的患者进行随访,时间最短为6年、最长为14年(平均随访时间为9年)。治疗1年后有24名患者出现再出血症状。其中13名患者进行过动脉瘤治疗(弹簧圈栓塞术组10例,开颅夹闭术组3例,$P=0.06$)。第5年,介入治疗组患者的死亡率达11%(1 046例患者中有112例患者死亡),神经外科治疗组的患者中死亡率达14%(1 041例患者中有144例患者死亡)($P=0.03$)。弹簧圈栓塞术组患者的5年死亡风险明显低于开颅夹闭术组的患者,但无残疾的生存者比例在两组间无显著差异(介入治疗组为83%、神经外科组为82%)。最后,与总体死亡率相比,治疗破裂动脉瘤患者的标准化死亡率增高了。

对ISAT试验的批评意见包括:试验排除了几乎80%的筛查患者,参与患者几乎全部来自欧洲,绝大多数参与的患者都是良好等级患者[88%患者的世界神经外科联合会(WFNS)等级为1或2],大脑中动脉瘤的代表性不足,试验按介入治疗的临床专家制定的最低标准(30个动脉瘤)进行,此次手术结果似乎比以往试验手术的结果更差,也没有提供手术并发症的报告。尽管存在上述缺点,但这仍是一项完善的试验,其结果至少适用于一部分特定患者人群,这些患者的动脉瘤适合显微外科手术和介入治疗。显然,这一结果改变了破裂的颅内动脉瘤的治疗模式,治疗模式上明显支持介入治疗。

ISAT的后续分析数据也出现了。晚期重新治疗的患者中,曾接受弹簧圈栓塞介入治疗的患者比例更高(6.9倍)。对于老年患者(年龄＞65岁),介入治疗和开颅夹闭术治疗患者的临床结果总体差异不大,但是开颅夹闭术治疗患者的癫痫发生率更高。对于年龄小于40岁的患者,Mitchell及其同事认为,由于存在晚期再出血的潜在风险,不能确定介入治疗在这个年龄组中是否具有优势。1年内,介入治疗成本更高,但治疗效果更好。最后,在认知功能方面,1年内介入治疗的患者比开颅夹闭术治疗的患者效果更好。

上述数据在为破裂动脉瘤患者制定治疗方案时应予以考虑。一般而言,所有的治疗都应告知患者及其家属。由于神经功能状态是动脉瘤SAH预后的有力预测因素,因此患者的临床分级将影响治疗决策的制定。Hunt-HessⅠ级至Ⅳ级(或WFNSⅠ级至Ⅳ级)的患者可明确进行动脉瘤治疗。Ⅴ级患者是否治疗仍然存在争议,并已成为进一步研究的重点。这些数据表明,Ⅴ级SAH患者的死亡率较高,但部分患者可能有功能性预后不良。笔者主张所有Ⅴ级患者进行脑室外引流并进行积极的危重病及营养管理。如果患者情况有所改善,随后就会对其进行积极的动脉瘤治疗。如果情况没有改善,尽管年轻患者的治疗应该更加积极,但许多患者可能不会进行动脉瘤的治疗。然而,任何出现Ⅴ级病变并患有占位性血肿的患者都应考虑进行紧急的去骨瓣减压手术、血肿清除和明确的动脉瘤治疗(通常进行开颅夹闭术,偶有弹簧圈栓塞术,然后进行去骨瓣减压手术/血肿清除术)。

选择动脉瘤的治疗方式时必须考虑多种因素,包括动脉瘤的大小、形态、部位,手术风险、年龄,患者临床状况、手术并发症以及潜在的复发风险及其影响(特别是对于年轻患者而言)。表3-1概述了介入治疗当前的选择标准(包括破裂和未破裂的动脉瘤)。但这些指导方针只适用于个别患者。对于出血原因不明确的2例后循环动脉瘤弥漫性SAH患者,需采用弹簧圈栓塞术完全栓塞基底动脉分支动脉瘤,采用显微外科夹闭术完全闭塞大型小脑后下动脉(PICA)瘤。

表 3-1　介入治疗的选择标准

介入治疗的选择标准
A. 入选因素
· 优选介入治疗的破裂和未破裂的动脉瘤患者
· 老年患者
· 神经功能状态差的患者
· 合并其他严重疾病的患者
· 后循环动脉瘤(特别是基底动脉分叉)
· 床突段的动脉瘤患者
· 先前进行过外科夹闭术的动脉瘤患者(残留或复发)
· 先前进行过弹簧圈栓塞术的动脉瘤
· 存在脑血管痉挛
B. 排除因素(相对性)
· 瘤颈和瘤体部有一个或多个分支
· 适合外科夹闭的宽颈动脉瘤(介入治疗需要使用支架)
· 需要行急诊手术清除颅内占位性血肿

注:A. 介入治疗的纳入标准;B. 介入治疗的排除标准。

对于急性 SAH 患者,特别是需要进行脑脊液(CSF)引流术等操作的患者,支架辅助的弹簧圈栓塞术的选择要慎重,要考虑到潜在的出血并发症(继发于双重抗血小板治疗)。因此,如果支架辅助的弹簧圈栓塞术的确是最佳治疗选择,不避讳应用,但迫于潜在出血并发症的困扰,也要考虑备选手术方案,例如球囊重塑或动脉瘤夹闭。

必须注意的是,这些标准都不是绝对的。例如,对于夹闭困难或危险的破裂宽颈动脉瘤,进行支架辅助的弹簧圈栓塞术可能很容易。对于瘤颈部和瘤体部有分支的动脉瘤,如果不适合进行其他治疗,仍然可以用球囊或支架辅助技术进行介入治疗。

(二)未破裂的颅内动脉瘤

选择治疗未破裂动脉瘤的患者时必须权衡治疗的风险以及动脉瘤对患者预期寿命造成的影响。重要的因素包括动脉瘤大小、部位,患者既往 SAH 史、SAH 家族史以及动脉瘤某些形态因素(如长宽比、不规则、有突出)。此外,生理年龄和其他系统并发症也包括在内。由经验丰富的医疗团队治疗,患者的并发症发生率低。Benes 及其同事最近发表的一篇报告指出,未破裂的动脉瘤可以采用弹簧圈栓塞术治疗且并发症发生率较低(6 个月内发病率和死亡率合计为 1.5%),这一方法可以用于大多数未破裂动脉瘤患者的治疗。Tufflash 等人表明开颅手术对未破裂动脉瘤患者无认知影响。此外,查尔斯·德雷克博士和他的同事组成的优秀团队能够夹闭小于 12.5 mm 未破裂基底分叉动脉瘤,其预后不良风险为 3.6%且死亡率为零。在他们的后续报道中,发病率和死亡率降低到了 3%。对破裂动脉瘤患者的基本治疗思路适用于未破裂动脉瘤患者,但未破裂动脉瘤患者的双重抗血小板治疗风险低于破裂动脉瘤患者,因而支架辅助弹簧圈栓塞术和血流导向装置技术的应用更加容易。

## 二、动脉瘤的介入治疗技术

如前所述,动脉瘤的介入治疗技术从一开始就有了显著的发展,并保持着快速的发展。动脉瘤的介入治疗方式已成为治疗破裂的颅内动脉瘤和未破裂的颅内动脉瘤的可行性选择。动脉瘤的介入治疗技术主要有两种:一是"破坏性"介入治疗,闭塞载瘤动脉作为介入治疗的一部分;二是重建性介入治疗,选择性闭塞动脉瘤以及有意地保留载瘤动脉。

（一）动脉瘤的"破坏性"介入治疗技术

在特定情况下,对于症状明显的颈内动脉海绵窦段瘤(或其他由于占位效应不适合选择性闭塞的动脉瘤)、夹层动脉瘤或前循环/后循环假性动脉瘤、外周动脉瘤或重建治疗(介入治疗或手术治疗)失败的复发性动脉瘤,可考虑采取"破坏性"介入治疗技术。

载瘤动脉通常通过外科手术进行闭塞。据早期报道该类手术后的患者发病率和死亡率很高。然而,随着技术的改进,更重要的是对患者的适当选择,闭塞手术的安全性和有效性已经提高。动脉瘤的治疗开始明显向"破坏性"介入治疗转变,治疗材料包括球囊、线圈、血管塞、液体栓塞剂,也可组合使用这些器材进行治疗。载瘤动脉闭塞的手术治疗和介入治疗之间的比较很少。最近的一项研究比较了血管内栓塞和颈总动脉手术结扎这两种治疗方式对不适合切除和栓塞的动脉瘤的治疗效果。研究人员发现这两种治疗方式的治疗效果都很理想,治疗后的 27 例患者(15 例使用介入治疗,12 例使用 CCA 结扎术)并发症发生率低。然而,介入治疗有理论上的优势。介入治疗使用微创疗法使患者术后恢复更快。医生进行载瘤动脉闭塞手术时,若患者处于清醒的状态,则手术会更加容易。球囊闭塞试验和载瘤动脉闭塞可一期手术进行,同时用血管造影评估血管代偿。此外,介入手术中还可以评估不同水平段载瘤动脉闭塞术后有无瘤腔内残余(这对床突周围段动脉瘤/颈内动脉床突上和椎基底动脉循环动脉瘤尤其重要)。这些部位的动脉瘤可能会因为载瘤动脉闭塞方式的不同,通过闭塞术后的侧支循环的开放而重新显影。

"破坏性"介入治疗术已经展示出优异的疗效和安全性。对任何类型的动脉瘤来说,治疗方式选择都是非常重要的。治疗前,必须评估侧支循环/载瘤动脉阻塞的耐受性以及残余动脉瘤血流的可能性。对于侧支血流不足的患者,采用远端血运重建(搭桥)手术后,仍然可以进行血管闭塞。图 3-1 展示了这一理念,图示患者先接受了搭桥手术,然后对破裂的小脑后下动脉瘤和小脑后下动脉血管进行血管内闭塞。而重建性血管内介入治疗方法不能轻易闭塞动脉瘤和保留载瘤动脉。

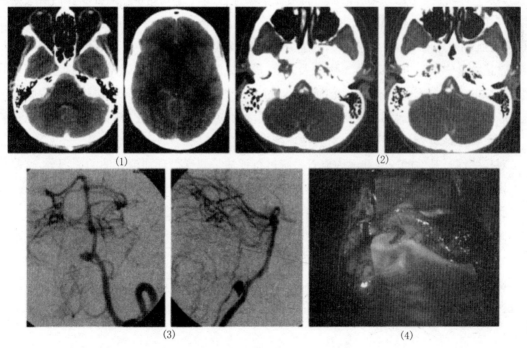

图 3-1

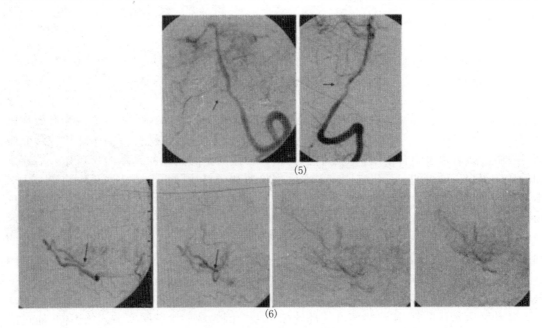

图 3-1　显微外科和血管内联合治疗一例复杂 PICA 动脉瘤

(1)CT 扫描结果显示后颅窝蛛网膜下隙出血和脑积水。(2)CT 血管造影显示存在一个复杂的 PICA 动脉瘤。虽然该动脉瘤来自左侧 PICA 血管，但是它的位置处于中线的右边，增加了手术夹闭的难度。(3)血管造影显示左侧 PICA 分支起始段发出的宽颈 PICA 动脉瘤。(4)优先实施了枕动脉搭桥手术，术中图片显示吻合完成。(5)鉴于外科夹闭手术的困难，PICA 动脉瘤和 PICA 血管通过弹簧圈栓塞进行闭塞。(6)枕动脉跟 PICA 吻合通畅，整个 PICA 供血区域都有造影剂染色

　　血管造影的诊断可以对大脑动脉环进行快速评估。颈动脉的交叉压迫试验可以评估前交通动脉(手动压迫患侧颈动脉的同时行对侧颈动脉造影)。Allcock 试验可以评估后交通动脉的存在(手动压迫单侧颈动脉，同时椎动脉造影评估该侧的后交通动脉)。通过球囊闭塞测试，侧支血流的评估可以更加明确。术中需要对患者进行肝素化处理(其活化凝血时间通常为正常值的 2~3 倍)，可以在其患病的大血管(最常见的是颈内动脉)内充盈球囊。载瘤动脉闭塞区域的侧支血流供应：①大脑动脉环(通过前交通动脉和(或)后交通动脉。②软脑膜侧支循环。③眼动脉段、海绵窦段和(或)岩段的颈动脉吻合。这些潜在的侧支循环可以通过将患病大血管中球囊充盈闭塞血管，对其他血管进行直接评估。

　　对病变区域其他的颅外和颅内血管系统进行评估是侧支循环血流评估的一部分，这些重要的评估可作为病理学依据。同时应该仔细研究是否合并其他动脉瘤、血管狭窄、血管夹层、纤维肌性发育异常或其他病变，因为这些疾病可能决定是否进行永久载瘤血管闭塞。

　　评估侧支血流之后，可以在要进行血管闭塞的部位或附近，通过充盈球囊进行球囊闭塞试验。对于颈内动脉的球囊闭塞试验，笔者通常闭塞 30 min，并诱发低血压。其他辅助检查用来评估脑血流量的充分性(如 SPECT、PET 和 XeCT)。如果患者耐受球囊闭塞试验，则可以进行载瘤动脉闭塞手术。如果患者不耐受，则应采用替代疗法或在搭桥后再行载瘤动脉闭塞。

　　为了使观点更全面，一些团队在牺牲颈内动脉之前不进行球囊闭塞试验，而仅依靠血管

造影数据。Abud 等人报道了 60 例在球囊闭塞试验期间，使用静脉期计时作为是否行牺牲载瘤动脉的标准，他们在患者全身麻醉状态下进行所有闭塞试验。他们评估了左右脑半球静脉期的对称性并得出结论：当对照组大脑的静脉期时间和测试组大脑的静脉期间的延迟小于 3 秒时，颈内动脉可以闭塞。应用这个标准，入组的患者中围手术期没有并发症和神经功能障碍。

远端血管（如外周动脉瘤）闭塞的方案包括在患者清醒时使用苯巴比妥钠和利多卡因药物进行诱发测试或在患者全身麻醉下进行这些血管区域的神经电生理监测体感诱发电位（SSEPs）、运动诱发电位（MEPs）、脑电图（EEG）和脑干听觉诱发反应（BAERs）。如果患者耐受测试（临床测试或神经监测没有变化），则他们可以进行载瘤动脉闭塞手术。

通过仔细地评估筛选患者，载瘤动脉血管内闭塞可以达到令人满意的结果。Van der Schaaf 及其同事进行的一项系统性回顾研究中，颈内动脉海绵窦动脉瘤在实施载瘤动脉闭塞介入治疗后 24 h 内，1.6% 的患者（247 例患者中有 4 例）出现了并发症，3.4% 的患者（148 例患者中有 5 例）可能患有晚期缺血性并发症。最后的随访显示，157 例动脉瘤患者中有 153 例完全闭塞（97.5%）。

（二）"破坏性"动脉瘤血管内治疗的技术

载瘤动脉可通过各种材料进行闭塞，这些材料包括球囊、弹簧圈、血管塞子、液体栓塞剂。目前，球囊很少使用且不容易获取。最常使用的是单纯弹簧圈或弹簧圈联合液体栓塞剂。

载瘤动脉的闭塞通常是在充分抗凝的状态下进行的。笔者更喜欢在近端血流阻断下执行血管闭塞，即使用球囊导管（置于近端载瘤动脉中）或通过标准导引导管输送的单独球囊导管系统[如 Hyperform 或 Hyperglide(ev3，Irvine，California) 或 Ascent 球囊(Micrus，San Jose，California)]实现近端血流阻断。近端血流阻断被认为能在闭塞载瘤动脉的同时，还能防止远端血管栓塞（在没有球囊的情况下，在弹簧圈实现紧密栓塞之前，血流会通过弹簧圈的间隙）。其次，在弹簧圈致密闭塞载瘤动脉之前，近端血流阻断能降低将弹簧圈意外漂移到远端血管的风险（在使用液体栓塞剂闭塞载瘤动脉时，也能防止液体栓塞剂的意外栓塞）。总的来说，我们会尽一切可能"诱捕"动脉瘤。图 3-2 中描述的是一例破裂的椎动脉瘤，通过"诱捕"动脉瘤（阻断动脉瘤远端与基底动脉汇合处近端的椎动脉），随后近端用 Ascem 球囊临时阻断血流，对动脉瘤段和更近端的椎动脉进行闭塞。动脉瘤完全闭塞之后，可以通过松懈近端球囊来判断血管是否被完全闭塞。液体栓塞剂，如 Onyx(ev3，Irvine，California) 或 n-BCA，可以被用作辅助物以实现完全的血管闭塞（通常先要放置弹簧圈作为"骨架"支撑）（图 3-3）。血管塞（如 Amplatzer 产品系列）可以在大血管近端（通常为颈外动脉或椎动脉）使用，实现完全性血管闭塞。与弹簧圈相比，血管塞更便宜，也更容易通过标准导引导管进行释放，因而能更快实现血管闭塞。

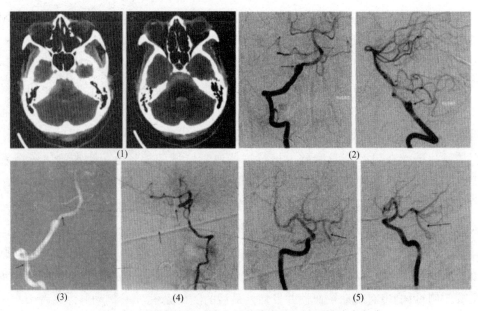

图 3-2　破裂颅内椎动脉夹层动脉瘤的"破坏"性治疗方式

(1)头部 CT 显示后颅窝蛛网膜下隙出血和脑室内出血。(2)右侧椎动脉造影显示一个破裂的椎动脉夹层动脉瘤(如箭头所示),右侧 PICA 没有显影。(3)黑色箭头显示的是微导管头端,它将用于输送弹簧圈来栓塞椎动脉夹层动脉瘤。弹簧圈开始应放置在动脉瘤远端、椎基底动脉结合处近端。(4)近端黑色箭头显示的是球囊的位置,在椎动脉闭塞过程中,要充盈起球囊。(5)右侧颈内动脉造影显示基底动脉远端和基底动脉主干通过开放的右侧后交通动脉显影(箭头)

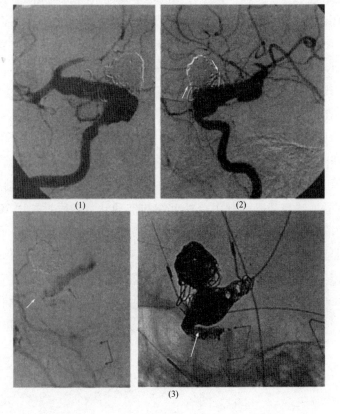

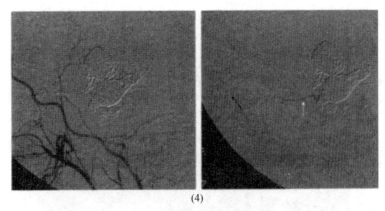

(4)

图 3-3　使用弹簧圈和 Onyx 进行 ICA 闭塞

　　既往有脑肿瘤放射治疗史的 30 岁女性。患者的右侧颈内动脉夹层动脉瘤、发育不良接受了支架辅助弹簧圈治疗，出院后患者因为持续的视野缺损来院复诊。(1)右侧颈内动脉造影显示发育不良的颈内动脉床突上段。(2)在颈内动脉的近端充盈球囊(黑色箭头)，颈总动脉造影显示颈内动脉床突上段通过颈外动脉与眼动脉(白色箭头)的吻合逆行显影(白短箭头)。(3)在 ICA 中充盈 Ascent 球囊(黑色箭头)。通过弹簧圈骨架内的微导管注入 Onyx 34(白色箭头指示的是微导管头)。(4)最后右侧颈总动脉造影显示颈内动脉和动脉瘤完全闭塞。眼动脉通过颈外动脉的吻合支显影(白色箭头)，脉络膜丛染色良好(黑色箭头)

### (三)动脉瘤血管内治疗的重建方法

　　动脉瘤血管内治疗的重建方法旨在选择性地闭塞动脉瘤而保留载瘤动脉。一种血管内重建方法是用栓塞材料(如弹簧圈或液体栓塞剂如 Onyx HD500)填塞动脉瘤囊。另一种血管腔内重建方法可在闭塞动脉瘤的同时修复血管壁的完整性(如使用血流导向装置)。有时，这两种策略可以结合进行来实现动脉瘤闭塞。

　　从 1991 年第一个可解脱弹簧圈问世以来，弹簧圈技术发生了显著的进步。早些时候，可使用的弹簧圈尺寸范围和螺旋构筑很有限，而现在，弹簧圈的直径、长度和综合形状(除了标准螺旋形弹簧圈外)也变得多种多样。此外，一些弹簧圈在生产时使用了具有生物活性的涂层(如 Micrus、Presidio 和 Stryker Neurovascular 包含聚乙醇酸涂层的 Matrix2)或体积膨胀凝胶(含有水凝胶的弹簧圈 Microvention 系统)，目的是为了达到稳定的动脉瘤闭塞。铂金弹簧圈一般采用 0.015 英寸或 0.010 英寸厚的铂金丝，但是有些公司会根据弹簧圈直径的不同而使用不同厚度的弹簧圈(对直径越大的弹簧圈，如 ev3 Axium 弹簧圈，应使用越厚的铂金丝)。现代大多数弹簧圈会有抗拉伸设计，即在操作或取回过程中抵抗拉伸，避免解旋。铂金弹簧圈通常使用长度为 175 cm 的输送杆在微导管中输送。铂金弹簧圈通过包含解脱区的中间段连接到输送杆上。目前市面的弹簧圈中，解脱区位于输送杆的可视标记远端 3 cm 处。目前的微导管包含两个透视下可视标记，远端标记位于微导管的尖端，而近端标记位于距离远端标记 3 cm 处。当输送杆上的可视标记与微导管近端的可视标记对齐时，解脱区位于微导管外，以保证弹簧圈的准确脱离(图 3-4)。解脱的方式一般包括电解、机械解脱和水解。目前，大多数弹簧圈的解脱都是使用手持设备完成的。

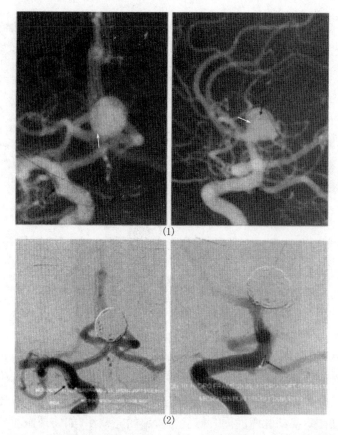

(1)

(2)

图 3-4 放置微导管和微导管近端标记与弹簧圈透视可视标记对齐

(1)正位和侧位路图下,微导管被置入到 Acomm 动脉瘤腔中。可以看到远端(黑色箭头)和近端(白色箭头)导管标记。(2)弹簧圈输送杆上的透视可视标记与微导管近端的标记对齐(黑色箭头)。这确保解脱区位于微导管尖端(离近端标记 3 cm 处)弹簧圈将在动脉瘤内部和微导管的外部进行解脱

(四)颅内动脉瘤弹簧圈栓塞术的技术问题

在大多数情况下,颅内动脉瘤的弹簧圈栓塞是在全身麻醉下进行的。也有一些在清醒状态下对患者进行弹簧圈栓塞的报告,但笔者认为,全身麻醉有助于获得更好的图像质量和血流动力学控制。在全身麻醉下进行所有颅内动脉瘤栓塞手术时,笔者会进行持续的神经电生理监测,对所有破裂动脉瘤、未破裂后交通动脉和后循环动脉瘤患者实施 SSEP、EEG 和 BAER 监测,对所有未破裂前循环动脉瘤组进行 SSEP 和 EEG 监测。

用脑室切开术进行颅内压监控,对于 Hum-Hess 3 级和以上级别的破裂动脉瘤患者,强烈建议桡动脉用 Swan-Ganz 导管进行血流动力学监测。对未破裂动脉瘤患者和 Hunt-Hess 1 级和 2 级破裂动脉瘤患者,通常使用一个鞘管来进行血压监测(导管鞘比导引导管大一个型号,即使用 6 F 导引导管时通常使用 7 F 鞘管)。鞘管也能用来持续抽取血液样本进行 ACT 测量。

通过股动脉穿刺使用手术所需要的鞘管来建立动脉通路。笔者一般会通过透视下和观察身体的一些解剖标志来确保穿刺部位处于股骨头处或股骨头下方。笔者通常会在病变血管的对侧(或者病变穿刺侧的对侧)或在不知道病变位置时在右侧进行常规穿刺。动脉鞘管用针或透明贴膜进行固定并接肝素盐水持续滴注。

导引导管在肝素盐水的持续滴注下,通过泥鳅导丝引导到主动脉弓。如果动脉瘤的位置不明确,笔者通常进行六根血管造影,包括双侧颈内动脉、双侧颈外动脉和双侧椎动脉。所有血管均进行正位、侧位和斜位造影。必要时行三维(3D)旋转造影,这些数据可以在一个单独的工作站上进行图像处理,重建出三维图像。通过这些影像,可以确定动脉瘤的部位和最佳手术角度,进而确保有效的动脉瘤栓塞和保护所有的流入、流出血管分支。造影获得的具体数据包括以下内容:①动脉瘤的大小、形状和长向以及动脉瘤颈部的大小以及其与动脉瘤囊部和载瘤动脉的关系。②动脉瘤体部或颈部发出的分支。③载瘤动脉的大小和形态(特别是当考虑球囊或支架等辅助策略时)。④动脉瘤血管区域的侧支循环情况(特别是对于大型、巨大或复杂的病变,载瘤动脉闭塞可能被认为是主要策略或"应急措施")。⑤是否存在血管痉挛或其他病理改变,如夹层、肌纤维发育不良、血管畸形等。

确定好最佳工作角度后,路图下微导管在微导丝的引导下超选入动脉瘤内。有些血管造影设备有"透视褪色"功能,先前的影像可以渐显的形式覆盖现有图像。有时,栓塞的工作角度对于超选进入近端的血管不是很理想,需要使用两个路图或叠加图(一个评估动脉瘤,另一个栓塞动脉瘤)。根据术者的习惯,预塑形或直头的微导管可以被有效地使用,但有时候也可以按照动脉瘤不同的形态和其与载瘤动脉的关系,对微导管进行塑形处理。

对未破裂动脉瘤来说,患者需要进行肝素化处理,ACT 达到基线水平的 2～3 倍或 ACT 维持在 250～300 秒。对于破裂动脉瘤来说,是否抗凝处理要根据不同手术者个人偏好、动脉瘤特性和患者特殊情况(如患者并发脑内大血肿)来决定。总的来说,笔者更偏向于在第一个弹簧圈被置入后进行肝素化处理,而且笔者有信心动脉瘤会被成功栓塞。如果在处理急性破裂动脉瘤过程中需要使用支架或球囊,鉴于发生血栓栓塞并发症的风险,笔者会偏向于在使用这些辅助设备之前进行肝素化处理。

微导管超选入动脉瘤腔内后,笔者会选取第一个弹簧圈进行输送,这个弹簧圈通常是所用的弹簧圈中尺寸最大的一个。笔者会基于三个平面的动脉瘤大小的平均尺寸来决定弹簧圈直径(例如,对于一个 8 mm×10 mm×12 mm 的动脉瘤,会使用初始直径为 10 mm 的弹簧圈)。第一个弹簧圈在动脉瘤腔范围内成篮,并跨过动脉瘤颈。随后选择的弹簧圈直径会逐步减少并逐步填塞动脉瘤。如果弹簧圈从动脉瘤颈部突出到血管腔或弹簧圈在瘤腔内出现分区现象(仅填充了动脉瘤的一部分),则撤回弹簧圈并对弹簧圈进行重新输送,直到实现更为理想的弹簧圈构筑。在弹簧圈脱离之前,进行脑血管造影,以确认弹簧圈是否在动脉瘤内,保护重要分支,并确认没有血栓或栓塞事件。如果弹簧圈的位置是比较理想的,则解脱弹簧圈,随后将该输送杆从微导管移除。最初使用的弹簧圈通常是一个形状复杂的弹簧圈,而随后的弹簧圈可能是形状复杂的或螺旋形状的,这取决于操作者的偏好和动脉瘤的特点。随着后续弹簧圈在动脉瘤中的填入,弹簧圈被填入的位置和弹簧圈何时输送完都难以确定。这时可以使用一个空白路图让填入弹簧圈变得可视化,当输送杆上的标记点与微导管上的近端标记点对齐时,该弹簧圈就被完全填入到动脉瘤中[图 3-4(2)]。弹簧圈填塞到造影显示动脉瘤完全栓塞、没有填充空隙为止,或者弹簧圈填入动脉瘤直至微导管头被顶出为止。对于破裂的动脉瘤,要坚持致密填塞,达到预防再出血的目的(通常表现为造影时没有造影剂进入动脉瘤腔)。

(五)弹簧圈栓塞术后随访

接受弹簧圈栓塞治疗的患者需要长期随访。大多数患者在术后 6 个月时进行一次脑血管造影和磁共振随访。如果结果理想,在接下来的 18 个月中,这些患者每 6 个月进行一次磁共振血管造影检查,之后每年进行一次随访直到术后第 5 年。在任何一次随访中,如果 MR 血管造影发现复发迹象,应再行脑血管造影检查。如果一直没有复发,患者在术后第 5 年时进行一次脑血管造影。此后,患者可以每年或每半年进行一次磁共振血管造影检查。

(六)颅内动脉瘤的弹簧圈栓塞治疗结果

上文已阐述过 ISAT 的试验结果,即对于破裂动脉瘤患者,如果介入栓塞和开颅夹闭均合适,介入手术的治疗效果更加理想。近几年,许多研究对未破裂动脉瘤的血管内治疗的安全性和有效性进行了回顾性分析。Naggara 等人对未破裂动脉瘤的血管内治疗的安全性和有效性进行了一项系统回顾和 Meta 分析。他们分析了 71 个研究结果,有 4.8% 的患者出现了术后不良结果(5 044 例患者中有 189 例患者有术后不良结果),术后即刻造影显示 86.1% 的动脉瘤完全栓塞(2 660/3 089),在接下来的 0.4 到 3.2 年内,1 316 例患者中有 321 例(占比 24.4%)出现动脉瘤复发。9.1% 的患者(1 699 例患者中有 166 例)进行了再次介入治疗。治疗后的年出血率为 0.2%。Benes 等人的研究结果进一步支持了血管内治疗未破裂动脉瘤的手术效果。这项研究的对象是 131 个患者的 151 个未破裂颅内动脉瘤,其中成功治疗 145 个动脉瘤(96%),患者 6 个月的发病率和死亡率为 1.5%。

UCLA 发表了他们 11 年间血管内治疗颅内动脉瘤的经验。他们对 818 例患者的 916 个动脉瘤治疗结果进行了报道。他们比较了最初的 5 年经验(230 例患者的 251 个动脉瘤)(A 组)和后面 6 年的经验(包括 588 例患者的 665 个动脉瘤)(B 组)。55% 的动脉瘤达到了完全栓塞,35.4% 的动脉瘤有颈部残留。3.5% 的动脉瘤为不完全栓塞,5% 的动脉瘤手术失败。B 组的完全栓塞率较 A 组高,总的发病率/死亡率为 9.4%。A 组动脉瘤复发率为 26.1%,B 组为 17.2%,整体复发率为 20.9%,与动脉瘤体和颈部的大小有关。

最近,Pandey 等人发表了托马斯·杰斐逊大学关于血管内治疗后循环动脉瘤的经验。该项研究包括 275 例在 2004 年前治疗的患者,平均临床和影像学随访时间分别为 31.8 个月和 31.3 个月。其中 106 例患者(38.5%)存在未破裂动脉瘤,最常见的动脉瘤部位是基底动脉尖或大脑后动脉(PCA),为 189 例(68.7%)。成功栓塞 237 例(87.8%,>95% 闭塞)。在血管造影随访中,复发 55 例(24.5%,每年至少 5%),11 名患者(4.9%,每年 0.01%)接受了再治疗。3 例(1.1%,每年 0.003%)患者发生再出血。有 14 例(5.1%)患者出现了临床并发症。

最近的一些其他研究也回顾性分析了血管内治疗破裂颅内动脉瘤的有效性。脑动脉瘤治疗后再破裂研究(CARAT)是一个包含 9 个机构的队列研究。在 1 001 例接受开颅夹闭或弹簧圈栓塞的患者中,有 19 例出现术后再次破裂出血。再破裂出血的中位时间为 3 d,再破裂导致的死亡率为 58%。动脉瘤初始闭塞程度与再破裂风险密切相关。弹簧圈栓塞比手术夹闭的再破裂风险更大(3.4%>1.3%,$P=0.092$),但调整后统计分析发现差异消失。CARAT 还研究了延迟再出血的发生率在弹簧圈栓塞组中,在 904 人年的随访中,只有 1 例患者在 1 年后出现了动脉瘤再破裂出血(年发生率为 0.11%)。在手术夹闭组中,在 2666 人年随访中,没有患者出现动脉瘤再破裂出血($P=0.110$)。1 年后,采用弹簧圈栓塞治疗的患者动脉瘤再治疗的比率更高($P<0.0001$),但在再治疗中很少出现围手术期并发症。

破裂颅内动脉瘤治疗的临床和解剖学研究结果系列报告(CLARITY)最近发表,这是一项前瞻性连续性系列研究,总共纳入773名采用弹簧圈栓塞治疗的破裂动脉瘤患者为研究对象。366例动脉瘤为完全闭塞(47%),324例动脉瘤有颈部残留(42%),83例动脉瘤瘤体显影(11%)。术后解剖学结果与年龄明显相关,而不是与血管内治疗技术的选择或动脉瘤特征(位置、大小、体-颈比)相关。分析影响本组血管内治疗并发症发生率和预后的因素。研究表明,较高的血栓栓塞并发症发生在动脉瘤大于10 mm的吸烟者中以及动脉瘤颈部大于4 mm患者中。术中破裂并发症发生率在MCA动脉瘤、65岁以下患者和无高血压患者中较高。

总的来说,这些数据证明了采用弹簧圈栓塞治疗颅内动脉瘤的安全性和有效性,尽管存在一定的复发率,其安全性和有效性是值得肯定的。

(七)颅内动脉瘤弹簧圈栓塞术的辅助技术

由于颅内球囊和支架技术的改进,之前被认为不适合采用弹簧圈栓塞治疗的动脉瘤正在越来越多地采取该技术进行治疗。这些辅助技术包括球囊再塑形技术、支架辅助弹簧圈栓塞术和多微导管技术,这些技术扩大了适应证,增加了血管内栓塞治疗颅内动脉瘤的可行性。

(八)球囊再塑形技术

球囊再塑形技术采用一套球囊导管放置于动脉瘤颈部,通过间歇性充盈球囊,为单独微导管弹簧圈填塞提供一个支撑。充盈的球囊提供的屏障使弹簧圈在动脉瘤内成篮更加稳定,而不至于突出到载瘤血管内。每次松解球囊后载瘤动脉都会血流再灌注。

球囊再塑形技术由Moret和他的同事最早提出,并随后被许多其他研究者使用。这种技术被用于治疗宽颈动脉瘤,提高动脉瘤内的致密填塞程度。

最近,Shapiro和他的同事们对颅内动脉瘤的球囊再塑形血管内治疗的安全性和有效性进行广泛研究。他们回顾了83个研究(4 973个患者),对比了867例单纯弹簧圈栓塞和273例球囊辅助弹簧圈置入动脉瘤的23个研究报告的血栓栓塞并发症发生率,并对21篇文章中993例单纯弹簧圈栓塞和170例球囊辅助弹簧圈栓塞动脉瘤的术中动脉瘤破裂率进行了对比。他们还对比了动脉瘤的术后即刻栓塞率和随访栓塞率。血栓栓塞率与术中动脉瘤破裂率无显著性差异。球囊辅助组随访过程中动脉瘤闭塞率较高。

球囊再塑形技术包含了许多细微的差别。球囊再塑形技术可以使用一个6 F或更大的导引导管[例如具有0.071cc内径的Chaperton导引导管(Tustin,California)或具有0.070cc内径的Codman导引导管(Raynham,Massachusetts)]或6 F鞘管(比如Shuttle鞘管,Cook Inc.,Bloomington,Indiana),或在双侧腹股沟区置入两个导引导管(特别是术中考虑置入多个球囊时)。通过连接Y阀,在持续肝素盐水滴注下可以同时输送球囊导管和微导管两套系统。笔者发现,由于6 F Chaperton导引导管的内腔更大,所以在同时输送球囊导管和微导管时更加容易,两导管互不干扰。

微导管在路图下超选入病变血管,随后球囊微导管输送到动脉瘤颈部。通常,笔者会使用Hyperglide球囊(ev3,Irvine,California),根据手术动脉瘤的大小选择不同的直径(3 mm、4 mm或5 mm)和长度(10～30 mm);随后微导管超选入动脉瘤;在充盈球囊之前,通常先输送第一个圈的1～2个环,然后对患者进行肝素化处理,最大程度地降低血栓栓塞风险,下一步是在瘤颈部充盈球囊,原则是充盈最小的球囊来闭塞载瘤动脉。此后,将弹簧圈完全输送入动脉瘤腔内。充盈的球囊可以防止弹簧圈突入载瘤动脉内,并能在动脉瘤腔内达到稳定的构筑。通常,笔者会在第一个弹簧圈成篮完成后松解球囊,以评价弹簧圈在动脉瘤内是否稳定(图 3-5)。如果弹簧圈比较稳定,笔者会解脱弹簧圈。后续填入弹簧圈时可以重新充盈球囊。有时,可能需要在松泄球囊之前填入多个弹簧圈。有观点认为弹簧圈填入得越多,弹簧圈铸型越稳定。

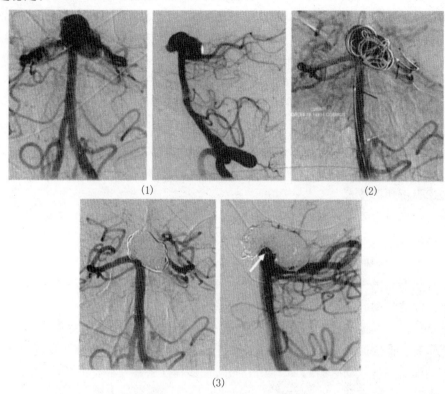

图 3-5  球囊再塑形技术

使用球囊再塑形技术栓塞一个破裂的宽颈基底动脉顶端动脉瘤,工作位角度不能将瘤囊跟大脑后动脉区分开。(1)正位和侧位造影提示基底动脉顶端动脉瘤呈分叶状。(2)第一个弹簧圈在球囊辅助下进行填塞。松泄球囊,调整球囊导管。完全填入第一个弹簧圈,但未解脱(白色箭头表示输送杆上的标记与微导管近端标记对齐)。黑色箭头表示球囊导管的近端和远端标记被放置在左侧基底动脉处(PCA)。(3)血管造影显示动脉瘤的致密填塞。侧位视角下,白色箭头显示 PCA 通畅,弹簧圈团根部的通道与球囊充盈的位置相对应

当最后一个弹簧圈被填入动脉瘤腔内并脱离后,需要充盈球囊再将微导管移除,目的是为了避免将任何弹簧圈"拖出"。然后,球囊在持续透视下进行移除,以确保球囊和(或)微导丝不会将任何弹簧圈带出动脉瘤腔。如果球囊移除之后,弹簧圈变得不稳定或有一个或多个弹簧圈脱出到动脉瘤颈部,可以考虑置入一个支架。

(九)支架辅助弹簧圈栓塞

支架辅助弹簧圈栓塞技术的出现代表着血管内治疗颅内动脉瘤的重要进展。它可以治疗其他血管内技术不能治疗的宽颈动脉瘤。支架辅助的弹簧圈栓塞术也可以在球囊再塑形失败的情况下使用。

作为血管内重建介入方法范畴中的一项技术,支架辅助的弹簧圈栓塞是一种比较经典的血管内动脉瘤闭塞技术(弹簧圈被限制在动脉瘤腔内)。然而,支架辅助弹簧圈技术可以被看

成是动脉瘤闭塞的腔内技术,因为支架能够起到血流导向作用并帮助血管壁重建。腔内技术将在后文进行更详细的讨论。

有学者最初在犬动脉瘤模型中提出了支架辅助弹簧圈栓塞的可行性。随后的临床研究报告在患者中对该技术进行了验证。初期使用的多是球扩冠状动脉支架,随后的实验中出现了专为支架辅助弹簧圈栓塞设计的自膨式颅内支架。Orbach 等研究认为,支架辅助弹簧圈技术中使用支架不仅可以防止弹簧圈脱出到载瘤血管,还有诸多优点:①支架置入可以改变载瘤动脉和动脉瘤之间的血流动力学压力,缓解动脉瘤腔内的血流状态(如淤滞),从而使动脉瘤复发率降低。②支架置入后的内皮化(支架进入血管壁内膜下)恢复了动脉瘤颈部血管完整性,可能降低复发概率。③支架的置入提供了一个"颈-桥"屏障,使瘤颈部的致密填塞成为可能,进而促进瘤颈愈合。

在美国,目前有两种支架获得批准用于颅内动脉瘤的支架辅助栓塞治疗。Neuroform 支架是第一个批准用于辅助弹簧圈栓塞技术的支架。随着近几年的改进,目前有 Neuroform 3 和 Neuroform EZ 两种型号。Enterprise 支架(Codman Neurovascular,Raynham,Massachusetts)是最近推出的支架,其使用频率越来越高。

Neuroform 支架的使用经验一直是许多学者的研究热点。总的来说,研究认为 Neuroform 支架置入的成功率高,并发症总发生率低(特别是在使用双抗血小板治疗之后)。尽管绝大多数的研究缺乏对照组,但数据显示,对于宽颈动脉瘤来说,使用支架辅助弹簧圈栓塞比单独使用弹簧圈的效果更好。也有一些数据表明 Neuroform 支架可以通过其腔内重建的作用诱发单纯弹簧圈栓塞的颅内动脉瘤的逐渐闭塞。

Neuroform 支架可以按照几种不同的方式置入。为了降低血栓栓塞并发症风险,术前笔者会让患者口服阿司匹林和氯吡格雷双重抗血小板药物。可以先将一个微导管跨过动脉瘤,通过微导管将一根加长交换导丝输送到远端血管分支。之后,将微导管撤出,更换为 Neuroform 3 支架输送支架导管。另外,如果血管不是很迂曲,也可以应用常规长度微导丝引导 Neuroform 3 支架导管,一次性释放支架。此外,如果血管非常迂曲,则可以使用支架转移技术来对 Neuroform 3 进行置入。有了这种技术,可以使用常规长度的导丝将 Neuro Renegade HI FLO 导管超选入已经到位的微导管中。支架在"稳定器"的帮助下向前移动("稳定器"的内部有一根 0.014cc 的导线作为支撑),继而进行释放。该支架转移技术能够克服血管迂曲而难以输送支架的问题。另外,Neuroform EZ 支架也以与支架转移技术相同的方式进行输送。首先将 Neuro Renegade HI FLO 导管超选到位。Neuroform EZ 支架(与 Enterprise 支架类似,也是一个独立的部件)随后被推送到固定位置。需要注意的是,输送支架导管必须超选到比动脉瘤颈部更远端的地方,这是因为 Neuroform EZ 有一个导引导丝,在支架释放前必须推送到导管外面。笔者发现,如果血管迂曲的话,通过 Renegade 导管输送 EZ 支架会有一定的阻力,有人建议可以用 Marksman 导管(ev3、Irvine,California)输送 EZ 支架,用 Marksman 导管用来输送 Pipeline 支架(ev3、Irvine,California)。总的来说,稳定器(Neuroform 3 支架)或输送导丝(EZ 支架)应固定在适当的位置,通过向血管近端移动支架微导管,从而将支架沿着瘤颈部释放。支架的位置通过近端和远端透视可视标记进行辨别。

Enterprise 支架采用了类似的输送方式,也是一种安全有效的支架。Prowler Select Plus

微导管通过微导丝超选入动脉瘤远端血管分支。释放过程中,一方面稳定导引导丝,一方面回撤支架导管来释放 Enterprise 支架。笔者发现,只要将支架导管放到理想位置,Enterprise 在任何情况下都能释放,包括胼周-后胼周分叉部。

支架辅助弹簧圈栓塞可以一期或者分期进行。对于确诊动脉瘤患者,支架可以先一期置入,4~6 周后进行二期弹簧圈栓塞。这种方法允许支架先进行"愈合",可以减少支架移位或变形的风险,同时可减少支架内狭窄的风险。其明显的缺点是动脉瘤只有在二期才能消除,在这之前动脉瘤一直有破裂风险。支架辅助弹簧圈栓塞的一期模式是先置入支架,然后进行动脉瘤弹簧圈填塞。具体过程就是先释放支架,再将一个新的微导管通过支架网眼穿入动脉瘤腔内。虽然这种方式简单易行,但有时候穿网眼比较困难。另一种方式需要用一个"Y"阀。支架导管和进行弹簧圈栓塞的微导管平行放置,先释放支架,支架将微导管"监禁"在动脉瘤腔内。这种方法可以避免穿支架网眼进入动脉瘤。然而,由于受到置入支架的限制,微导管在填弹簧圈过程中不能自由移动。大多数人更愿意一期放置支架,填塞弹簧圈,然而,临床更多取决于操作者的偏好和经验。

对于难度大的动脉瘤,可以采取几种不同的支架置入术来成功实现动脉瘤闭塞。对于宽颈分叉部动脉瘤,可以在每个分支单独置入支架形成"Y"形,以对分支血管进行重建(图 3-6)。另外,如果血管条件允许,可以穿过 Willis 环置入支架。例如,对一个颈动脉分叉部动脉瘤来说,如果 Acomm 足够粗,可以通过对侧入路方法将支架通过 Acomm 送入大脑中动脉分支,然后将支架横跨大脑中动脉和大脑前动脉。另外,如果 Pcomm 足够粗,对于一些基底动脉顶端动脉瘤,可以使支架从 ICA 处进入穿过 Pcomm,然后将支架横跨双侧大脑后动脉(图 3-7)。最后,支架可以像"冰激凌"一样,支架远端放置在动脉瘤颈部,或者将"冰激凌"技术与动脉瘤另一个分支常规释放支架联合应用(图 3-8)。

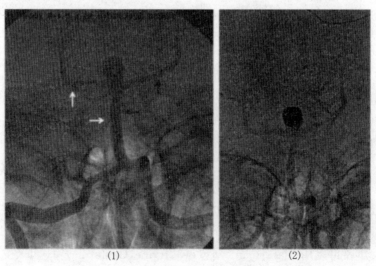

(1)                              (2)

图 3-6   Y 支架辅助弹簧圈栓塞基底动脉顶端动脉瘤

(1)宽颈未破裂基底动脉顶端部动脉瘤,在每个 PCA 分支中单独释放支架形成"Y"形。白色箭头指示的是释放在右侧 PCA 中的支架的近端和远端标记点,黑色箭头指示的是释放在左侧 PCA 中的支架的近端和远端标记点。(2)弹簧圈栓塞后,得益于 Y 型支架的使用,动脉瘤完全栓塞,双侧 PCA 通畅

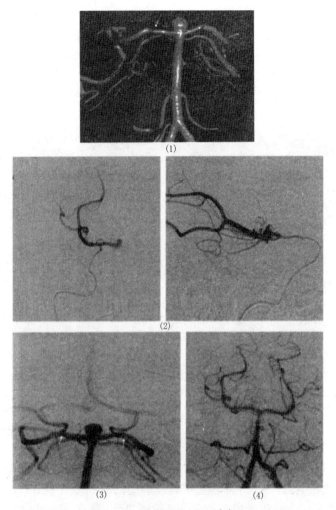

图 3-7　通过 Willis 置入支架

(1)破裂宽颈基底动脉顶端动脉瘤,球囊再塑形技术失败。白色箭头描绘的是支架置入的路线,即通过右侧颈内动脉(ICA),穿过后交通动脉(Pcomm),从而将支架从左侧大脑后动脉(PCA)放置至右侧大脑后动脉(PCA)。(2)选择性微导管造影提示通过后交通动脉超选入右侧的 PCA。(3)支架置入后。白色箭头指示的是支架的近端和远端标记点。(4)弹簧圈栓塞后,基底动脉顶端动脉瘤完全栓塞

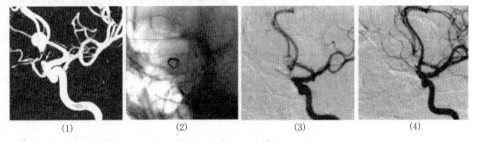

图 3-8　宽颈前交通动脉瘤的"冰激凌(Waffle cone)"技术

(1)3D 重建图像显示的是一个累及双侧 $A_2$ 起始段的宽颈前交通动脉(ACOM)动脉瘤。白色箭头指示的是眼动脉远端的小型左颈内动脉床突上段动脉瘤。(2)支架植入术后的蒙片显示,支架近端位于左侧 $A_1$ 段(箭头),远端被弹簧圈掩盖。(3)最后一个弹簧圈解脱后,动脉瘤完全栓塞。双侧 $A_2$ 段都完全通畅。(4)6 个月的脑血管造影随访显示动脉瘤完全栓塞,未见复发

（十）多微导管技术

多微导管技术可用于治疗那些不适合采取单微导管弹簧圈栓塞进行治疗的颅内宽颈动脉瘤（图3-9）。通过使用多个导管，在弹簧圈解脱前，可以进行至少两个弹簧圈的置入。弹簧圈可以相互作用，以实现稳定的填塞。这项技术最初是由Baxter等人在处理复杂的宽颈动脉瘤时提出的，后来被其他的学者成功使用。另外，其中一个微导管超选入瘤囊发出的一个分支进行保护，而另一个导管超选入动脉瘤腔内进行弹簧圈填塞。

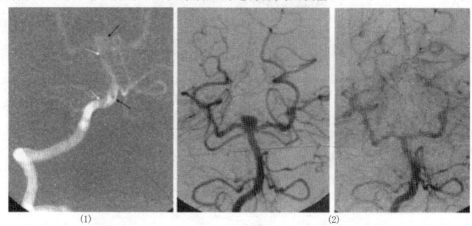

图 3-9 双微导管技术

（1）路线显示的是定位的微导管。第一个微导管位于动脉瘤腔中（黑色箭头指示的是微导管的近端和远端标记），第二个微导管正在超选进入动脉瘤（白色箭头指示的是其近端和远端的标记点）。（2）栓塞前（左）和栓塞后（右）血管造影显示双导管技术完全栓塞动脉瘤，未使用球囊或支架辅助

ONYX HD500是用于动脉瘤治疗的液体栓塞剂。Onyx HD500是一种由乙烯-乙烯醇共聚物和能溶解于二甲亚砜的钽（DMSO）组成的混合黏稠液体栓塞剂。它是一种用于治疗颅内侧壁动脉瘤的液体栓塞剂。Mawad等人在2002年首次报道用液体栓塞剂栓塞颅内动脉瘤。Molyneux和同事们在2004年报道了脑动脉瘤的欧洲多方Onyx（CAMEO）试验结果。20个欧洲中心组织了119例患者（123个动脉瘤），实际上只有97名患者（100个动脉瘤），其中，全脑血管造影提示79％完全闭塞、13％次全闭塞、8％不完全闭塞。在最近一次的随访中，97名患者中有8名发生了与手术或设备相关的永久性神经功能障碍，有2例发生了术后死亡，有9名患者出现延迟性血管闭塞（当时患者未常规服用双重抗血小板治疗）。他们的结论是：Onyx栓塞动脉瘤的闭塞率比常规弹簧圈栓塞方式的闭塞率高，其致残率与常规治疗方式差不多。随后的报告已经证实了Onyx HD500的安全性和有效性。术前常规让患者服用双重抗血小板治疗，术中必要时贴附支架来稳定Onyx团块，这样可以降低载瘤动脉的闭塞率。

笔者通常在全身麻醉和神经电生理监测下进行Onyx HD500颅内动脉瘤栓塞术。手术前，类似于支架辅助弹簧圈栓塞，让患者常规服用阿司匹林和氯吡格雷，术中进行完全肝素化处理。将一个带有"Y"阀的导引导管超选进入责任血管。如果术中应用Echelon-10微导管（ev3，Irvine，California）进行Onyx注射，建议使用6 F导引导管。如果术中使用Rebar微导管（ev3，Irvine，California），则需要使用7 F导引导管。球囊导管（通常为Hyperglide）横跨动脉瘤颈部进行放置。术中笔者更倾向于选取更长的球囊，因为长的球囊更容易达到瘤颈的稳定闭塞。随后，微导管被超选入动脉瘤腔中。充盈球囊，并通过动脉瘤腔内的微导管缓慢注射造影，以确保载瘤动脉被完全密封（图3-10）。应记住实现球囊完全密封的充盈量，以便后续注射Onyx过程中按照记录的剂量反复充盈球囊。随后，通过微导管注射生理盐水将造影

剂从动脉瘤腔内清除（避免残留的造影剂与 Onyx HD500 相互混淆）。然后用 Onyx 注射器抽取 Onyx 胶，用 DMSO 冲洗微导管（充满微导管的整个空腔）。微导管充满 DMSO 后，微导管的尾端也充满 DMSO，竖直放置。随后，将 Onyx 注射器通过特定的中间装置（SCIFA）连接到微导管尾端上。松泄球囊，通过微导管注射 0.15～0.2 mL Onyx 胶。充盈球囊到预定量，并以恒定的速度进行 Onyx 注射。生产商建议在 2 min 内以不超过 0.1 mL 的速度进行推注，并且充盈的球囊应在动脉瘤颈部至少保持 5 min 来确保 Onyx 胶凝固。然后松泄球囊来确保载瘤动脉远端血管的灌注，之后再进行充盈，然后反复重复这个过程。笔者已经在某种程度上对这项技术进行了修改。在使用 Onyx 治疗前，笔者对侧支循环进行评估并在术中进行神经电生理监测。只要监测稳定，笔者会让球囊充盈更长的时间，有时候充盈一次球囊完成整个栓塞过程。一旦脑血管造影提示动脉瘤闭塞，松泄球囊 10 min 以实现 Onyx 的完全凝固，随后重新充盈球囊，并将微导管从动脉瘤腔内移除。最后松泄球囊并移除。

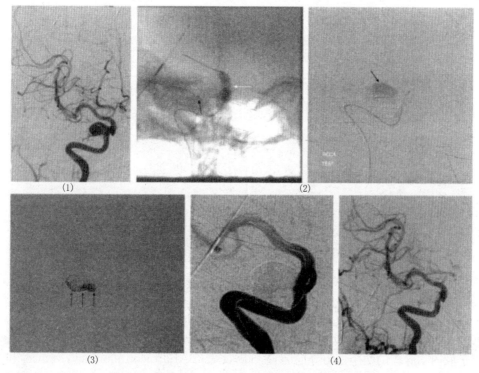

图 3-10　Onyx HD500 治疗右颈内动脉床突旁动脉瘤

（1）右颈内动脉造影显示宽颈的床突旁动脉瘤。（2）测试球囊是否完全封闭动脉瘤腔。左：蒙片显示微导管的末端位于动脉瘤中（黑色箭头），然后充盈球囊封闭动脉瘤瘤颈（白色箭头）。右：通过微导管注入造影剂显示动脉瘤内造影剂充盈，且没有漏入到载瘤血管中。（3）空白路图下注射 Onyx 胶。黑色箭头指示的是新注射的 Onyx 胶正在动脉瘤腔中沉积。Onyx 胶开始在瘤颈部铸形，继续缓慢注入 Onyx，以避免 Onyx 胶漏到载瘤血管中。（4）最后控制血管造影显示动脉瘤完全闭塞

　　注射 Onyx 后，笔者认为完全闭塞动脉瘤瘤颈非常重要（通常会在充盈球囊的周围形成一个"帽缘状"的 Onyx 胶环）。虽然 Onyx 胶注入术的中间阶段可以快速完成，但在手术最后阶段封闭动脉瘤颈部时，笔者会非常缓慢地进行注入，以确保 Onyx 胶的注射在可控范围内。

　　（十一）进行颅内动脉瘤腔内修复使用血流导向装置

　　上文已经讨论了在动脉瘤瘤颈部置入支架的一些优点（例如防止宽颈动脉瘤的弹簧圈突出到载瘤动脉和促进致密填塞，同时缓和载瘤动脉与动脉瘤之间的血流动力学压力，恢复血

管壁的内膜完整性)。支架辅助弹簧圈治疗动脉瘤支架的理念发生了转变,即从单纯认为支架的置入是为了防止弹簧圈突入载瘤动脉,向支架的置入可以重塑病变内膜进而重塑血管的理念转变。这种理念的转变可以为动脉瘤提供一种更为符合生理、更为持久的治疗方式。

通过置入一个或多个支架来促进血流导向,目前可用的支架(如 Neuroform 或 Enterprise 支架)在腔内内膜重建和血流导向方面都进行了尝试。尤其是置入多个支架,不仅可以提高动脉瘤瘤颈部的金属覆盖率,同时能保存重要穿支血管。这一技术的使用取得了重要的成果(图 3-11)。腔内修复病变动脉瘤的一个极端的例子就是通过置入覆膜支架立即闭塞动脉瘤。但是,由于覆膜支架的不可弯曲性(因此难于输送)以及使用上的局限性(不能在有穿支血管或分支血管的病变血管使用覆膜支架,否则可能引起显著的神经功能障碍),覆膜支架的使用有很大的限制。目前正在研究局部覆膜支架(或不对称血管支架),即只对动脉瘤瘤颈部覆盖的支架。

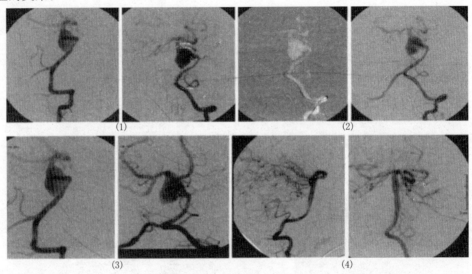

图 3-11　多个支架重叠置入用于治疗 2 岁男孩的梭形基底动脉瘤

(1)左侧椎动脉造影提示梭形动脉瘤和发育异常的基底动脉。(2)放置一个 Enterprise 支架时的左侧椎动脉路途和造影。(3)释放完三个 Enterprise 支架后的即刻左侧椎动脉(不填塞弹簧圈)造影。(4)一年血管造影随访显示动脉瘤完全闭塞,椎-基底动脉重塑

用于颅内动脉瘤的两个血流导向装置,Silk 支架(BALT,Montmorency,France)和 Pipeline 支架(ev3,Irvine,California)是最近临床试验的研究对象。目前,一些研究报道了使用 Silk 支架作为血流导向装置治疗动脉瘤。Lubicz 等人最近发表了一项前瞻性研究,对 29 名患者的 34 例梭形或宽颈动脉瘤使用 Silk 血流导向装置进行了治疗。26 名患者(90%)成功完成了血管内治疗,3 名患者的支架输送不成功。致死率和致残率分别为 4%(1/26)和 15%(4/26)。1 名患者死于支架移位相关的迟发性动脉瘤破裂,3 名患者发生了血栓栓塞事件,1 名患者出现与占位效应加重有关的进行性视力障碍。其中 24 名患者(29 例动脉瘤)接受了脑血管造影随访,20 例完全闭塞(69%),1 名患者瘤颈部有残留(3.5%),8 例不完全闭塞(27.5%)。6 个月随访时,8 例(33%)出现明显的载瘤动脉狭窄。得出的结论是 Silk 支架治疗颅内动脉瘤的迟发性并发症的发生率非常高,建议只在特定病例中使用这种技术。Byrne 等人最近公布了一项多中心前瞻性研究的研究结果,目的同样是探讨 Silk 血流导向装置应用的有效性。他们在 8 个月内对 70 名患者进行研究。57 例(81%)动脉瘤单纯置入血流导向装

置,10例(14％)动脉瘤置入血流导向装置和弹簧圈。15例(21％)患者手术出现支架放置困难,8例(11％)患者手术出现载瘤动脉血栓。手术中出现的并发症包括1例脑卒中和3例严重的颅外出血。5名患者出现迟发性症状恶化(3例暂时性恶化,1例永久性神经功能障碍,1例死亡),1名患者出现致命性动脉瘤破裂出血。整体上,永久性发病率为4％,死亡率为8％。建议认真筛选接受该技术治疗的患者,并建议进行更大规模的临床研究。

　　Pipeline血流导向装置是近年来的研究热点(图3-12)。前期有一些报道初步探讨了Pipeline血流导向装置的有效性。后来陆续出现了一些有关Pipeline治疗颅内动脉瘤的文章。Lylyk和其同事在报告中讲述了他们使用Pipeline装置治疗53名患者的63例颅内大型和巨型宽颈非囊性和(或)复发性动脉瘤的经验。治疗包括在44个动脉瘤中置入单个支架,在17个动脉瘤中重叠置入两个支架,在3个动脉瘤中重叠置入3个支架。造影随访提示56％、93％、95％的动脉瘤,分别在3($n=42$)、6($n=28$)、12($n=18$)个月达到完全闭塞。有一例患者术后12个月造影随访显示动脉瘤腔仍然显影,这例患者之前接受过支架辅助弹簧圈栓塞治疗。随访过程中无动脉瘤复发,未出现主要并发症(卒中或死亡)。Szikora等人同样报告了Pipeline治疗18名患者的19例宽颈动脉瘤的疗效。18名患者中17名完全闭塞。一例患者突发支架内血栓,造成了短暂性神经功能缺损,一例患者由于并存的动脉瘤破裂出血死亡。最近,Nelson等人报告了使用Pipeline治疗颅内动脉瘤的研究结果。研究对象为31名未破裂宽颈(>4 mm)动脉瘤患者,动脉瘤囊颈比<1.5,或以前治疗失败的动脉瘤。31名患者中有30名(97％)成功置入Pipeline支架。两名患者发生严重的围手术期脑卒中。脑血管造影随访显示30名患者中28例(93％)动脉瘤完全闭塞,脑血管造影未发现显著的支架内狭窄。他们得出的结论是,Pipeline血流导向装置在技术上是可行的,具有与常规支架辅助弹簧圈栓塞技术相似的安全性。6个月随访显示,在最具解剖学挑战性的动脉瘤亚型中,该装置可以达到很高的动脉瘤闭塞率。

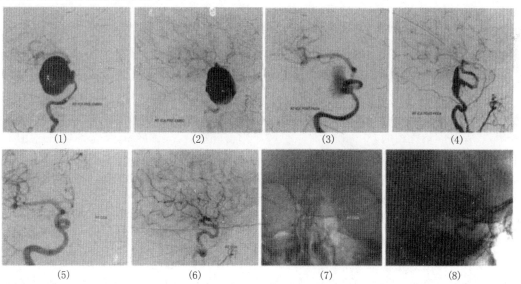

(1)　　　　　　(2)　　　　　　(3)　　　　　　(4)

(5)　　　　　　(6)　　　　　　(7)　　　　　　(8)

图3-12　应用血流导向装置的腔内重建技术治疗颈内动脉巨大的海绵窦段动脉瘤

(1)正位和(2)侧位动脉期图像右侧颈内动脉海绵窦段巨大动脉瘤,该患者有过复视病史,现主要表现为右侧半球的TIA症状。球囊闭塞试验不耐受。正位(3)和侧位(4)血管造影显示术后即刻的治疗效果。支架置入后,动脉瘤腔内血液流动改变显著,瘤基底部造影剂滞留。6个月右侧颈内动脉正位(5)和侧位(6)造影随访显示动脉瘤完全闭塞。蒙片(7、8)显示了Pipeline支架的走形轮廓。右侧颈内动脉走形变得正常,占位效应明显缓解目前,美国食品和药物管理局(FDA)正在对 Pipeline 血流导向栓塞装置进行审查,而 Silk 血流导向装置正在欧洲使用。虽然初步结果显示 Pipeline 在安全性和有效性方面很有潜力,但仍有一些潜在问题有待进一步阐明。报告中有一例患者在支架置入术后 23 个月有血栓形成。此外,支架置入术后的延迟动脉瘤破裂也是一个颇受关注的问题,不常见且原因不明。

### 三、与颅内动脉瘤相关的围手术期并发症及迟发性后遗症

并发症可能出现在血管内动脉瘤治疗的不同阶段。并发症的发生率取决于主刀医生和团队经验、患者一些特定因素(如血管迂曲、动脉粥样硬化性疾病和对抗血小板药物的耐药性)和动脉瘤特定因素(如大小、位置、形态、破裂状态、动脉瘤存在分支血管、是否存在瘤内血栓等)。血管内治疗的主要急性并发症包括血栓栓塞、术中动脉瘤破裂等。治疗的迟发性后遗症可能包括动脉瘤(再)出血、复发以及其他罕见后遗症,如脑积水。

(一)血栓栓塞并发症

血栓栓塞并发症是在颅内动脉瘤介入治疗时最常见的并发症之一。血栓栓塞来源于导管上形成的血栓和弹簧圈团块血栓或者在处理血管痉挛或者逃逸到载瘤动脉的弹簧圈时血管内形成的血栓。最近,Rooij 等人回顾性分析了弹簧圈栓塞破裂动脉瘤有关的手术并发症。在 681 个连续入院的病例中,他们发现有 32 例患者出现了血栓栓塞并发症,发生率达到 4.7%。另外,还发现球囊辅助是导致并发症发生的唯一危险因素。Rooij 和 Sluzewski 也分析了未破裂动脉瘤栓塞手术并发症的发生率。在对 149 例患者的 176 个动脉瘤的研究中发现,血栓栓塞并发症发生率为 2.8%。报告中血栓栓塞并发症的发生率在很大程度上取决于鉴定的标准,同时也取决于是否使用抗血小板治疗。Yamada 回顾了连续的 369 例择期接受栓塞的患者,发现在 25 例没有接受抗血小板治疗的患者中有 4 例(16%)发生了症状性血栓栓塞并发症,栓塞后给予抗血小板治疗的 86 例患者中有 2 例(2.3%)出现此症状,栓塞前后都接受抗血小板治疗的 258 例患者中有 5 例(1.9%)出现此症状。没有接受抗血小板治疗的患者没有发生脑出血并发症,而在接受抗血小板治疗的 344 例患者中出现了 11 例(3.2%,无统计学意义)脑出血并发症。Brooks 和他的同事检查了 132 例患者的 155 个动脉瘤,从而进一步证实了这一点。他们发现 24% 的病例(37 个病灶)在治疗的血管区域有小的弥散加权成像异常。弹簧圈治疗组的 66 例中有 21 例(32%)有弥散加权成像异常,支架辅助治疗组的 45 例中有 6 例(13%)以及球囊重塑组的 33 例中有 8 例(24%)出现弥散加权成像异常。另外,37 例 MR 扩散成像异常的病例中,有 25 例(68%)是破裂动脉瘤患者。37 例中有 10 例(27%)出现临床症状明显的脑卒中或 TIA。他们的结论是,辅助装置(球囊或支架)似乎不会增加栓塞或缺血事件发生的概率。在使用辅助装置时,病变和临床症状明显的卒中事件实际上不是很频繁;另一个不频繁的原因是围手术期进行了抗血小板治疗。

如果在手术过程中发现了血栓栓塞并发症,手术团队应通过观察患者的 ACT 值明确患者是否被充分肝素化。如果患者已经被充分肝素化,但在术中看到分支闭塞(或在弹簧圈与血管交界面出现血栓),则可进行药物溶栓或机械取栓。药物溶栓可以使用组织型纤溶酶原激活剂(tPA)或动脉内注射有效的抗血小板药物(糖蛋白Ⅱb/Ⅲa 受体拮抗剂)。动脉内糖蛋白Ⅱb/Ⅲa 受体拮抗剂,如阿昔单抗或依替巴肽已被证实在弹簧圈栓塞过程中安全有效。在对急性破裂的动脉瘤使用任何溶栓剂之前,必须对动脉瘤进行弹簧圈栓塞,以避免动脉瘤发

生再破裂。可以使用目前常用的设备(如 MERCI 或 Penumbra)系统来进行机械溶栓。

（二）术中动脉瘤破裂或者再破裂

据报道,弹簧圈栓塞手术中动脉瘤的破裂率为 $1\%\sim5\%$。在笔者单位,发生率为 $1.4\%$。根据笔者的经验,术中动脉瘤破裂经常发生在微导管或导丝置入动脉瘤的过程中或发生在弹簧圈的输送过程中。术中动脉瘤破裂的风险因素可能包括手术前动脉瘤的破裂情况、较低的初始 Hun-Hess 分级、手术医生的经验、中心治疗量、球囊辅助再塑形技术的应用及动脉瘤小等因素。Raymond 和 Roy 的报告显示了手术医生经验在降低颅内动脉瘤弹簧圈术中动脉瘤破裂率的重要性。在他们的报告中,前 25 名患者的破裂率为 $20\%$,之后的 25 名患者的破裂率为 $4\%$。随后 25 名已破裂的颅内动脉瘤患者中的弹簧圈栓塞手术破裂率为 0。一般来说,术中动脉瘤破裂常常造成永久性的神经功能障碍和死亡风险,其中破裂动脉瘤患者占 $38\%$,未破裂动脉瘤患者占 $29\%$。然而,正如 Berenstein 等人的经验所证明的那样,在专家的手中,术中动脉瘤破裂的风险可以很低($1\%$),破裂后遗症也可以被最小化(600 个做了弹簧圈栓塞手术的患者中,6 个发生了术中破裂,其发病率为 $17\%$,死亡率为 0)。

如果发生术中破裂,应立即准备鱼精蛋白,用以中和肝素化时注射的肝素。处理破裂的具体细节首先取决于破裂的部位。如果在瘤囊上有破孔,可以尽快填塞弹簧圈来止血(图 3-13)。可以通过充盈的球囊来临时闭塞载瘤动脉。对于颈部或载瘤动脉破裂,必须使用其他策略,如载瘤动脉的闭塞或球囊和液体栓塞剂联合应用的补救技术。通过侧脑室引流和药物治疗的方式,严格控制颅内压力。同时必须马上进行(CT)扫描,以排除颅内血肿的可能。最后,如果患者术前或术中接受了抗血小板药物治疗,在条件允许的情况下应给患者输注血小板(特别是需要进行脑室的有创操作或开放性手术的情况)。

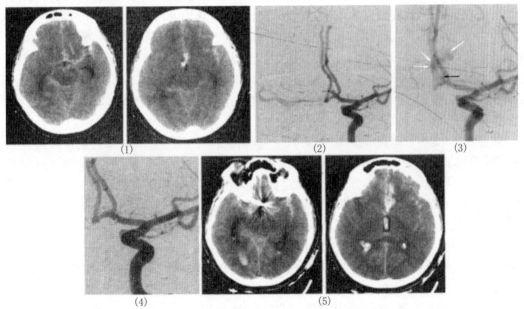

图 3-13　弹簧圈栓塞一个很小的破裂前交通动脉瘤过程中发生了术中破裂

(1)头部 CT 提示 SAH,半球间裂中局限的血凝块。右侧图像可以看到 EVD 管子的头端。(2)左侧 ICA 造影显示一个很小的前交通动脉瘤。(3)在第一个弹簧圈置入的过程中,可以看到瘤囊有造影剂外溢(黑色箭头处)。白色箭头指示的是造影剂外溢到蛛网膜下隙。(4)随后紧急放置球囊和继续快速填塞弹簧圈后,破口被堵住,并且无临床后遗症。(5)术后即刻 CT 显示蛛网膜下隙出血和室间出血增多,左直回有一小血块

(三)动脉瘤出血和再出血

如果动脉瘤栓塞成功,术后很少发生动脉瘤出血或再出血事件。最近通过一项关于未破裂动脉瘤血管内治疗的安全性和有效性的分析得出结论,动脉瘤治疗后的出血年发生率为0.2%,但随访时间短。Murayama 等人 5 年随访结果显示,546 名患者中,3 名患者在 3 个月到 8 年的随访期中出现了延迟动脉瘤破裂的情况(0.5%)。Pandey 等人则认为血管内治疗破裂和未破裂动脉瘤的患者的出血率非常低(1.1%),平均每年为 0.003%。在 ISAT 的研究中,在 1 073 例栓塞手术治疗的患者中,有 28 例(2.6%)在术后第 1 年内发生了出血,而在1 070例夹闭手术治疗的患者中术后有 11 例发生了出血(1.0%)。1 年后,24 例发生了术后再出血,其中 13 例是栓塞动脉瘤术后再出血(10 例来自栓塞组,3 例来自夹闭组)。得出的结论是,相比外科夹闭手术,介入栓塞手术治疗的动脉瘤术后再出血的风险增加了,但风险依然很小。先前已经讨论过 CARAT 的研究结果。在 4 年时间内,1 001 例通过栓塞或夹闭手术治疗的破裂动脉瘤病例中有 19 例发生了再破裂出血。再破裂发生的平均时间为 3 d,相比通过夹闭手术治疗的患者,栓塞手术治疗患者的再破裂风险更高(3.4%>1.2%,$P=0.092$)。再次破裂出血的风险与动脉瘤的闭塞程度密切相关。

总的来说,如果血管内治疗能达到满意的动脉瘤闭塞效果,栓塞术后动脉瘤再出血的概率很低。虽然动脉瘤介入栓塞手术再预防动脉瘤破裂或者再破裂方面效果很好,但长期的术后随访仍然是必要的。

(四)动脉瘤复发或动脉瘤再通

血管再通/复发本身并不是手术并发症,但仍给血管内治疗手术带来了很大的局限性。长期随访数据显示动脉瘤术后复发的风险为 5%~34%。复发的因素可能源于动脉瘤的不完全填塞(松散填塞),即使致密填塞,血管壁薄弱、血栓机化以及纤维化造成动脉瘤重新生长。动脉瘤的位置也会有一定影响,相比前交通动脉位置的动脉瘤的复发率(25%),后交通动脉和基底动脉分支位置的动脉瘤有较高的复发率(分别为 37%和 39%)。动脉瘤破裂和吸烟也可能会增加栓塞手术后动脉瘤的复发风险。有可能导致动脉瘤复发的动脉瘤形态学特征有:动脉瘤体积大、宽颈、瘤囊向内侧生长、两侧 $A_1$ 段的对称走行(AComm 动脉瘤)、瘤囊向后下走行和小的 PComm 动脉瘤以及基底顶端动脉瘤的颅内对称融合。

如前所述,支架可降低动脉瘤复发的风险,而液体栓塞剂似乎也降低复发风险。虽然HELPS 的初步数据表明水凝胶水解式弹簧圈(含有可膨胀水凝胶)可以减少动脉瘤的复发率,但是生物活性线圈能否降低复发的风险仍然未经证实。临床仍在等待有关血流导向装置治疗颅内动脉瘤的长期随访数据,预计前景一片大好。

(五)其他

与血管内治疗动脉瘤相关的一些并发症包括与操作相关的并发症(如假动脉瘤或腹膜后血肿)、血管夹层或损伤、延迟性脑积水以及由于增加的占位效应而引起的神经系统障碍(如脑神经障碍)等。与操作相关的并发症包括血管假性动脉瘤、瘘和血肿(局部和腹膜后)。这些并发症的报道通常得不到人们的重视,但是在 369 名接受弹簧圈栓塞治疗的颅内动脉瘤患者中,有 3%的人出现了脑外出血并发症。操作轻柔可以尽可能减少操作引起的并发症、血管夹层和损伤。延迟性脑积水是一种极为罕见的并发症,只在有生物活性线圈的弹簧圈以及裸白金弹簧圈栓塞手术后才出现过,它是一种有可能发生在很大/巨大的动脉瘤术后的病因不明的交通性脑积水。

（六）结论

颅内动脉瘤的血管内治疗对于破裂和未破裂的动脉瘤来说都是一种安全有效的治疗方法。自从这种治疗方法问世以来，已经出现了显著的进展，而且由于材料、技术和设备的不断改进，这一领域目前正处于快速发展之中。值得注意的是，血管内治疗是一种很有潜力的治疗颅内动脉瘤的方法。对于特定疾病来说这是一种治疗模式的转变，而不只是针对患有脑血管疾病（如动脉瘤）患者的一种治疗方法。每一位患有颅内动脉瘤的患者都应该被熟悉治疗方案的医生诊治（包括药物治疗，血管内治疗和显微外科手术、旁路手术治疗）。更进一步，也可由一个多学科专家组成的团队来提供治疗方案供患者选择，应参考患者特征、动脉瘤特征、治疗团队特征等给予每个患者与之相匹配的治疗方案，只有这样，最安全、最有效的治疗方法才能得以实施。在颅内动脉瘤的治疗中，未来对颅内动脉瘤治疗技术的发展将通过增强医生对颅内动脉瘤的生物学和血液动力学特性的基本认识来实现，这种认识还可以促进微创或无创疗法方面的发展。显微外科手术将继续发挥作用，对其他疗法进行补充。

（奚卓）

# 第二节　脑动静脉畸形的血管内治疗

脑动静脉畸形（BAVMs）是比较少见的中枢神经系统病变，病变存在时间长，具有较高的死亡率，其治疗需要将畸形团彻底去除，以防止出血。主要的治疗措施包括显微神经外科治疗、立体定向放射治疗和血管内栓塞治疗。尽管单独行血管内栓塞治疗可能会治愈，但通常和神经外科手术、放射神经外科联合应用以确保疗效。血管内栓塞治疗风险较高，术前必须权衡每个患者的潜在利弊，以决定是否行栓塞治疗。栓塞治疗必须由富有经验的神经介入医师选择合适的病例，以提高脑动静脉畸形栓塞治疗的安全性和有效性。

## 一、脑血管畸形的分类和发病机制

依据大体病理形态和微观病理学，脑血管畸形分为5类：BAVM、毛细血管扩张症、海绵状血管瘤、静脉畸形和混合性畸形。BAVMs由供血动脉直接与静脉系统相连，中间缺乏细血管床，导致高流量的动静脉（AV）分流。AV直接形成一个畸形团，畸形团内的血管与正常分化的动脉和静脉相比，大小、组织学形态均有差异，血管壁过厚或过薄，呈透明样变的畸形血管团，该团内及团周围存在胶质样变的脑组织。

尽管较少见，BAVMs有时会和先天性综合征同时存在，包括：朗迪-奥斯勒-韦伯综合征、克-特综合征、斯特奇-韦伯综合征、卡梅综合征、佩克-韦伯综合征。罕见的与上述综合征无关的家族性患者也有报道。大多数BAVMs是由于胚胎早期毛细血管发育不良引起的先天性疾病，极少数BAVMs是由于出生后血管生成因子的刺激而形成的。

## 二、脑动静脉畸形的血管造影术

脑动静脉畸形在脑血管造影上表现为动静脉间的分流，它会导致引流静脉早期染色显影和动静脉循环时间的缩短。动静脉间的分流是由于脑血液循环的动脉和静脉之间直接沟通，缺乏毛细血管床。动静脉之间的直接连接有两种类型：瘘型和丛型。瘘型含有大管径的动静脉之间的直接沟通（图3-14）。丛型包含由一根或多根供血动脉来源的众多成簇的多重血管丛(图 3-15),然后汇流入一根或多根引流静脉。丛型也可以包含一个或多个直接的瘘(混合丛-瘘型)(图 3-16)。

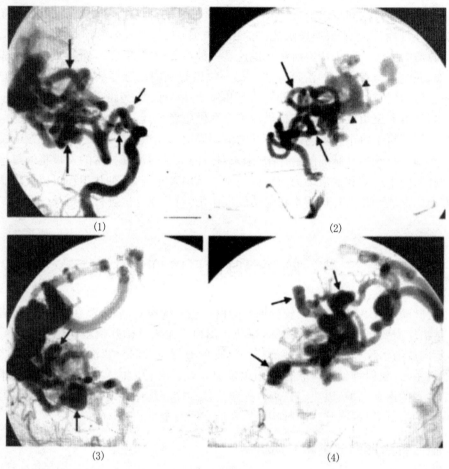

(1)

(2)

(3)

(4)

图 3-14　大的动静脉瘘[(1)和(2)中的大箭头],畸形团内动脉瘤[(1)中短箭头],静脉扩张[(2)中箭头]和静脉瘤[(3)和(4)中箭头]。由于"盗血",正常的大脑前动脉、大脑中动脉供血区域未显影。(1)动脉期正位;(2)动脉期侧位;(3)静脉期正位;(4)静脉期侧位

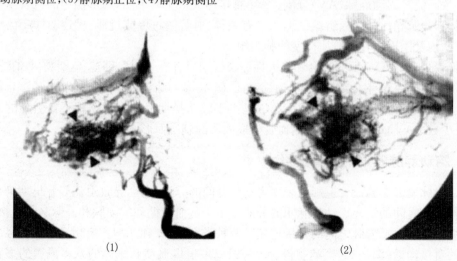

(1)

(2)

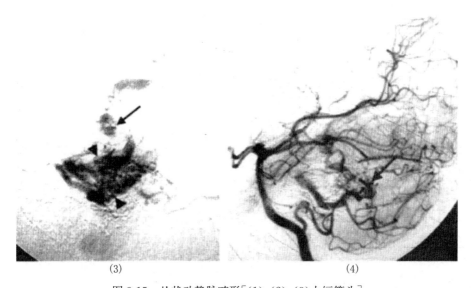

(3)　　　　　　　　　　　　　(4)

图 3-15　丛状动静脉畸形[(1)、(2)、(3)大短箭头]

(1)正位；(2)侧位；(3)超选择造影(箭头指向微导管头端)；(4)栓塞术后侧位(箭头示残余畸形团)

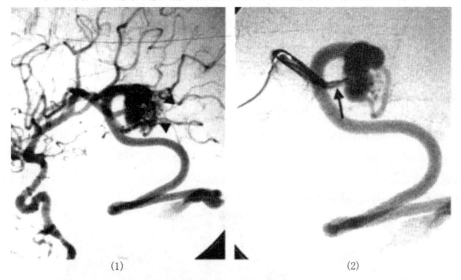

(1)　　　　　　　　　　　　　(2)

图 3-16　11 个月患儿混合丛状型[(1)中短箭头]和瘘型[(2)中长箭头]

(1)选择性造影侧位；(2)超选择性造影侧位

　　脑动静脉畸形完整的血管造影评估包括：①用 4 Fr 或 5 Fr 造影导管对整个脑的血液循环过程和动静脉畸形进行选择性评估。②使微导管进入到供血动脉末梢，对供血动脉、畸形团、引流静脉进行超选择性血管造影评估。

　　选择性脑血管造影评估的目标见表 3-2。此表包含对脑动静脉畸形供血动脉、畸形团的一般特征、引流静脉和颅内血液循环时间的重要评估标准。然而，选择性造影也有很大的局限性，快速的动静脉分流处经常重叠着供血动脉、畸形团、引流静脉，使重要的特征模糊不清，例如小的供血动脉、供血动脉末梢、畸形团内动脉瘤、直接的动静脉瘘和小的附属的引流静脉。

表3-2 脑动静脉畸形选择性脑血管造影的目的

1.供血动脉的范围

2.供血动脉的根数

3.高流量的动脉病变(狭窄、扩张、血流相关性动脉瘤)

4.畸形团(大小、形态、位置、流量、瘘、扩张、动脉瘤)

5.引流静脉(范围、深部、表浅)

6.单一引流静脉

7.高流量的静脉病变(硬脑膜窦、引流静脉狭窄、闭塞、迂曲)

8.正常脑组织的静脉引流

超选择性造影的目的见表3-3。通过超选择性造影可了解关于供血动脉末梢、畸形团、近端引流静脉详细的解剖信息,这对进一步评估和制定血管内栓塞计划具有重要意义。

表3-3 脑动静脉畸形超选择性血管造影的目的

1.供血动脉末梢(解剖、动脉瘤、几何形态、血流动力学)

2.供血动脉与畸形团间的结合点

3.畸形团(间隔、直接的动静脉瘘、丛状区域、畸形团内扩张和动脉瘤)

4.引流静脉与畸形团间的结合点

5.引流静脉近端情况

## 三、脑动静脉畸形的分型

脑动静脉畸形分为表浅型(皮质型)和深部型。皮质型再分为脑沟型、脑回型和混合型(沟回型),深部型再分为蛛网膜下隙型、深部实质型、丛型和混合型。

脑沟型脑动静脉畸形团位于脑沟软膜下,畸形团可以局限于脑沟内,也可通过脑沟深入皮质、皮质下白质、深部白质,甚至达到脑室壁。脑沟型脑动静脉畸形与脑沟下的空间相一致,呈圆锥形或锥形。供应软膜的末梢动脉是此型BAVMS的主要供血动脉,畸形团最浅表的部分由脑膜覆盖,因此,这部分由脑膜血管供应也很常见(图3-17)。

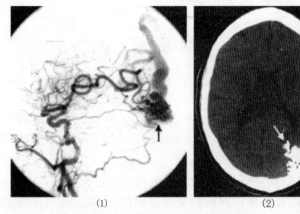

(1)                 (2)

图3-17 脑沟型动静脉畸形(AVM)

(1)侧位造影示三角形畸形团(箭头);(2)NBCA栓塞畸形团(箭头),在未增强的轴位CT上显像

脑回型脑动静脉畸形被皮质所包绕呈球形(图3-18),脑回通常是扩张的,邻近的脑沟受到挤压。较大的脑回型脑动静脉畸形可能延伸扩展到皮质下白质直至脑室壁。动脉血供主要来自软膜的分支。典型的脑回型脑动静脉畸形没有来自脑膜的血供。

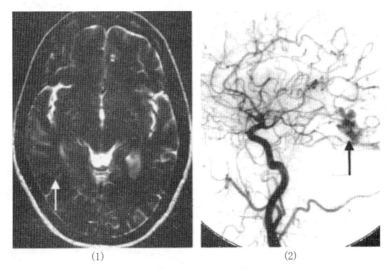

(1)                    (2)

图 3-18 脑回 AVM

轴位 $T_2$MRI(1)和侧位造影(2)显示小的脑回 AVM(箭头)

混合型(沟回型)通常是较大的动静脉畸形,兼有脑沟型和脑回型的特点,典型的沟回型脑动静脉畸形涉及脑沟和脑回,延伸到皮质下白质并达脑室壁。动脉血供来自脑膜动脉、脑沟部位的终末软膜分支、脑回部位的非终末软膜分支和基底动脉的穿支动脉。

深部脑动静脉畸形是相对少见的,可以再分为蛛网膜下隙型、深部实质型、丛状型和混合型。蛛网膜下隙型脑动静脉畸形位于基底池和脑裂内,血供来自脉络膜动脉蛛网膜下隙段和穿支动脉。深部实质型脑动静脉畸形位于脑深部灰质和白质(图 3-19),由基底动脉的穿支、脉络膜动脉、基底周围动脉和髓质的软膜分支动脉提供血供。丛状动静脉畸形位于脑室内,主要血供来自脉络膜动脉。典型的混合型深部动静脉畸形一般较大,兼有蛛网膜下隙型、深部实质型和丛状型的特点。静脉引流主要引流入深部静脉,但也能见到向皮质的静脉引流。

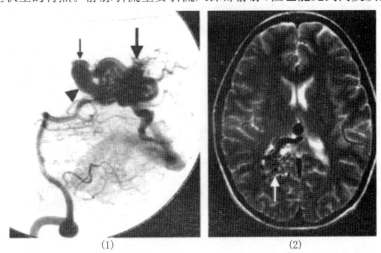

(1)                    (2)

图 3-19 深部 AVM[(1)和(2),大箭头]

(1)侧位造影;(2)轴位 $T_2$MRI。静脉扩张[(1)中箭头]和静脉瘤[(1)中小箭头]

### 四、脑动静脉畸形的血管构筑

用解剖学、几何学和血流动力学的标准对脑动静脉畸形的供血动脉进行分级是进一步行血管内栓塞的前提。软脑膜的血供可能来自皮质外（软脑膜下）、皮质、髓质、皮质延髓的分支。脑膜的血管可能直接供应或通过硬脑膜-软脑膜的吻合供应畸形团（图 3-20）。软脑膜与室管膜下的吻合也可以形成侧支供应畸形团。脉络膜动脉的血供可以来自室外部分（侧裂、脑实质），也可以来自室内部分。

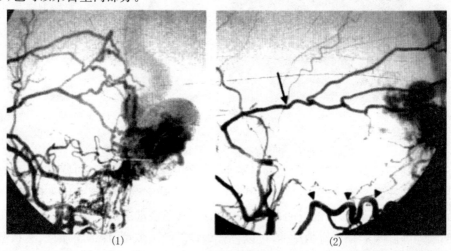

(1)            (2)

图 3-20　颈外动脉参与供血的 AVM，来自脑膜中动脉［(2)短箭头］和枕动脉分支［(2)长箭头］
(1)正位；(2)侧位

供血动脉的几何学分类分为三型：终末型、假终末型和间接型。终末型供血动脉的末梢在供应正常脑组织的分支远端，终止于畸形团内，血管内栓塞通常是相对安全的。假终末型的供血动脉可终止于畸形团内，也可继续向畸形团远端正常脑组织供血，由于畸形团内的高血流量（虹吸作用），假终末型供血动脉位于畸形团远端的分支在血管造影时不显影。超选择性血管造影时导管的位置不到位，也可以使畸形团远端供应正常脑组织部分的分支血管不显影。栓塞假终末型供血动脉血流动力学的改变以及栓塞了供应远端正常脑组织的分支血管，可以导致缺血性并发症的发生。间接型供血动脉起自于畸形团附近、供应正常脑组织的主干动脉，是主干动脉发出的一根进入畸形团内的分支血管（图 3-21）。典型的间接型供血动脉一般较小且短，通常自主干动脉呈锐角或直角发出。

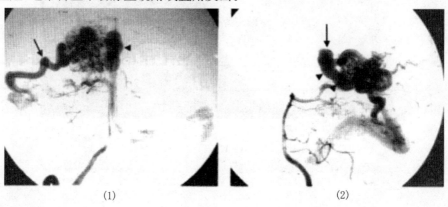

(1)            (2)

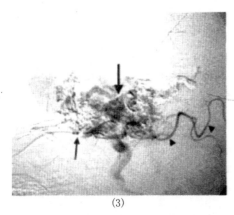
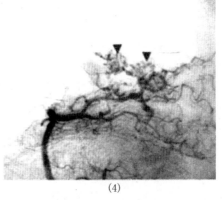

(3) (4)

图 3-21　丛型动静脉畸形(AVM)栓塞术中的间接型供血动脉

(1)正位造影显示表浅的[(1)中箭头]和深部[(1)中箭头]静脉引流;(2)侧位造影显示静脉扩张[(2)中短箭头]和静脉瘤[(2)中长箭头];(3)侧位超选择造影显示间接型(过路型)血供[(3)中短箭头];(4)侧位造影显示栓塞后残余畸形团[(4)中短箭头]

根据血流量的大小,在血流动力学上,供血动脉可以分为主要的供血动脉和次要的供血动脉。主要的供血动脉供应畸形团的大部分血供,供血量较次要的供血动脉更多。主要的供血动脉和次要的供血动脉可以来自相同的或不同的血管。大多数脑动静脉畸形含有两种形式的供血动脉。

20%的脑动静脉畸形由于高血流量导致供血动脉狭窄。呈烟雾病样表现的多处弥漫性狭窄可以偶尔在年轻患者中见到。供血动脉的狭窄及其所引起的狭窄远端供血区组织灌流减少,可引起畸形团内分水岭区血流的改变(分水岭转变),这种改变发生在30%以上的浅表型(皮质型)脑动静脉畸形患者中。动静脉畸形血流灌注减少的末梢部分,通过皮质动脉和软脑膜的新生血管代偿供应。新生血管在分水岭区生成,是脑实质组织长期慢性缺血后代偿的反应,但新生血管没有动静脉的直接分流,它不是脑动静脉畸形的真正组成部分。

### 五、动静脉畸形团

动静脉畸形团是位于容易辨认的供血动脉远端末梢和引流静脉近端之间的部分,动静脉的分流位于畸形团内,是血管内栓塞最主要的靶点部位。

大多数脑动静脉畸形,由一个致密的边界清楚的畸形团和许多根单独的供血动脉、引流静脉组成。少数脑动静脉畸形的畸形团呈弥散型,境界不清。发生分水岭转变及形成新生血管时,类似于弥散型畸形团。畸形团的大小差异悬殊,畸形团的形状与其解剖学的部位有关。

一个畸形团可以由一个或多个不同大小、不同形式的间隔组成。动静脉之间的分流在间隔内可以呈丛状、瘘状,也可以是混合型的。畸形团内的间隔在血流动力学上是相互关联的,所以闭塞一个间隔的供血动脉而没有闭塞该间隔动静脉分流的部位,该间隔由于可以接受来自邻近间隔的血供,仍然可以继续形成动静脉的分流,而间隔引流静脉的闭塞则能增加畸形团破裂的风险。因此,对间隔血管构筑特征的充分把握和了解,是进行血管内栓塞的前提和基础。

组织学研究显示畸形团是一个复杂的系统,由一团卷曲的、相互沟通的血管组成,分流的血液进入迂曲的、薄壁的引流静脉。畸形团分为三个部分:动脉、静脉及两者之间的中间部分。动脉部分为丛状的相互沟通的厚壁血管,动脉和静脉两者之间的中间部分是复杂的,含有四种类型的卷曲的、相互沟通的血管,直径从 0.15~1.0 mm 不等,静脉部分由直径 1~3 mm 的薄壁血管组成,汇聚进入引流静脉,动静脉的分流发生在动脉与中间部分之间。

皮质动静脉畸形典型的引流,是通过皮质静脉引流进入邻近的硬脑膜窦,皮质下或延伸至脑室部位的动静脉畸形常既有浅部(皮质)引流又有深部(室管膜下)引流,中央区的脑动静脉畸形通常引流进入深静脉系统。然而,少见的引流方式如深部动静脉畸形向皮质静脉引流或浅表动静脉畸形向深部静脉引流的发生率在 30% 左右,这些非常规引流方式的变化可能表示,最初的正常引流静脉系统发生了闭塞,代偿性侧支引流血管发育形成。

畸形团静脉引流的重要方面,包括静脉的解剖学变异、侧支静脉引流和由于高血流引起的血管病变(图 3-22)。正常引流静脉闭塞可能是由于血管的机械性压迫或实质性的血管狭窄或高血流病变引起的血栓形成,侧支引流静脉代偿不充分,引流不足,可能导致正常引流静脉闭塞的近端血管高压、静脉瘤和静脉扩张(曲张)形成,尤其是在高流量的动静脉畸形中。静脉曲张直接压迫脑组织和颅神经,可以引起癫痫发作或颅神经功能缺失或出血。

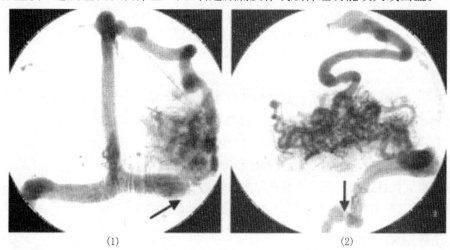

(1)          (2)

图 3-22　大的、高流量 AVM 伴左侧横窦闭塞[(1),箭头]和右侧乙状窦狭窄[(2),箭头],导致静脉高压和认知障碍。(1)正位静脉期;(2)侧位静脉期

### 六、脑动静脉畸形合并动脉瘤

脑动静脉畸形合并动脉瘤很多年前已经被报道,但是直到目前,关于脑动静脉畸形合并动脉瘤的发生率和临床特征仍然不是非常清楚。较大规模的调查结果显示,对脑动静脉畸形合并动脉瘤的某些方面已经有所了解。虽然许多方面仍有待进一步探索,但有一点是明确的,即两种脑血管病变在临床表现和治疗方面是相互关联的。

(一)分类

新的分类方法(表 3-4)根据畸形团和供血动脉与动脉瘤的关系将 BAVM 相关动脉瘤分为 4 类。这种分类方法有利于揭示动脉瘤在特定部位形成的潜在机制。另外,也可以使动脉瘤类型与临床表现之间的关系更加清楚(图 3-23)。

表 3-4 脑动静脉畸形合并动脉瘤的 Tew 分型

| Ⅰ型 | 发育不良的或远处的,与动静脉畸形血供无关的动脉瘤 |
|---|---|
| Ⅱ型 | 近端动脉瘤,起于大脑动脉环或起于动静脉畸形的一根供血动脉 |
| Ⅲ型 | 远端动脉瘤,起于一根供血动脉中段之后 |
| Ⅳ型 | 畸形团内动脉瘤 |

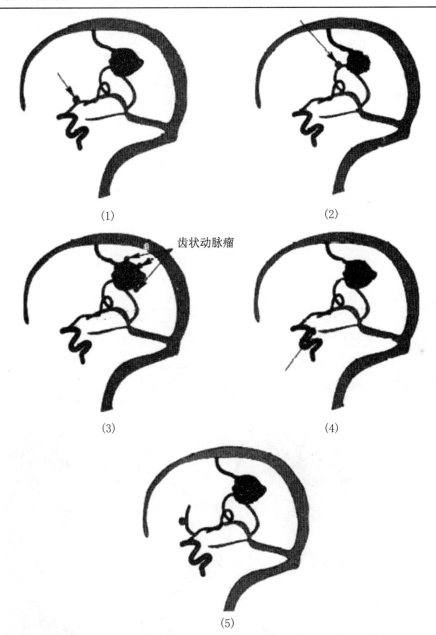

(1)                    (2)

(3)                    (4)

(5)

图 3-23 (1)远端血流相关性动脉瘤;(2)另一例远端血流相关性动脉瘤;(3)畸形团内动脉瘤;(4)近端血流相关性动脉瘤;(5)血流无关性动脉瘤

（二）流行病学

有关文献报道，动静脉畸形合并动脉瘤的发生率为 5.8%～58%（表 3-5）（图 3-24、图 3-25）。这种差异是由多因素引起的，主要包括定义不同、数据收集方法学不同和入组标准不同等。

表 3-5　AVM 合并动脉瘤的报道

| 年代 | AVMs | 动脉瘤（百分比） | 多发动脉瘤 | 供血动脉上 | 畸形团内 | 血流无关 |
|---|---|---|---|---|---|---|
| 1966 | 490 | 37(7.6%) | | 15/34(37%) | NE | 18/34(43%) |
| 1987 | 414 | 45(11%) | | 42/45(93%) | NE | 3/45(7%) |
| 1990 | 91 | 16(17.6%) | | 25 | NE | |
| 1992 | 400 | 39(9.8%) | | 63/64(98%) | NE | 1/64(2%) |
| 1994 | 100 | 58(58%) | 34/58(58.6%) | | | |
| 1998 | 632 | 97/632(15.3%) | | 71pts(11.2%)有123 个血流相关性动脉瘤 | 35(5.5%) | 5/632(0.8%) |
| 1998 | 600 | 45(7.5%) | 51% | 30/45(66%) | NE | 15/45(33%) |
| 2000 | 662(治疗 450) | 305(46.1%) | 205/305(67.2%) | 138/450(30.7%) | 181/450(40%) | |
| 2000 | 222：(198 幕上，24 幕下) | 13/222(5.8%)；幕上3.5%，幕下 20.8% | 1/222(0.045%) | 全部 | NE | 1/222(0.045%) |
| 2000 | 172 | 25(14.5%) | 18/25(72%) | | | |
| 2001 | 270 | 30(11%) | 14/30(47%) | 全部 | NE | |
| 2002 | 463 | 117(25.3%) | 24/117(20.5%) | 77/463(17%)；54/117(46%) | 35/463(8%)；21/117(17.9%) | 32/463 （7%）；18/117(15.3%) |
| 2002 | 总计 336-82/254 | 28(34%)(UCSF)/74(29%)(CPMC) | | 16/82(23%)35/254(16%) | 11/82(17%)23/254(11%) | 2/82(4%)10/254(5%) |
| 总计 | 4852 | 929/4852(19.1%) | | | | |

注：缩略词：AVM,脑动静脉畸形；NE,未评估。

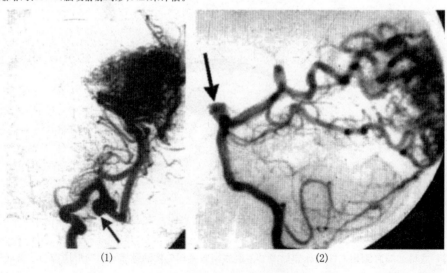

(1)　　　　　　　　　　　　　(2)

图 3-24　位于近端的动脉瘤

(1)M₁-M₂ 结合部；(2)基底动脉顶端

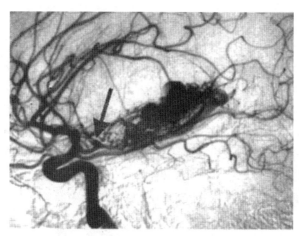

图 3-25　脉络膜前动脉上的供血动脉远端动脉瘤

　　BAVM 合并动脉瘤的发生率无性别差异。随着年龄的增加,血流速度加快、畸形团变大,合并动脉瘤的概率也增加。动静脉畸形合并多个动脉瘤的报道很多,但差异也很大。数据资料显示接近一半的动静脉畸形合并动脉瘤患者有一个以上的动脉瘤,其中相当大的比例为两个以上动脉瘤。

　　(三)动静脉畸形合并动脉瘤的发病机制

　　目前有三个主要的理论解释动静脉畸形合并动脉瘤的发生,认为由巧合、先天性的血管缺陷、高血流动力性因素所致。

　　早期认为,这两种病变之间的联系只是偶然的巧合并存的关系,对于没有特定风险因素的成人,颅内动脉瘤单独存在的发病率约为 2.3%,许多研究报道了相当高的动静脉畸形合并动脉瘤的发病率,远高于巧合并存的发病率,因此近年来,这一理论已很少被采用。

　　目前为止,没有一种潜在的先天性血管缺陷能够解释动静脉畸形与动脉瘤的并存,但是,与正常脑血管相比,动静脉畸形的供血动脉上有一些异常的基因表达,这更可能是高血流动力学引起的结果,而不是动静脉畸形的潜在发生原因。

　　血流动力现象为解释 BAVM 合并动脉瘤提供了一个合乎逻辑的发病机制理论。这一理论最初由 McKissock 在 50 年前提出,该理论基于动静脉畸形中多在动静脉分流高流量血管处有动脉瘤的生长。高血流动力导致供血动脉血管壁的剪切力增加,促进动脉瘤的形成,这种机制在所有类型动脉瘤的形成、生长和破裂中已经被确认起重要作用。

　　支持高血流机制学说的证据,来自于观察到这样的现象:供血动脉与非供血动脉相比,动脉瘤更常出现在动静脉畸形的供血动脉上。还有一个重要的趋势,动脉瘤更多地发生在较大的高流量的动静脉畸形的供血动脉上,较少发生在较小的低流量的动静脉畸形供血动脉上。另外,许多动静脉畸形相关的动脉瘤,在动静脉畸形治疗后,随着动静脉分流的减少,动脉瘤常缩小。

　　其他的争论主要围绕畸形团内动脉瘤的病因学展开,许多学者相信,畸形团内动脉瘤的病变,为位于紧邻畸形团的供血动脉最远端末梢分支上的真性动脉瘤。然而,另外一些学者则认为,一些所谓畸形团内动脉瘤的病变,只是扩张的动脉袋的早期造影剂充盈而不是真性动脉瘤;另一些病变则是早先畸形团出血后残余的假性动脉瘤。

（四）临床意义

关于动静脉畸形合并动脉瘤的自然史争论很大，尚没有达成统一的共识。部分原因是，这种不确定性是由于动静脉畸形合并动脉瘤以及动静脉畸形本身的异质性。

一些资料显示，动静脉畸形伴随动脉瘤时，首次及再次出血率均明显升高。一个研究数据显示，动静脉畸形合并动脉瘤者在确诊后随访的 5 年内，每年出血的风险达 7%，远高于动静脉畸形不伴有动脉瘤时每年 1.7% 的出血风险。多项研究证实，BAVMs 合并动脉瘤的出血者中，50%～80% 由动脉瘤破裂引起。Redekop 等发现，畸形团内动脉瘤与初次再次/多次出血的发生率密切相关。

相反，有些研究没有发现首次出血与任何类型的动脉瘤有相关性，Halim 等研究了来自两个样本库 336 例患者中动静脉畸形合并动脉瘤与颅内出血的关系。两个样本库中，动脉瘤的发病率是相似的，他们发现在其中一个样本库中首发症状为出血与伴有动脉瘤是相关的，而在另一个样本库中却表现出相反的趋势。

动静脉畸形合并的动脉瘤位于幕下时，可能更易破裂出血，一项研究对 222 例动静脉畸形患者进行了统计，其中有 5 例动脉瘤位于幕下，常位于供血动脉远端，其中 75% 是颅内出血的原因（图 3-26 和图 3-27）。

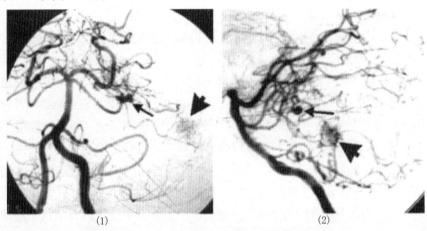

(1)　　　　　　　　　　　　　　(2)

图 3-26　小脑上动脉上的供血动脉远端动脉瘤

(1)正位；(2)侧位

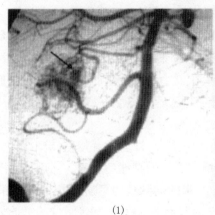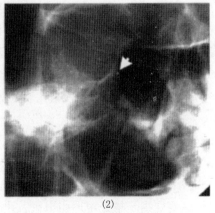

(1)　　　　　　　　　　　　　　(2)

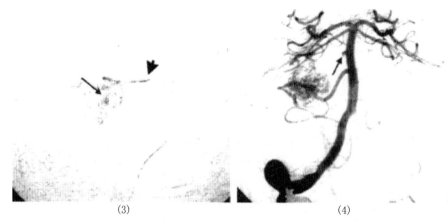

(3)                                    (4)

图 3-27 (1)中示畸形团内动脉瘤,动静脉畸形(AVM)出血的部位(箭头),未减影(2)和减影(3)显示微导管在供血动脉根部注射栓塞剂(长箭头:动脉瘤;短箭头:微导管头端),(4)中显示栓塞后,供血动脉根部(长箭头)或动脉瘤未显影,残余畸形团行放射外科治疗

Kaptain 等评估了 27 例小脑动静脉畸形合并动脉瘤患者,89%出现动脉瘤破裂的症状。Khaw 等报道对比幕上动静脉畸形,幕下动静脉畸形合并动脉瘤发病率更高;相比于单纯幕下动静脉畸形,幕下动静脉畸形合并动脉瘤发生颅内出血的风险更高。

(五)治疗方法

为动静脉畸形合并动脉瘤的患者推荐特定的治疗措施是很困难的,但一般性的指导方针已经明确(表3-6)。对出血的患者来说,第一步,需要明确什么部位是出血的责任血管部位,它是最先需要治疗的血管部位,如上面所提到的,与幕上动静脉畸形相比,后颅窝的动静脉畸形来自供血动脉的动脉瘤破裂出血的比例更高(图3-28)。当不能明确出血来源时,由于动脉瘤破裂出现再次出血的概率较高,且较动静脉畸形破裂出血更危险,治疗应优先选择治疗动脉瘤。

表 3-6 动静脉畸形(AVM)合并动脉瘤患者出血的治疗

| 项目 | 动脉瘤的部位 | 处理 |
|---|---|---|
| 动脉瘤出血 | | |
| AVM 能够切除 | 畸形团内动脉瘤 | 同时切除 AVM 和动脉瘤 |
| | 远端动脉瘤 | 首先治疗动脉瘤,同时考虑切除 AVM |
| | 近端动脉瘤 | 首先治疗动脉瘤,同时考虑切除 AVM |
| | 血流无关动脉瘤 | 首先治疗动脉瘤 |
| AVM 不能切除 | 畸形团内动脉瘤 | 栓塞动脉瘤及载瘤动脉末端 |
| | 远端动脉瘤 | 治疗动脉瘤 |
| | 近端动脉瘤 | 治疗动脉瘤 |
| | 血流无关动脉瘤 | 治疗动脉瘤 |
| AVM 出血 | | |
| AVM 能够切除 | 任何部位 | 首先治疗 AVM,如果风险较低,考虑同时治疗远端动脉瘤 |
| AVM 不能切除 | 畸形团内动脉瘤 | 考虑首先栓塞动脉瘤,然后行放射外科治疗 |
| | 远端动脉瘤 | 考虑首先治疗动脉瘤(有争议) |
| | 近端动脉瘤 | 首先治疗 AVM |
| | 血流无关动脉瘤 | 首先治疗 AVM |

续表

| 项目 | 动脉瘤的部位 | 处理 |
|---|---|---|
| 出血灶不明确 | | |
| AVM 能够切除 | 畸形团内动脉瘤 | 同时治疗动脉瘤和 AVM |
| | 远端动脉瘤 | 同时治疗动脉瘤和 AVM |
| | 近端动脉瘤 | 首先治疗动脉瘤 |
| | 血流无关动脉瘤 | 首先治疗动脉瘤 |
| AVM 不能切除 | 畸形团内动脉瘤 | 首先栓塞畸形团内动脉瘤及载瘤供血动脉末端 |
| | 远端动脉瘤 | 治疗动脉瘤 |
| | 近端动脉瘤 | 治疗动脉瘤 |
| | 血流无关动脉瘤 | 治疗动脉瘤 |

缩略词：AVM，脑动静脉畸形

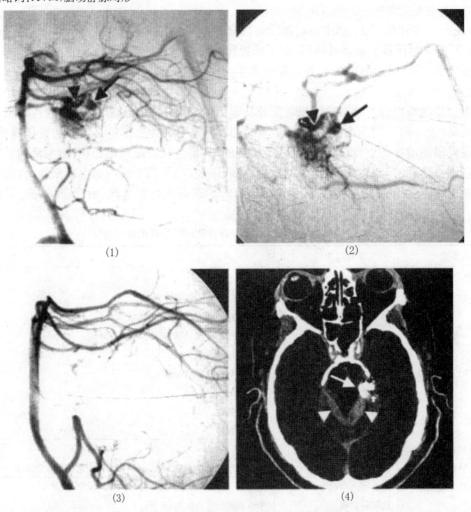

(1)        (2)

(3)        (4)

图 3-28 小脑 AVM 伴出血，供血动脉末端扩张合并动脉瘤，栓塞治疗

椎动脉侧位选择性(1)和超选择性(2)造影显示小脑 AVM，供血动脉末端扩张(短箭头)合并动脉瘤(长箭头)；(3)NBCA 栓塞后，供血动脉根部或动脉瘤均未显影；(4)头颅 CT 显示高密度的出血(短箭头)围绕着 NBCA 栓塞的动脉瘤(长箭头)

当明确动静脉畸形为出血来源时,一般应优先处理动静脉畸形,有许多不同的预防性处理动脉瘤的推荐方案。有些学者推荐在确定性治疗动静脉畸形前先治疗供血动脉的动脉瘤。然而,其他学者认为,动静脉畸形治疗后血流量的减少,常导致畸形团外动脉瘤的修复消失,因此不需要直接治疗动脉瘤。

## 七、脑动静脉畸形的栓塞治疗

### (一)栓塞治疗适应证

动静脉畸形的彻底治疗,需要将畸形团完全栓塞或切除,以防出血。目前治疗方式的选择包括栓塞治疗、显微血管外科治疗、立体定向放射治疗、多种方式联合治疗。目前尚无随机对照研究对手术治疗和保守治疗进行比较,因此,脑动静脉畸形(BAVM)的治疗目前还在研究中,尤其是对于未破裂过的 BAVM。最近一项基于人口统计的前瞻性群组调查研究发现,积极手术治疗有潜在的短期(3 年)预后破裂风险。相反,一项对 623 例保守治疗的动静脉畸形患者的长期随访研究(随访时间中位数为 11.9 年)发现,积极手术治疗会降低 BAVMs 相关死亡率。一项针对脑 AVMs 的多中心的随机临床试验(ARUBA 试验)正在实施,此试验主要比较介入治疗(栓塞、放射神经外科、两者结合)和保守治疗动静脉畸形后 5~10 年预后。

联合治疗的目的是降低死亡率,提高整体治愈疗效。在很多医院,BAVM 栓塞主要是在外科手术前,以降低手术致残率和致死率。介入栓塞治疗后放射神经外科治疗的目的,是对畸形团永久栓塞,立体定向放射治疗利用高剂量射线,将剩余畸形团全部闭塞。在少数情况下,可单独行栓塞治疗,尤其是对于畸形团体积小、外科手术难度大的动静脉畸形。对于不能治愈的 BAVM,栓塞治疗被偶尔用于缓解症状。最理想的情况是多学科联合评估,给每一位患者制订个体化的治疗方案。

#### 1. 术前栓塞

脑动静脉畸形的栓塞治疗,可通过多种手段改善外科手术的结果。通常情况下,最有价值的做法是,去除外科手术难以到达的深部供血动脉。后者的术前栓塞,能使一些原本不能手术切除的动静脉畸形成功地予以切除,而且,栓塞治疗能缩短外科手术的时间,减少术中出血量。栓塞的血管在手术中也很容易判别,这一点在手术切除畸形团及其供血动脉、保留供应邻近功能脑组织的过路动脉时,能起到路图的作用。另外,大的、高流量的动静脉畸形的分次栓塞,能减少由于血流动力学的快速改变(如正常灌注压突破)而引起严重出血的发生率。最后,供血动脉和畸形团内动脉瘤的术前栓塞,能消除那些手术中出血的血管构筑风险因素。

许多表浅的 Spetzler-Martin 分级 I~II 级的脑动静脉畸形,在没有术前栓塞的情况下,能行外科切除,并发症发生率和死亡率很低。然而,有些 I~II 级动静脉畸形,存在外科手术难以达到的深部供血动脉。而且,当 I~II 级的动静脉畸形合并畸形团内动脉瘤且临床表现有急性出血时,栓塞治疗可以使病情稳定而等待手术的实施。栓塞治疗更常用于 Spetzler-Martin III 级的动静脉畸形,尤其是位于中央区、功能区部位,有深部供血动脉的畸形团。术前栓塞(常分次栓塞)也常应用于 Spetzler-Martin 分级。但 IV~V 级仍可考虑外科切除动静脉畸形。

#### 2. 放射外科治疗前栓塞

在不同的治疗中心,联合应用栓塞治疗和放射外科治疗的选择存在很大的差异。有些中心常应用血管内栓塞,辅助立体定向放射治疗较大的动静脉畸形,这时栓塞主要用于减小动静脉畸形的大小,提高立体定向放射治疗的治愈率,后者随着动静脉畸形体积的增大而减低。

这种情况下,栓塞治疗的目的是缩减畸形团体积,提高立体定向放射治愈率。栓塞也应用于放射治疗前闭塞畸形团内动脉瘤,因为在放射治疗产生作用前,动脉瘤是有出血风险的,栓塞也可以闭塞对放射治疗不敏感的高流量的瘘。反复栓塞或外科手术,也能用于治疗放射外科后仍存在的残余动静脉畸形。

3. 治疗性栓塞

当前脑动静脉畸形治疗性栓塞的应用,仍然是有一定限度的(图 3-29)。虽然栓塞治疗能够成功闭塞一些小的供血动脉不多的动静脉畸形,但大的、复杂的动静脉畸形很少能完全治愈。近些年的经验表明,治愈性栓塞率随着 Onxy 的使用而增高,但是其安全性和长期性仍然不能确定。大多数能通过栓塞治愈的脑动静脉畸形,也能通过手术完全切除,而仅有很低的并发症发生率和死亡率。因此,在考虑到治疗性栓塞所带来的风险后进行尝试性的栓塞往往遭到质疑。但位于深部中央区、体积较小、供血动脉不多的脑动静脉畸形例外,这种畸形常能栓塞治愈。

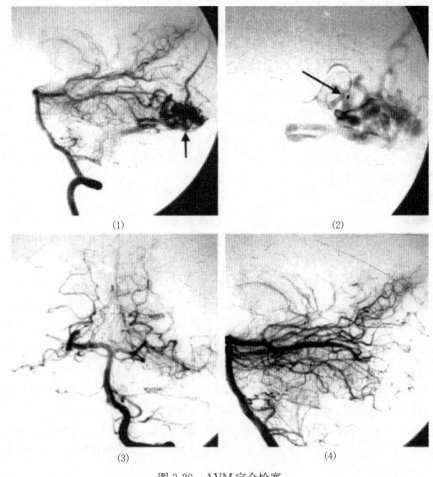

(1)                                    (2)

(3)                                    (4)

图 3-29　AVM 完全栓塞

(1)侧位造影显示枕部 AVM(长箭头);(2)超选择性造影(长箭头:微导管头端);(3)和(4)栓塞后正侧位显示畸形团完全不显影

4. 姑息性栓塞

姑息性栓塞作为保守性策略,常不能改善大多数难治性动静脉畸形的预后,然而,有些情况还是适合选择姑息性栓塞的。具体包括:有盗血或机械压迫引起的症状,要闭塞特定的引起反复出血的动脉瘤,要栓塞来自脑膜的血供,要减轻顽固性头痛。

(二)栓塞工具和技术

1.微导管和导丝

目前可用于液体栓塞的血流漂浮型微导管、导丝引导型微导管,在设计上是安全可靠的,能进入颅内循环最末梢的部位。这些微导管分为数个柔软性渐进的部分,管尾部分相对较硬、壁较厚,利于纵向输送和提供有效的扭矩力。中间过渡部分壁较薄、更加柔软,但仍然是"可推动"的。末梢部分很细(外径 1.3~1.8 F),极其柔软,有很好的顺应性,不提供内传纵向力。微导管的顶端稍呈球形,以有利于在血流的推动下向前漂移。微导管的表面涂有亲水涂层,可以减低凝血性,利于通过小的弯曲血管,防止栓子黏附。设计用于脑动脉内的导丝(0.008~0.014 英寸)有非常柔韧的末梢部分及可塑形的铂金顶端,覆盖有亲水涂层,以减少导丝与导管的摩擦,即使在通过数个弯曲后,导丝仍然是"可扭转的"。目前最细的导丝是0.008英寸的 Mirage(EV$_3$,普利茅斯公司,明尼苏达州,美国),能够顺利引导用于液体栓塞的血流漂浮型微导管和导丝引导型微导管。

2.栓塞剂

目前应用的栓塞剂一般分为三类:固体栓塞材料(弹簧圈、丝线、球囊),颗粒(聚乙烯醇粒子 PVA),液体栓塞剂(丙烯酸树脂基黏合剂、Onyx、乙醇)。弹簧圈主要用于栓塞大型直接的动静脉瘘和 BAVM 相关动脉瘤。用 PVA 的颗粒栓塞,在大多数医疗中心已经被液体栓塞所取代。目前无水乙醇和丝线很少用于 BAVMs 的栓塞。

3.聚乙烯醇颗粒

在液体栓塞剂使用前,通常用 PVA 颗粒来栓塞动静脉畸形。PVA 颗粒有多种不同的大小,为 50~1 000 $\mu m$,它们可透 X 线,使用时和碘对比剂混合。PVA 颗粒常和弹簧圈或丝线联合应用,以使颗粒在栓塞位置更加稳定,尤其在大的动静脉分流存在时。虽然近年来在联合使用血流导向或导丝辅助微导管后,远端的 PVA 栓塞成为可能,由于使用较大的 PVA 颗粒(≥500 $\mu m$),大直径(如 3 Fr)的微导管成为必需。

和液体栓塞剂相比较,PVA 颗粒有几个缺点:它们常堵塞漂浮型微导管头端,而且由于 PVA 颗粒是可透 X 线的,不能明确它们所在的部位;它们常聚集在一起,闭塞供血动脉而不是畸形团,畸形团能形成新的血供而继续存在。非永久性栓塞对于以治愈为目的或者作为放射治疗的辅助疗法的栓塞治疗来说,是不被人们所期望的。但是,不能永久性的栓塞对术前 PVA 辅助栓塞来说,可能不是显著的缺点。一项前瞻性、随机性、多中心临床试验认定,PVA 和氰基丙烯酸黏合剂(NBCA)在脑动静脉畸形术前栓塞中,安全性和有效性是相似的。

4.氰基丙烯酸正丁脂(NBCA)

氰基丙烯酸黏合剂用于脑动静脉畸形的栓塞治疗已经 20 多年了,随着 NBCA 的更新换代以及微导管和导丝工艺的进展,以及 NBCA 本身成分的改善,早期阻碍氰基丙烯酸黏合剂广泛应用的问题已经解决。液态的 NBCA 单体与血液中的亲核基团发生释放热量的快速催化聚合反应,在血管内膜上形成黏的、不可降解的固体。

NBCA 有许多利于脑动静脉畸形栓塞的属性;液态的单体能够通过小的(1.5 Fr 和1.8 Fr)血流导向的微导管进行注射,这些微导管能安全可靠地置于供血动脉的末端和畸形团内,导管放置的最末端位置应尽可能使栓塞剂足够渗透进入畸形团,达到永久性闭塞,并将误栓正常分支的风险降到最小。

　　NBCA 聚合的速率可以根据需要进行调节。栓塞的目的是,在畸形团内形成一个固态铸型,避免在供血动脉中过早地发生聚合反应和在引流静脉出口处过晚地发生聚合反应。纯NBCA 几乎在导管尖端即刻形成聚合反应,后者在闭塞一个直接的高流量的瘘时是必要的,但不能使 NBCA 更好渗透进入丛状畸形团。加入碘油减慢了聚合的速率,使栓塞剂更好地渗透进入畸形团内,聚合反应的速率随着加入碘油量的增加而逐渐减慢。碘油和 NBCA 混合的目的是,达到最佳的畸形团内渗透。微导管的位置呈"楔形"嵌入动脉(导管阻塞血管腔),使液体向前流动受控于注射的速率,使注射的速度更慢,更易于控制。在这种情况下,常选择使用聚合速度慢的稀释 NBCA 或碘油 NBCA 混合物。冰醋酸作为一种可供选择添加的物质,减慢聚合反应的速率,而不引起碘油/NBCA 高浓缩混合物黏滞度增加,这使混合物更容易在畸形团内渗透,形成固体铸型。

　　有人认为 NBCA 栓塞动静脉畸形后,形成良好的铸型部分是永久性的闭塞。然而,组织病理学显示,NBCA 未完全栓塞的动静脉畸形可有毛细血管的再生。畸形团内固态的 NBCA铸型,是确保动静脉畸形永久性栓塞的基本条件。楔入畸形团的微导管和微导管漂浮技术,可以提高栓塞效率(图 3-30)。NBCA 引起的血管炎性反应导致血管坏死和纤维化,这些组织学反应反过来可以促进永久栓塞。因此,NBCA 具有将难以手术的 BAVMs,转变为可以手术切除的病变的潜能,可以减小畸形团的体积,利于放射神经外科的治疗,对于一些小的NAVMs 还可以完全治愈。

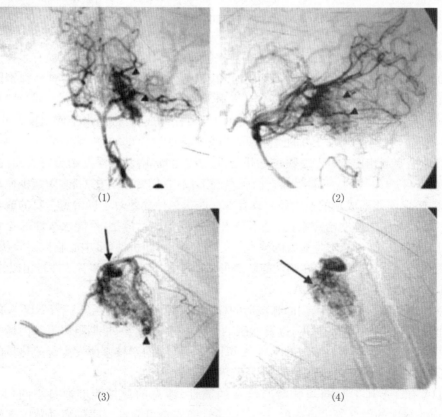

(1)　　　　　　　　　　　　　　　　(2)

(3)　　　　　　　　　　　　　　　　(4)

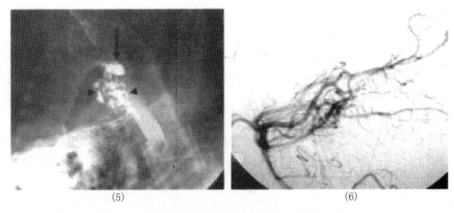

图 3-30　畸形团内假性动脉瘤伴出血，导管楔入栓塞

［(1)、(2)正侧位造影显示丛状型小脑 AVM；(3)超选择性小脑上动脉造影显示畸形团内大的假性动脉瘤(长箭头)和小的畸形团内动脉瘤(短箭头)；(4)导管楔入注射造影剂见假性动脉瘤及上部 AVM 显影(长箭头：微导管头端)；(5)NBCA 铸型(长箭头：假性动脉瘤，短箭头：上部畸形团)；(6)栓塞术后侧位

NBCA 栓塞脑动静脉畸形后有利于外科手术切除，血管是容易被推挤和离断的，而且栓塞后的供血动脉很容易辨别，并可与没有栓塞的供应正常脑组织的穿支血管区分开来(图 3-31)。另外，畸形团的栓塞在动静脉畸形和正常脑组织之间，提供了一个明确的界限。

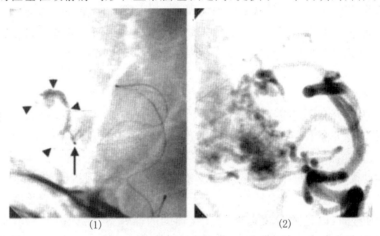

图 3-31　Onyx 栓塞术中造影

(1)侧位 Onyx 铸型(短箭头)和微导管头端(长箭头)；(2)栓塞术中经引导导管侧位造影

5. Onyx

EV₃ 是预混合的液体栓塞剂，由乙烯-乙烯醇共聚物(EVOH)和钛粉(增加不透 X 线性)溶入二甲亚枫(DMSO)组成。EVOH 含有 48 mol/L 乙烯和 52 mol/L 乙烯醇。1990 年，有学者首先报道了用 EVOH 混合甲泛影葡胺粉(不透 X 线性)，溶入 DMSO 中栓塞脑动静脉畸形。随后的研究发起了一个多中心随机对照试验，证明在脑动静脉畸形术前栓塞中，减少了不少于 50% 的畸形团体积。Onyx 对比于 NBCA 显示出优良特性，这一结果使 FDA 在 2005 年批准了 Onyx 用于脑动静脉畸形的术前栓塞。

Onyx 是非黏附性液体栓塞剂，注射时作为聚合物结合在一起，但它不黏附于血管内皮或微导管的末端；当该聚合物遇到盐水或血液时，DMSO 从聚合物中快速弥散逸出，使聚合物沉淀为柔软的、海绵状的固体，沉淀过程由外向内进展，形成外表面固化而内部仍呈液态的中心,随着固化的逐渐进展继续向前流动。注射过程中,Onyx呈圆柱状沿着最小阻力的路径向前流动,聚合物沉淀的速度与溶液中EVOH的浓度成比例。当前,用于脑动静脉畸形栓塞的商用EVOH聚合物有两种:Onyx18(含6% EVOH)和Onyx34(含8% EVOH)。Onyx18由于较低的黏滞度和较慢的沉淀速度,注射时行程更远,更易深入地渗入畸形团,可用于供血动脉末梢注射、进入丛状畸形团实现栓塞,而Onyx34被推荐用于栓塞高流量的动静脉瘘。这两种成分的聚合物,均在5 min内发生完全固化。

选择DMSO作为溶剂,是因为它在水溶液中的快速弥散性和已知的生物学性质。但DMSO有毒性,不良影响包括血管痉挛、血管壁坏死、血栓形成、血管破裂,这些与DMSO灌注量及与血管内皮接触时间相关,当DMSO灌注的速度没有超过0.25 mL/90 s时,一般不会发生严重的毒性反应。只有特定的微导管(Ultraflow,Marathon,Echelon;ev3 Endovascular)能用于Onyx注射,因为DMSO对不配套的导管有腐蚀作用。DMSO的使用可使患者在Onyx栓塞术后数小时闻到类似大蒜样的味道,术后2~3 d患者的皮肤和呼吸出现特殊的气味。

与NBCA相比,Onyx的非黏附性显示了若干优点。由于Onyx是非黏附性的,固化时间比NBCA慢得多,标准注射时间更长(数分钟),且更易控制,使栓塞过程更加从容。如果术中需要,术者有足够的时间多次血管造影,分析栓塞进程,而且栓塞剂在供血动脉近端反流和堵塞远端引流静脉出口的风险都很低。与NBCA相比,Onyx可获得更完全的畸形团的固态铸型,提高动静脉畸形的治愈率。但以上结论仍需进一步验证。导管还能重新放置到第二根供血动脉,进行再次栓塞,而使用NBCA是不可能进行再次栓塞的。最后,使用Onyx一般不会将导管头端黏结于血管内,虽然曾有导管头黏附于血管内的病例。

(三)栓塞技术

1.血管的选择

栓塞脑动静脉畸形的技术需要合适的微导管,以进入畸形团供血动脉的最末梢部位。末端弯曲并带有蒸汽塑形的微导管(1.5 Fr或1.8 Fr,Spinnaker Elite,Natick,U. S.)在路图指示下操纵进入血管。血管内操作主要有两种技巧:血流导向和导丝辅助。血流导向操作是利用动脉血流,推动柔软易曲的导管末端部分及稍呈球形的导管顶端向前移动,导管顶端将优先进入高流量的血管,通常是供血动脉。血流导向的操纵方法,也有利于通过注射造影剂、改变微导管末端的弯曲,以进入分支血管。导丝辅助的操作方法:先以0.008英寸的Mirage(ev3 Inc.)导丝进入微导管的远端部分通过增大微导管的"可推动力"并改变导管末端的形状,带动微导管向前。导丝的伸缩也促使微导管末端弹簧式前进。必要时,Mirage导丝能够伸出导管末端较远位置,进入解剖上很难进入的血管,必须谨慎操作,防止穿破血管或内膜剥脱。目前使用的Onxy配套微导管比较柔软,一般需要导丝导引向前。使用去甲肾上腺素升高血压、用罂粟碱等扩张血管也能使远端导管更易向前移动。

2.诱发试验(超选择性Wada试验)

脑动静脉畸形栓塞治疗,约引起10%永久性神经功能缺失。许多神经功能缺失,是由于栓塞了动静脉畸形供血动脉的分支血管(仍供应正常脑实质组织)。诱发试验(超选择性Wada试验),能通过血管造影,辨识出发自靶动脉的供应功能区脑实质的血管,可以防止神经功能缺失并发症的发生。将微导管放置于预栓塞的部位,通过微导管向动脉内注入异戊巴比妥,并进行适当的神经学测验。尽管一些专家强烈建议开展诱发试验,但也有另一些专家认为诱发试验并不是完全必需的。

### 3. NBCA 技术

选择合适微导管,联合利用血流漂浮和导丝引导的方式(根据所选择的血管),通过脑血管系统进入靶动静脉畸形供血动脉,微导管顶端进入靶供血动脉末梢部位,采用游离或楔形的导管,顶端位置取决于术者偏好及畸形团的解剖结构。调整消除微导管过度松弛的部分(多余的环),有利于栓塞后能尽快撤出微导管。用 1 mL 注射器缓慢手推。超选择性造影可分析血管构筑,如果没有见到明显的正常分支血管,可用异戊巴比妥进行诱发试验。

楔形注射时,戴清洁干净的手套后,在单独的消毒台上配置 NBCA/碘油/钛粉的混合物,防止离子催化剂的污染,用玻璃注射器以 1 mL NBCA∶(2～3)mL 碘油的比例,配制相对较稀浓度的 NBCA 混合物(25%～33%),Trufill 套装中含有钛粉小瓶,加入钛粉后可以提高混合物的不透 X 线性(Trufill;Codman Neurovascular,Raynham,Massachusetts,U. S.)。在路图下,造影剂试验性注射,以证实微导管的位置,测试最佳注射速度。5%葡萄糖注射液冲洗微导管,冲出管腔内所有的离子催化剂,然后将稀释的 NBCA 溶液缓慢地注射入畸形团,时间超过 15 秒,注射期间连续路图下观察。调整注射速度以获得畸形团固态铸型而又不引起近端反流,如果有微量的 NBCA 进入引流静脉,暂停注射数秒钟,如果观察到继续向畸形团充盈,则再次开始继续注射;如果再有微量 NBCA 进入引流静脉,则终止注射;如果发生近端反流,也立即终止注射。微导管撤出时快速拔出,在透视下检查引导导管头端,然后进行栓塞后造影。

非楔形注射操作方式与上述方法基本相似,但较快的血流量和通过畸形团较短的动静脉循环时间,决定了所使用的 NBCA 溶液的浓度更高,注射速度更快,注射时间更短(1～3 秒)。如果存在一个大的直接的动静脉瘘,尽可能地控制性降压,使用高浓度的 NBCA 混合物,这种情况下,可以先将弹簧圈注入动静脉瘘处,减慢血液流速。

笔者所在医疗中心做的一次典型的栓塞中,最多栓塞畸形团的 33%,以将正常灌注压突破引起出血的风险降到最低。出现引流静脉瘀滞时应停止栓塞,尽可能减低由于静脉流出道阻塞引起术后出血的风险。

### 4. Onyx 技巧

应用 Onyx 栓塞会引起疼痛,全麻可以减轻疼痛并使因疼痛而引起的躁动最小化。将与 Onyx 相配套的微导管进至供血动脉末端。通常,Onyx 溶液必须强烈振荡 20 min 才能充分混匀悬浮的钛粉,振荡应该一直持续到恰好栓塞前,如不这样做,可能会导致术中显影不充分,生理盐水冲洗导管并以纯 DMSO 溶液完全充满管腔。将 Onyx 混合物抽进专用的 DMSO 1 mL 注射器,注射器连接微导管,开始以 0.25 mL/90 s 的速度缓慢、稳定地注射,以 Onyx 替换管腔中的 DMSO。注射过程中,管腔未完全被 Onyx 替换前,即开始路图观察。Onyx 推注出微导管后,以 0.1 mL/min 的速度持续注射,缓慢稳定的注射常能获得最佳的畸形团内渗透。注射速度的变化常导致近端的反流,为防止血管毒性反应,注射速度不超过0.25 mL/s。

Onxy 栓塞通常使用"塞子和推挤"技术,一个 Onxy 栓子会在导管头端形成,栓子具有防止反流和促进胶体向前的作用。当开始注射后,某一时间点胶体不再向前流动并出现反流,围绕导管头端的近端反流应该被限制在数毫米以内,此时注射可以暂停 2 min 左右。再次注射时,这一过程将重复发生,反流引起新的栓子,直至微导管头端被 Onxy 包裹并形成坚固的栓子。在再次开始注射时,固化的塞子将阻止近端的反流,使 Onyx 向畸形团流动。开始注射时,操作者可以选择性地用 Onxy34 注射形成栓子,然后用 Onxy18 继续栓塞畸形团。导管头端的反流应该限制在 1~1.5 cm 以内,以免引起撤管困难。如果 Onyx 开始进入引流静脉,暂停注射以使混合物固化。再次开始注射时,后来的 Onyx 通常向畸形团内新的区域填充。注射暂停绝对不应超过 2 min 以防止 Onyx 在管腔内沉淀,如果注射时感到阻力,注射应该停止以避免导管破裂。若导管破裂,从导管裂口继续注射将会引起灾难性后果。

有两种拔出微导管的技术,慢的"牵拉"方式是指以持续而适度的张力作用在导管上,逐渐增加导管的撤出力量(按厘米计)。快速的"甩腕"技巧是先撤出导管足够的长度(3~5 cm)使导管形成轻微的张力,然后快速地从左向右甩腕(不是整个手臂)10~20 cm。牵拉的太远或力量太粗暴,都会有引起导管断裂的风险。

(四)栓塞术后处理

栓塞术后患者在神经外科重症监护病房观察 24 h,第二天可以出院。如果栓塞大型高流量动静脉畸形,术后 24 h 适当控制性降压(平均动脉压降至正常时的 90%)。对大型高流量的脑动静脉畸形分期栓塞,每次栓塞间隔 3~4 周。

(五)结果

关于脑动静脉畸形治疗结果的文献报道,大多是无严格对照的单个医疗机构的病例研究。多数研究证实了栓塞治疗在部分脑动静脉畸形病例中的重要作用。然而,这些研究均是相对小样本的研究,而且在病例选择标准、栓塞技巧、病例评估和随访期等方面都存在很大差异。目前需要像 ARUBA 这种多中心、随机的、严格对照的临床试验,为选择最佳的治疗方案奠定科学的基础。因为脑动静脉畸形的栓塞治疗主要是外科手术切除和放射外科的辅助治疗,临床试验必须将未治疗的、个体化治疗的、联合治疗的 AVM 总体效果进行比较。

1. NBCA 与 Onxy

对于大多数 BAVM,尤其是对于丛状的致密畸形团,在 Onxy 匹配导管能够输送到畸形团的情况下,许多神经介入医师已经用 Onxy 取代了 NBCA。Onxy 的潜在优点包括能栓塞更多的畸形团(治愈的可能性更大)和栓塞过程更加安全。然而,现有的数据并不对这些结论持绝对支持态度。

到目前为止,只有一项随机对照试验对 NBCA 和 Onxy 栓塞脑动静脉畸形进行了比较。这一试验是为了证实 FDA 批准 Onxy 的非劣效性。最初的目标是栓塞后动静脉畸形团体积缩小≥50%,结果显示 96% 的病例 Onxy 栓塞畸形团体积≥50%,而 NCBA 只有 85%,但这一差异并没有统计学意义。手术时间及失血量等次要标准,两者也没有显著差异。另外,严重并发症的发生率两者相似。

最近,几项临床病例分析表明部分 BAVM 患者使用 Onxy 栓塞是可以达到彻底治愈的,这一方面比 NBCA 效果要好(表 3-7)。有报道显示 Onxy 治愈率达到 50%。然而,有学者认为完全栓塞率提高的同时,并发症的发生率和死亡率也提高了,目前尚无直接证据证实完全栓塞与常规联合治疗的预后的差异。体积较小的(<3.0 cm)、致密的、浅静脉引流的丛状脑动静脉畸形完全栓塞的成功率较高,但这种动静脉畸形一般可以通过外科手术切除,发病率和死亡率均较低。另外,Onxy 栓塞后血管再通的病例也有报道。令人担忧的是,最近有学者报道了 6 例 Onxy 栓塞的病例,术后造影提示畸形团完全栓塞,但是开颅手术时仍可见有畸形团的残留。最近有一项对人 BAVM 标本的组织学研究发现人 Onxy 对小的畸形团血管渗透性较 NCBA 高。值得注意的是,有证据显示 Onxy 栓塞后血管再通比例为 4/22(18.2%),而尚无证据证实 NBCA 栓塞后出现血管再通。这就使我们不得不思考 Onxy 栓塞后的长期

效果。

表 3-7　近期大型 Onxy 栓塞 BAVM 临床数据统计(死亡率、致残率、畸形团完全栓塞)

| 作者 | 年代 | 患者总数 | 死亡率 | 永久性并发症发生率 | 完全栓塞率 |
|---|---|---|---|---|---|
| Mounayer(135) | 2007 | 94 | 3.2%(3/94) | 8.5%(8/94) | 49%(26/53) |
| VanRooji(136) | 2007 | 44 | 2.3%(1/44) | 4.6%(2/44) | 16%(7/44) |
| Weber(122) | 2007 | 93 | 0(0/93) | 9.7%(9/93) | 20.4%(19/93) |
| Katsaridis(93) | 2008 | 101 | 3%(3/101) | 8%(8/101) | 53.9%(28/52) |
| Panagiotopoulo(94) | 2009 | 82 | 2.4%(2/82) | 9.0%(7/78) | 19.5%(16/82) |
| Pierot(134) | 2009 | 50 | 4.0%(2/50) | 8.0%(4/50) | 8.3%(4/48) |
| Maimon(95) | 2010 | 43 | 0(0/43) | 7.0%(3/43) | 55%(16/29) |

最近报道了有关 Onxy 通过头端可脱式尖端微导管(阿波罗微导管)(SONIC,蒙特莫伦西公司,法国)栓塞动静脉畸形的病例,完全栓塞率高达 55%,并发症的发生率只有 7.0%。这种导管头端柔软并能在血中漂浮,栓塞过程中畸形团形成相对更加牢固的栓子时,可脱的头端可避免撤管时发生血管破裂。

不足为奇的是,Onxy 栓塞过程和透视时间比 NBCA 长,增加了患者和操作者所接受的射线量。

2.术前栓塞

许多病例研究对比了脑动静脉畸形外科手术切除术前有或无术前栓塞的两组病例,证实选择性术前栓塞改善了总的临床治疗结果,术前栓塞联合外科手术切除与单纯外科手术切除相比较,是符合成本效益的,患者每生命年的治疗调整成本节省高达 34%。

Pasqualin 对直接手术(27 例)和栓塞后手术(32 例)的大的、高流量的脑动静脉畸形进行了比较,结果显示术前栓塞可以减少术中出血,降低术后神经功能缺失、癫痫和死亡率。术后出现较大的新的神经功能缺失的发病率,单纯外科切除组是 31%,而外科切除联合术前栓塞组是 5%。

Demeritt 等对比了外科手术切除术前先以 NBCA 栓塞的 30 例和单纯外科手术切除的 41 例动静脉畸形患者,与单纯外科手术切除组相比,外科手术联合术前栓塞组平均 Spetzler-Martin 评分更高(分级Ⅲ～Ⅳ级分别为 89% 和 68%),畸形团的平均直径更大,分别为(4.2±1.5)cm 和(3.4±1.8)cm;但两周或更长时间的格拉斯哥预后分级评分显示联合治疗组比单纯手术组预后更好(两周后格拉斯哥预后评分 5 分分别为 70% 和 41%,长期的格拉斯哥预后评分 5 分分别为 86% 和 66%)。

相似的结果同样适用于 Onxy,Natarajan 等报道了术前用 Onxy 栓塞的 28 例 BVAMs 患者,平均 Spetzler-Martin 分级为 2.75,27 例彻底切除,1 例死亡(3.6%),1 例残疾(3.6%)。

3.放射治疗前栓塞

血管内栓塞减小畸形团体积,从而提高放射神经外科对脑血管畸形的治愈率,这一观念并未得到证实。

Gobin 等报道了 125 例采取栓塞和放射外科治疗的病例。接近一半的脑动静脉畸形直径大于 4 cm,大多数 Spetzler-Martin 分级为Ⅲ级或以上,栓塞治愈了 11% 的患者,并使 77% 的患者适合放射外科治疗。超过 50% 的直径在 6 cm 以上和超过 10% 的直径在 4～6 cm 的动静脉畸形,通过栓塞没能将畸形团的大小足够减小到适合放射外科治疗的范围。直径小于

4 cm 的脑动静脉畸形的总体治愈率是 76%～78%,4～6 cm 的动静脉畸形的治愈率是 59%,大于 6 cm 的动静脉畸形的治愈率是 7%。因此,辅助栓塞对直径在 4～6 cm 的脑动静脉畸形是最有效的。在治疗直径小于 4 cm 的动静脉畸形中,栓塞与放射联合治疗与单纯放射治疗相比,没有显示出显著的优势。栓塞与放射外科联合治疗没有显著提高病变直径大于 6 cm 的动静脉畸形的治愈率。放射治疗后至产生作用完全消除畸形团期间,畸形团仍有出血的可能,而放射前栓塞并不能防止这段潜伏期畸形团的出血。栓塞联合放射治疗后,在随访的 1～3 年,出血的年发生率约为 3%,类似于脑动静脉畸形出血率的自然史。

相反,Andrade-Souza 等发现 BAVM 放疗前的栓塞治疗能有效地提高放疗后的栓塞率。47 例放疗前栓塞的 BAVM 患者与 47 例单纯放疗的患者进行对比,两组患者在动静脉畸形的体积、位置和边界等方面无差异。3 年随访结果显示联合栓塞和放疗组的完全栓塞率为 47%,单纯放疗组的完全治愈率为 70%($P=0.036$)。两组的并发症发生率相似。预后方面,单纯放疗组并没有显示出明显的优势。Back 等发现,伽马刀术前栓塞,能改善对 BAVM 的疗效。

栓塞也可以用来治疗放疗后残存的动静脉畸形,Marks 等报道放疗后 24～55 个月(平均 34 个月)仍残留畸形团的 6 例患者,采取栓塞治疗,1 例完全治愈,3 例更易于外科手术切除,2 例使残余畸形团的大小减小到适合重复放疗,没有出现并发症。立体定向放疗后残余的瘘,同样可通过栓塞治疗解决。

4. 治疗性栓塞

由于选择性偏倚,不同的栓塞目的和栓塞技巧,目前各家报道的栓塞治愈率差异较大。供血动脉较少的小的动静脉畸形,通过血管内治疗治愈的可能性较大。在一项非选择性单纯 Onxy 栓塞治疗大多能够治愈的动静脉畸形的研究中报道,总的永久性栓塞治愈率在 5%～40%。在 Valavanis 和 Yasargil 研究的 387 例患者中,栓塞治愈率是 40%。与此相比,在有利于栓塞治疗的亚组中,有利于栓塞的血管构筑特征为一根或较少的优势供血动脉、没有进入畸形团的新生血管、没有畸形团内动静脉瘘,栓塞治愈率达 74%。

如上所述,最近的患者资料统计报道,用 Onxy 栓塞动静脉畸形,可达到较高的栓塞率(将近 50%),然而,在试图治愈的同时,并发症的发生率也在提高。一些在影像学上用 Onxy 得到完全栓塞的动静脉畸形后却被手术病理组织学检查证实为仍有畸形团残留,或在影像学随访时发现血管再通。另外,尚无证据证实 Onxy 栓塞动静脉畸形的长期效果。

5. 姑息性栓塞

一般来说,姑息性栓塞并不比保守治疗效果好,甚至可能恶化临床进程。Kwon 等对一组 27 例不能手术的脑动静脉畸形患者进行了长期随访,其中,16 例保守治疗,11 例局部栓塞,两组患者在临床改善、稳定性、恶化方面均无明显差异,另外,随访期间局部栓塞组的出血率为 46%,而非栓塞组的出血率为 25%($P=0.27$)。

但是,在某些情况下,姑息性栓塞是有益的。≥90% 的患者的进行性神经功能障碍可以得到稳定或改善。由盗血引起的缺血性神经功能缺失,由高血流量、不能外科手术切除的动静脉畸形引起的静脉高压,能从姑息性栓塞中获益。在另一些患者中,外侧中脑静脉引流不能手术切除的颞枕部动静脉畸形,外侧中脑静脉扩张导致的面瘫,可以通过选择性经静脉栓塞来治愈。栓塞来自硬脑膜的血供,能减轻顽固性头痛。在反复出血的患者,血管造影所见血管近端和畸形团内动脉瘤的栓塞,能减少再次出血的风险。

（六）并发症

1. 发生率

脑动静脉畸形栓塞总体并发症的发生率,各家报道差异很大,为 3％～25％,在大量系列研究中,永久性并发症的发生率和死亡率分别为 3.8％～14％和 1.0％～3.7％（表 3-8）,大多数由出血和缺血事件引起。由于并发症的发生和血流动力学因素相关,因此,各家所报道的发生率的差异范围较大,部分反映了在病例选择、栓塞技术、治疗策略上存在差异。

表 3-8　Onxy 使用之前动静脉畸形栓塞:死亡率和致残率

| 作者 | 年代 | 患者总数 | 死亡率（％） | 致残率（％） |
| --- | --- | --- | --- | --- |
| Frizzel（149） | 1995 | 1246 | 1.0％ | 8.0％ |
| Debrun（105） | 1997 | 54 | 3.7％ | 5.6％ |
| Valavanis（148） | 1998 | 387 | 1.3％ | 5.1％ |
| Hartmann（153） | 2002 | 233 | 1.0％ | 14.0％ |
| Meisel（154） | 2002 | 450 | 1.1％ | 3.8％ |
| n-BCA Trial investigators（86） | 2002 | 54 | 1.9％ | 13.0％ |
| Taylor（155） | 2004 | 201 | 2.0％ | 9.0％ |
| Haw（156） | 2006 | 306 | 2.6％ | 4.9％ |

栓塞术后并发症,随着栓塞血管的数量和 BAVM 分级的增加而增加。一项 153 例患者的研究中,共有 203 个畸形团和 508 支供血动脉,Ⅰ～Ⅴ级患者长期神经系统功能障碍的发生率分别为:0.5％、7％、10％、18％。

2. 并发症的类型

（1）术中出血:许多原因可以引起脑动静脉畸形栓塞术中出血。技术性因素包括导管或引导导丝刺破动脉、夹层破裂、动脉瘤破裂、撤出导管时损伤血管、静脉流出道的误栓。生理性因素包括引流静脉血栓形成,受损的脑血管反应性的血流动力学改变,血管构筑薄弱点如供血动脉、畸形团、引流静脉的动脉瘤处血压的升高。栓塞能显著地降低动静脉瘘的血流量,引起引流静脉血流瘀滞（图 3-32）,导致静脉流出道血栓形成、畸形团充血、迟发性出血或静脉缺血性梗死。

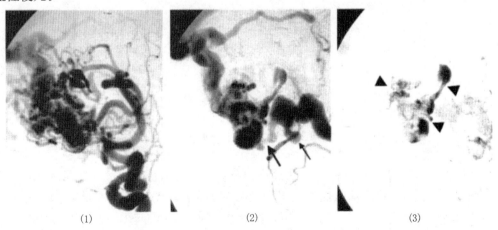

(1)　　　　　　　　　　(2)　　　　　　　　　　(3)

图 3-32　AVM 部分栓塞,引流静脉淤滞[（3）,箭头]。注意静脉狭窄[（2）,大箭头]和静脉瘤[（2）,小箭头]。（1）侧位动脉期;（2）侧位静脉期;（3）侧位静脉晚期

正常灌注压突破,是大的高流量动静脉畸形治疗后出血的重要原因之一。大的动静脉分流的"虹吸作用",导致供血动脉和周围脑实质分支的动脉低压,又通过畸形团的高流量血导致静脉高压,结果导致长期的脑灌注压低,而长期如此可损害脑血管的自身调节功能。如果治疗时突然截断了动静脉的分流,动脉压突然升高,而静脉压突然降低,导致脑灌注压的突然升高。如果脑血管的自身调节功能受损,将引起脑实质组织过度灌注,引起脑水肿或出血。这种现象常发生于大的、高流量的脑动静脉畸形,常有脑血管血管造影时充盈不足、广泛的侧支循环(盗血)、颈外动脉供血、渐进性或反复的神经功能缺失的脑动静脉畸形。单个畸形团体积过大,会增加栓塞后的出血风险。对大的、高流量的脑动静脉畸形,通过每间隔3~4周的多次栓塞逐步减少动静脉分流的流量,使血管的正常反应性易于被逐步修复。

即刻的外科手术清除栓塞引起的脑内血肿,在大多数的患者能取得好的结果。Jafar和Rezai报道了10例脑动静脉畸形急性颅内出血即刻外科手术清除血肿的患者,均表现为急性神经功能恶化,其中8例发生在栓塞后,采取立即气管插管、充分换气、渗透性利尿、巴比妥麻醉、外科手术、清除血肿,可能的情况下完全切除畸形团(10例中有8例),术后脑灌注压以甘露醇和巴比妥维持在55 mmHg以上,9例预后良好。

(2)缺血性卒中:栓塞引起缺血性卒中的技术因素包括:NBCA从微导管顶端分散微滴并向前移动,导管或导丝引起的动脉夹层和血栓,栓塞了通路血管后供应正常脑实质组织的血管,栓塞剂不慎反流栓塞了邻近导管顶端的正常分支。缺血性卒中可由血流停滞的供血动脉中形成的血栓发展、播散进入正常脑血管的分支而引起(图3-33)。迟发性静脉血栓形成可引起静脉梗死。对超选择性血管造影的血管构筑认真分析,制订最佳的栓塞方案,将使这些事件的发生率降到最低。

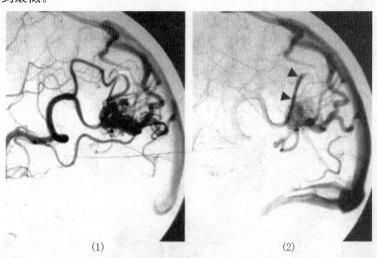

(1)　　　　　　　　　　(2)

图3-33　AVM部分栓塞,供血动脉血流停滞[(2)箭头]
(1)侧位动脉期;(2)侧位静脉期

(3)其他并发症:在氰丙烯酸盐栓塞治疗的患者中,有少数报道,微导管可永久黏附于栓塞血管中。近些年,随着氰基丙烯酸正丁酯(NBCA)逐渐取代氰基丙烯酸异丁酯,采取防止近端反流的微导管楔形嵌入血管技术、聚合作用更慢的更稀释的NBCA/乙碘油混合物、带亲水涂层的更耐用的微导管,黏管的发生率已显著下降。小心谨慎的操作也是非常重要的,黏管不能撤出时,通常将微导管在股总动脉穿刺点处剪断,然后包埋在股动脉内,一般没有不良后果,但是,也有脑和下肢缺血性并发症的报道。Onxy 栓塞时也有导管难以拔出的报道,新型头端可解脱微导管的应用,将减少这种并发症的发生。

无论是颗粒栓塞还是液体栓塞,均有出现肺栓塞(PE)的报道(图 3-34),虽然有呼吸窘迫综合征和死亡病例,但大多数是无症状的。用 NBCA 栓塞高流量的动静脉瘘,乙碘油或冰醋酸减慢了聚合作用,没有采取降低血流的技术时,出现肺栓塞的风险升高。

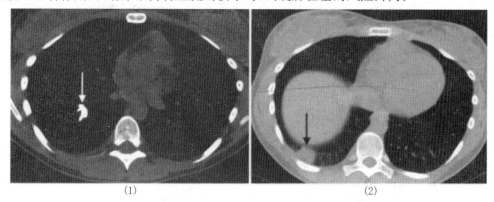

(1)　　　　　　　　　　　　　(2)

图 3-34　胸部 CT 扫描显示 NBCA 肺栓子[(1),箭头]导致肺梗死[(2),箭头]

几种罕见的并发症也偶尔有报道。一例患者出现 Onxy 栓塞 BAVM 术后出现发生肺水肿,可能原因是 DMSO 的肺毒性。另一例患者,NBCA 栓塞颅内动静脉畸形 4 年后出现脑脓肿。

经历多次血管造影和栓塞,可能累积辐射剂量,已有暂时性脱发的报道,典型的表现为短期的 3~6 Gy 辐射剂量后发生脱发。多次血管造影和栓塞治疗,大幅增加射线接受量。一过性脱发的患者也曾有人报道,这种情况一般发生于短暂少量照射(3~6 Gy)后。

## 八、结论

脑动静脉畸形是异常复杂的,由多种不同成分组成,且较少见的中枢神经系统颅内血管畸形,有显著长时程的发病率和死亡率。栓塞已经成为重要的治疗选择,通常联合外科手术或立体定向放射外科治疗。但是,必须考虑在整体治疗计划中栓塞的风险。最佳的脑动静脉畸形治疗方案应该由一个多学科联合治疗小组来制订。随机对照试验对于评估脑动静脉畸形治疗的安全性和有效性是必需的,目前一项(ARUBA)大型试验正在进行。

(奚卓)

# 第三节　颅外段颈动脉粥样硬化性疾病的血管内治疗

## 一、颈动脉血管重建的患者选择

多项主要试验的结果已验证了 CEA 的有效性,并显示出非症状性颈动脉狭窄患者卒中的年绝对危险度降低约 1%,症状性患者降低 8%。然而,评估 CEA 的试验系统性地将被视为"高手术风险"的患者排除在外(表 3-9)。不同的 CEA 手术报告显示了患者围手术期有高卒中死亡风险的多种情况,认为应把颈动脉支架术作为一种微创性、血管内颈动脉血管重建的治疗方法。

表 3-9　CEA 的排除标准

| |
|---|
| 79 岁以上 |
| 心、肾、肝或肺衰竭 |
| 患有可能 5 年内死亡的癌症 |
| 可能与心源性脑卒中有关的心脏瓣膜病变或心律失常 |
| 身体以往有患侧卒中 |
| 4 个月内接受过对侧 CEA 手术 |
| 半年内曾发作心绞痛或心肌梗死 |
| 有迹象显示神经性疾病在发展中 |
| 30 d 内做过大手术 |
| 因患有另一种疾病而接受的手术或服用的药物所导致的严重并发症 |
| 在接受治疗的颈动脉的供血区域持续出现脑血管事件伴有持续的致残性症状 |
| 过去 45 d 内出现的可归因于身体另一侧的症状 |
| 比接受治疗的病灶更严重的血管内狭窄病灶 |

不仅如此,冠状动脉球囊血管成形术和支架辅助性球囊血管成形术手术结果的发表,也从侧面支持人们开始进行对比颈动脉疾病的血管内和手术治疗方法的学术研究。

文献记录证实,在临床实践中 CEA 的风险远高于主要由 CEA 研究所反映出的风险,因为在研究中,是由经验丰富、做过相对更多手术的医生来为风险性最低的患者进行手术。而且,尽管手术经验或许是造成并发症率明显差别的一个重要因素,但是精心的患者选择已被证实是保持围手术期低并发症率的关键所在。

下列条件或特征已被许多关于 CEA 的文献报道,可使患者处于围手术期卒中死亡高风险中,而这些风险因素中的至少一个,一般都会被早期 CEA 试验在招募患者阶段排除在外。最近的一些研究比较了一般风险、高风险患者接受 CEA 或 CAS 的情况,促成了对这一问题的更好理解和更优化的病患选择。

1. 年龄

在一项基于人口的比较性研究中,年龄在 60～69 岁的患者症状性颈动脉狭窄程度≥50% 的占 0.5‰,80 岁以上患者为 1.5‰。八旬老人被视为 CEA 高风险群体,一般会被重要的 CEA 随机临床试验(如 NASCET 和 ACAS)排除在外。

在为预防 5 年内患侧卒中而接受手术的患者中,75 岁以上的为 5 人,65 岁以下的则有 18人。在 ACST 中,75 岁以下无症状患者未清晰体现出 CEA 的好处。另外,八旬老人在接受 CEA 后似乎卒中或死亡的概率更高。在 11.33 万接受 CEA 的医疗保险患者中,85 岁以上患者围手术期死亡率比 70 岁以下高 3 倍。多项研究报告显示,随着年龄增长,CAS 的风险会增加,如“支架保护性血管成形术与颈动脉内膜切除术(SPACE)”试验、“国际颈动脉支架术研究(ICSS)”“颈动脉血管重建内膜剥脱术与支架术(CREST)”试验。与年龄相关的身体结构性病变,如颈动脉过度弯曲和钙化,也可能导致发病或死亡增加。

2. 严重的冠状动脉疾病

严重的颈动脉疾病与冠状动脉疾病并存的情况并不罕见,这也置临床医生于两难境地。在选择患者做血管支架术前进行的冠状动脉血管造影显示,61% 的患者都有明显的冠状动脉疾病。手术修复这两处疾病中的任意一处，往往伴随着引发另一处并发症的高风险。在一个NASCET亚组分析中，此前接受过冠状动脉疾病治疗的患者的CEA并发症率要低于那些患有未治疗冠状动脉疾病的患者。在"纽约颈动脉手术"研究的9 308例CEA中，潜在的冠状动脉疾病会增加CEA术后30 d卒中死亡的风险[$OR$：1.5]。

"为CEA高风险患者做的带保护的支架术与血管成形术（SAPPIRE）"试验评估了这部分高风险患者，在支架组中，85%的患者有冠状动脉疾病，在CEA组中，75%的患者有冠状动脉疾病。而接受CAS患者的围手术期死亡、心肌梗死或卒中的案例相对较少。这项研究后，患有中度至重度冠状动脉疾病患者被纳入一些高风险CAS的注册研究，所发生的卒中和死亡概率也是可以接受的。在CREST中，CAS组患者围手术期心肌梗死发病率较低（1.1% vs 2.3%，$P=0.03$）。CAS作为无须全麻的微创手术，为患有严重冠状动脉疾病的手术高风险患者提供了一个风险较低的治疗选择。

## 二、附属于心脏搭桥手术

同时患有严重的颈动脉和冠状动脉疾病的患者是一个较高风险群体。在一项多中心研究中，6.1%的患者在接受冠状动脉旁路移植术（CABG）后出现负面效果，这与上述两种疾病同时存在明显相关。其中，3.1%的患者出现卒中和昏迷等严重并发症。539名患者在CABG前接受与颈动脉疾病相关的无创检测时，有87%被发现颈动脉狭窄程度＞75%。在14.3%的搭桥手术中，颈动脉狭窄程度也是一项独立预测卒中风险的指标。对于同时患有严重颈动脉和冠状动脉疾病的患者而言，一直存在着如下讨论：血管重建是否对两种疾病都适用，做手术的时机和先后顺序，应同时还是分期手术等。

文献报道，颈动脉内膜剥脱术（CEA）和冠状动脉旁路移植术（CABG）联合手术的卒中或死亡相关的风险在7.4%～9.4%，是任意一项独立手术风险的1.5～2倍。在一次多方评估中，先接受CABG、后接受CEA的患者的卒中或死亡综合风险（18.7%）比单独接受CEA的患者要高（2.1%）。相反地，先接受CEA、后接受CABG患者的围手术期并发症风险也相对较高。一项对56个研究进行的综合分析显示，同时做颈动脉和冠状动脉手术所产生的卒中、心肌梗死和死亡的综合概率为16.4%，先做CEA后做CABG的为26.2%，先做CABG后做CEA的为16.4%。另一项更大范围的对97项研究展开的系统性评估在调查了9 000名接受过CEA和CABG的患者后发现，接受分期或同时手术的患者有10%～12%的死亡、卒中和心肌梗死概率。高并发症发生率明显与二级预防卒中的长期好处相抵。在这一高风险亚组中，用CAS来避免大型手术或全麻或许是一个CEA之外的有效选择。SAPPIRE试验显示，在高风险患者心脏并发症方面，颈动脉支架术（CAS）优于CEA。

另一个重要的考虑因素是在颈动脉支架术后，进行冠状动脉血管重建术的时机。当患者成功接受CAS，并等待进行冠状动脉旁路移植术（CABG）时，为预防全身高血压而进行的密切临床和血液监控，对于降低心脏并发症风险很关键。在针对6个研究的一项评估中，277名患者先接受颈动脉支架术，32 d后接受了CABG分期手术，与支架术相关的卒中和死亡率为4.7%，与CABG相关的卒中与死亡率为2.2%。总体而言，两项手术30 d内的综合发病率为：小卒中，2.9%；大卒中，3.2%；死亡率，7.6%；综合死亡和卒中率，12.3%。

对接受分期颈动脉支架术和CABG的患者而言，抗血小板治疗时现在的标准疗法是在接受CAS支架术后服用4周阿司匹林和氯吡格雷、并终身服用抗血小板药物的双联抗血小板治疗方法。目前尚未对最优管理方法达成清晰共识。有些人会基于患者的临床表现忽视双联抗血小板治疗方法而立刻在需要时进行 CABG 手术；也有人会在 CAS 当天进行 CABG 手术，只用阿司匹林和肝素，并在 CABG 手术后立刻用氯吡格雷，或在 CAS 中用短效Ⅱb/Ⅲa 拮抗剂，并在支架术后 4～6 h 进行 CABG 手术；还有人会在第 2 次手术期间等待约 30 d 时间。

　　一项由 37 名患者组成的小型研究显示，分期进行的颈动脉和冠状动脉血管重建联合手术（包括 CAS 和马上进行的 CABG），是一种可行且效果可期的治疗策略，30 d 内致残性卒中、心肌梗死、死亡的累积发生率为 8.1%。"心肾保护研究"评估了 101 名心血管手术高风险的患者，包括症状性颈动脉狭窄程度≥50%或非症状性颈动脉狭窄程度≥80%的患者在接受联合治疗后的效果。这些患者在 CAS 支架术前服用阿司匹林、术后服用肝素，在完成支架术后，他们被直接送往进行 CABG 的手术室。CABG 结束后 6 h，他们服用 300 mg 的氯吡格雷，此后 1 个月每天服用氯吡格雷 75 mg。结果显示，30 d 内致残性卒中、急性心肌梗死、死亡的累计病发率为 4%（其中 2%在 CAS 后立刻发生卒中，另有 2%在 CABG 后约 30 d 内因多器官衰竭死亡）。同时进行的联合疗法的一个潜在优势在于，因消除了这两项手术中间的间隔，降低了急性心肌梗死的风险。

（一）充血性心力衰竭

　　患有充血性心力衰竭（CHF）的患者接受 CEA 的围手术期卒中或死亡率比 NASCET 和 ACAS 试验所建议的要高，因为这两项试验都精心选择患者。一项对接受 CEA 手术的患者的多中心评估发现，患有充血性心力衰竭的患者围手术期卒中或死亡率为 8.6%，没有这一症状的患者为 2.3%。另一项评估显示，充血性心力衰竭对 CEA 术后的长期存活率有负面影响 [风险比（HR）为 2.85]。包括了高风险患者（超过 17%有 CHF）的 SAPPIRE 试验显示，CAS 组患者的 30 d 总体死亡、卒中、心肌梗死发病率较低。从那以后，包括小部分有严重 CHF 患者的 CAS 试验一直显示出令人可接受的卒中和死亡率。

（二）高、低位病灶

　　身体结构的不同，会增加 CEA 手术的技术性风险，并对手术效果产生负面影响。接近颅底的颈动脉分叉高过第二颈椎水平，尤其是在脖颈较短或较粗及脖颈无法移动的患者身上，延伸至颅底的颈动脉长而狭窄，很难在手术中被发现，非常难处理，并经常造成严重创伤。接近或低于锁骨水平的低位病灶也属于技术性难题，并应该被避免。在这些案例中，血管内治疗或许是更优的选择。

（三）串联病灶

　　NASCET 将远端病灶比近端病灶更严重的颈动脉串联病灶情况，作为排除患者的一项标准。脑血管成像术经常会发现串联病灶，在一项针对 672 名颈动脉狭窄患者的脑血管成像的研究显示，远端颈动脉串联病灶发病率为 13.5%，近端颈动脉串联病灶为 4.3%。由多中心展开的针对 1160 例 CEA 手术的评估显示，症状性患侧颈动脉虹吸段狭窄串联病灶患者的术后卒中或死亡风险为 13.9%，没有远端狭窄的患者的风险为 7.9%。一项针对 36 个研究展开的系统性评估显示，伴有患侧颈动脉虹吸段狭窄串联病灶的患者，围手术期卒中或死亡风险会提高。患侧颈动脉狭窄串联病灶已被部分人视为 CEA 的相关禁忌证，并被视作 CEA 时血栓的一个成因，因为它会导致血流持续缓慢地通过血管狭窄处。

（四）主动脉弓类型及疾病

　　主动脉弓疾病处理的困难，与主动脉弓变异/变形、弓内动脉粥样硬化斑块有关。随着年龄增长、血压升高,主动脉弓变形也会有所变化。随着主动脉弓逐渐变长,它也会逐渐弯曲。一项"对症状性重度颈动脉狭窄患者采用动脉内膜剥脱术和血管成形术(EVA-3S)的对比试验"结果的分析显示,颈内-颈总动脉角度≥60°、有Ⅲ型主动脉弓和主动脉弓钙化的患者卒中或死亡风险较高,但这一差异在统计学上并不显著。术前主动脉弓成像对于选择患者是很必要的,也是在进行 CAS 前了解主动脉弓变异、动脉软斑块所带来的风险并安全规划血管内操作的一项重要措施。

(五)患侧腔内血栓

颈动脉内部的管腔内血栓并不常见,在颈动脉狭窄患者中发生率<2%,但它会带来高卒中风险。在针对 NASCET 招募的 53 名患者的一项亚组分析中,血管成像发现,这些患者都有叠加于动脉粥样硬化斑块上的管腔凝块。在这些患者中,随机接受药物治疗的人 30 d 卒中风险为 10.7%,接受 CEA 手术的则为 12%。针对 1 160 例 CEA 的多方评估发现,有颈动脉患侧腔内血栓的症状性患者术后卒中或死亡的风险为 17.9%,没有血栓的则为 8.1%。这一亚组的高致残/致死率与手术时颈动脉夹层所产生的新鲜凝块和血栓移动的风险有关。

新的血管内技术会降低治疗带有腔内血栓的颈动脉狭窄的风险,主要是通过"主动脉横断钳闭术"来止血,同时将远端栓子保护(DEP)与近端止血技术相结合。有些文献描述了 CAS 在治疗带有腔内血栓的颈动脉狭窄方面的可行性和有效性。

(六)对侧颈动脉闭塞

患者如果近期出现可归因于严重颈动脉狭窄及并存的对侧颈动脉闭塞的症状的话,那么他们发生患侧缺血性卒中的风险较高。一个针对 NASCET 亚组两年的研究显示,接受药物治疗的此类患者发生患侧卒中的风险为 69.4%。尽管在这组患者中 CEA 治疗明显降低了卒中风险,但对侧颈动脉闭塞导致的围手术期卒中或死亡的风险高达 14.3%。增加的风险可能与 CEA 术中颈动脉夹紧分流导致的局部缺血有关。来自介入性放射学、血管外科学、介入性心脏病学和神经外科学等不同学科的专家小组已达成共识,将对侧颈动脉闭塞视为采用 CAS 的一项指征。

(七)颈动脉内膜剥脱术后再狭窄

CEA 后复发性颈动脉狭窄出现于 8%～19%患者,其中 14%～23%成为症状性患者。从技术上来讲,由于血管周围斑块的形成,复发性斑块的易碎性和复杂的血管吻合术的必要性,再次进行 CEA 要比初次手术更具挑战性。一组同一研究中心 82 名经历再次颈动脉狭窄手术的患者的总致残率和死亡率为 10.8%,是此研究中心初次手术的 5 倍。另一研究中心的研究人员发现,再次颈动脉狭窄手术患者 CEA 术后局部脑缺血发生率也有所增加。再次手术组 30 d 内围手术期卒中和短暂性脑缺血发作(TIA)率分别为 4.8%和 4%,初次 CEA 手术组分别为 0.8%和 1%。研究者还发现再次手术患者有较高的颅神经麻痹发生率(17%)。

针对为 338 名 CEA 术后再狭窄患者做 CAS 的一项多中心数据评估显示,患者 30 d 内卒中和死亡率为 3.7%。其他研究显示,CAS 安全,技术上可行,对症状性和无症状性患者而言,并发症发生率较低。欧洲血管外科学会最近更新了针对颈动脉疾病有创治疗的指导意见,推荐出现 CEA 术后再狭窄的患者接受 CAS。

(八)辐射诱发的颈动脉狭窄

辐射诱发的颈动脉加速狭窄,会增加围手术期并发症风险,这主要与外科手术治疗中的技术陷阱有关。较长的血管损害、缺乏清晰的解剖界面、血管周围瘢痕组织的形成,都会使手术变得更困难,使患者暴露于伤口感染和颅神经麻痹的较高风险中。另外,辐射诱发的动脉粥样硬化患者 CEA 术后更易发生再狭窄。

在治疗因放射治疗引起的颈动脉狭窄时,CAS 可能优于 CEA 并能提供有效方法。在一组 210 名接受 CAS 的患者中,28 人是在颈部放疗后接受的支架。放射组、非放射组别的围手术期结果,包括 30 d 内卒中/心肌梗死/死亡的综合发病率,并无太大区别(放射组为 0,非放射组为 3.2%,12 个月内再狭窄率无差别)。

(九)周期性神经麻痹

周期性喉部神经麻痹是 CEA 术中切开时的一个危险因素。对于一个已患有对侧喉部神经麻痹的患者而言,双侧麻痹就必须进行气管切开术了。另外,那些特别依赖声音职业的患者(如演员、演说家和歌手)最好采用对颅神经损伤较小的 CAS 术。

(十)早期颈动脉支架术试验

"颈动脉和脑动脉腔内血管成形术研究(CAVATAS)",是首个将血管内治疗与外科手术治疗颈动脉狭窄作随机比较的研究,始于 1992 年,完成于 1997 年。这项研究旨在将有或没有支架术的球囊血管成形术与 CEA 相比较(颈动脉支架直到 1994 年该研究开始后才出现)。和大多数重要 CEA 试验相同,一些患者因药物或外科手术风险因素被视为不适合做手术,因此被排除在研究外。来自欧洲、澳大利亚和加拿大 24 家医学中心的 504 名患者被随机分配,253 人接受 CEA,251 人接受 CAS。在接受手术前半年,90% 的患者都出现过症状,7% 在更早以前曾有症状,只有 3% 患者无症状。颈动脉狭窄程度的均值为 86.4%。在 240 名接受治疗的患者中,213 人的治疗从技术上而言是成功的(充气球囊至少一次通过了狭窄处,或成功使用了支架)。其中接受球囊血管成形术的患者为 158 人,占 74%。只有 55 人(26%)置入了支架(Wallstent、Palmaz 或 Strecker 支架)。手术未使用栓子保护装置。在术后 30 d 内致残性卒中或死亡率方面,接受支架和 CEA 的两个组别基本上相同,分别为 6.4% 和 5.9%。术后 3 年内,在患侧卒中、存活率分析方面无明显差异。治疗 1 年后,超声成像显示出的严重再狭窄(70%~99%)率:血管内治疗组为 14%,手术组为 4%。手术组患者出现颅神经麻痹和主要颈部血肿的概率较高,分别为 8.7% vs 0 和 6.7% 和 1.2%。

Wallstent 试验是由多中心展开的 CEA 和 CAS 等效性试验,招募了狭窄程度为 60%~99% 的症状性患者。其中 107 人分到支架组,112 人分到 CEA 组。围手术期 30 d 内任意卒中或死亡的并发症率在支架组中为 12.1%,CEA 组为 4.5%。治疗 1 年时,患侧卒中与手术相关的死亡或心血管死亡等主要疗效指标,支架组为 12.1%,CEA 组为 3.6%。支架组卒中率为 3.7%,CEA 组为 0.9%。由于 CAS 的低劣表现,该研究被提前终结。

另一项使用 Wallstent 支架、将颈动脉血管重建和 CAS 与 CEA 对比的随机临床试验招募的是症状性重度颈动脉内部狭窄(>70%)的患者。CAS 组未使用栓子保护装置。主要试验结果包括 30 d 内死亡或卒中(致残或非致残性)发生率。23 人被随机分配到 CEA 和颈动脉植片修补组或 CAS 组。不过,只有 17 人接受了治疗,因支架组出现难以接受的并发症高发生率该试验被终止。接受治疗 30 d 后,CEA 组的 10 名患者无人出现围手术期短暂性脑缺血发作(TIA)或卒中,而支架组的 7 人中有 5 人出现围手术期 TIA 或非致残性卒中,另有 2 人出现致残性卒中。Wallstent 试验说明,不带栓子保护装置的颈动脉支架术对大多数症状性颈动脉疾病患者而言,无法作为 CEA 的替代措施。

### 三、栓子保护装置

由主动脉弓和颈动脉上易碎的动脉粥样硬化斑块引起的脑栓塞,可在颈动脉支架术操作的各阶段发生,而且可引起围手术期的神经损伤。已有3种栓子保护装置:阻止颈动脉内部顺行血流的装置、逆转颈动脉内部血流的装置和远端栓子保护(DEP)滤器。在美国,5种滤器已获FDA批准应用于颈动脉:Accunet、Emboshield、Spider、AngioGuard和EZ filter wire。还有很多未获批准的用于商业目的的滤器。而止血型装置包括:Percu、Surge、Guardwire和TriActiv系统球囊闭塞导管。

逆流和近端闭塞栓子保护装置包括GORE血流逆转系统和MO/MA系统。GORE血流逆转系统2009年在完成"逆转血流栓子保护(EMPiRE)"临床研究后获FDA批准,研究结果2011年发表。EMPiRE研究评估了高风险CEA患者在接受颈动脉支架术时,GORE血流逆转系统的安全性和功效。EMPiRE研究也包括死亡、卒中、脑梗死和短暂性脑缺血发作等负面性主要疗效指标。30 d内卒中、死亡和脑梗死发生率为3.7%,任意死亡或卒中发生率为2.9%。研究同时显示出八旬老人2.6%的低卒中、死亡和脑梗死发生率和症状性患者3.8%的低卒中、死亡和脑梗死发生率。

2009年,MO/MA装置在完成"颈动脉支架术中MO/MA装置的近端保护(AR-MOUR)"试验后获FDA批准,试验结果于2010年发表。ARMOUR试验同样评估了MO/MA装置在为CEA高风险患者做CA支架术时的安全性和有效性。针对220名患者展开的主要疗效指标包括,2.3%的30 d内低卒中率,和2.7%的主要不良心脑血管事件(MACCE,包括卒中、死亡和脑梗死)。

现在并没有制订出清晰的近端和远端保护的指征。从逻辑上讲,腔内血栓、柔软斑块、重度症状性狭窄和较弱的远端黏附区(迂曲的狭窄后血管)应作为近端保护的指征。一项评估在颈动脉支架术中采取近端保护后围手术期事件出现频率的研究显示,与采用远端保护装置相比,采取近端保护后在经颅多普勒超声检查中发现的微栓子信号更少,在磁共振(MR)弥散加权成像中出现的超强信号也更少。这说明,采取近端保护后,出现围手术期事件的概率更小。

"欧洲颈动脉血管成形术成像和卒中风险前瞻性记录(ICAROS)"结果显示,灰度中位数(GSM)不高于25(代表发出回声的斑块)与较高的栓塞可能性有关。155名术前GSM≤25的患者接受CAS后,11人(7.1%)出现卒中;263名术前GSM>25的患者中,44人出现卒中(1.5%)(P=0.005)。

因此确认,GSM>25的患者应使用远端栓子保护(DEP)(P=0.01)。然而,GSM≤25的患者,在支架术中用近端栓子保护装置或进行CEA可能比较安全。

### 四、颅外段颈动脉疾病管理指南

最近,多家医学团体共同推出实践指导意见,增加了对颅外段颈动脉疾病患者的管理建议。基于CREST试验的结果,该指导意见推荐一般或低并发症风险的有症状患者,即血管造影记录到狭窄程度>50%或无创成像记录到狭窄程度>70%的患者,将CAS视为CEA之外的另一备选治疗方法。这类患者的围手术期预期卒中或死亡率<6%(Ⅰ级建议,B级证据)。围手术期低风险的无症状患者,即颈动脉狭窄度>70%的患者,Ⅱa级建议为选择接受CEA

更为理性(A 级证据),而当患者颈部结构不利于接受 CEA 时,建议患者接受 CAS(B 级证据)。

2011 年 1 月,FDA 的循环系统装置专家组投票通过了将 RX Acculink 颈动脉支架系统的适应证扩充至具有一般外科手术并发症风险的患者,理由是 CAS 对这部分患者带来的益处要大于风险。以此为基础,CAS 将成为一般风险患者的一项选择,这部分患者包括造影显示狭窄度＞50％的有症状患者以及狭窄度＞60％的无症状患者。

### 五、颈动脉(CA)支架术过程

#### (一)颈动脉支架术训练

成功管理接受 CAS 的患者不仅要求掌握手术流程本身,还要求掌握临床神经学、神经解剖学和生理学方面的知识及造影和临床设备的恰当操作。患者在同意接受手术前有权知道外科医生或临床医生的过往经历。CAS 可能引发致命性并发症,对医术技能要求较高。目前的模拟现实训练尚不能帮助医生获取这类技能。CREST 授信委员会发现,在试验引入阶段的 CAS 中表现良好的医生得益于在导管和导丝操作方面有较好的基本技能。多学科共识建议包括:第一操作医师经验,CAS 训练项目,为安全实施 CAS 所需掌握的基本设备操作以及对临床表现的持续监控。

#### (二)患者准备和手术过程

CAS 是一个不断发展的手术,可根据术者经验和设备发展加以改进。结合使用 DEP 滤器设备的手术一般过程概述如下。

血管成形术和支架术会造成血管内膜损伤,引起血栓。因此,提前让患者进入双重抗血小板疗程,对于所有接受 CAS 的患者而言都很重要。该疗程包括每日 325 mg 的阿司匹林和一种噻吩并吡啶衍生物(如每日 75 mg 的氯吡格雷或每日两次、每次 250 mg 的噻氯匹定),在支架治疗前至少服用 3 d,或为获得更快反应一次性服用 300～600 mg 的氯吡格雷。

一项对接受 CAS 的患者随机展开的比较研究显示,服用阿司匹林和肝素的患者中,25％出现不良神经事件,而用阿司匹林和氯吡格雷的患者的同一比率为 0,且没有额外的出血并发症。比较氯吡格雷和阿司匹林的预服用效果后发现,约 2/3 的患者无法获得适当的抑制血小板的功效。

研究发现,对氯吡格雷的不反应率在 5％～30％,这很可能与不同个体在氯吡格雷吸收和代谢方面的差异有关。在手术当天服用负荷剂量氯吡格雷或许对抑制血小板无效。

在一项研究中,接受主动脉弓上 CAS 手术的 50 名神经疾病患者,在术前至少 12 h 曾一次性服用 300 mg 氯吡格雷,但后来 28％被发现为氯吡格雷无反应者;5 人出现不良事件(10％),全部为氯吡格雷无反应者,显示氯吡格雷无反应与不良事件显著相关。

在 CAS 治疗前,建议先进行抗血小板检测,以降低血栓并发症风险。对于氯吡格雷无反应的患者,建议增加氯吡格雷服用剂量,或改用噻氯匹定。

CAS 通常在双臂数字减影血管造影和 X 线成像设备下实施。给患者服用镇静剂,但有意识而可进行神经功能测定。然后插入 Foley 导管,在两条外周静脉置管。操作过程中要监测血压、氧饱和度和心率。一般经皮行股总动脉穿刺到达颈动脉。介入治疗医生也需要熟悉桡动脉和臂丛入路,以防股总动脉穿刺不成功的情况发生。

如果没做主动脉弓 CT 扫描,首先应做主动脉弓血管造影,以界定动脉粥样硬化程度及大血管外形结构,使操作者可预测颈动脉插管的可行性,并选择相应的手术器械。然后进行选择性颈动脉造影,进而评定狭窄的严重程度。测量颈总动脉(CCA)和颈内动脉(ICA)的直径,以确定保护装置的放置区域。在介入治疗前,颅内血管造影也是必不可少的,因为在计划手术方案时要考虑到出现动脉内串联病灶的可能。

患者插管后,静脉注射肝素(50~60 U/kg)以确保活化凝血时间维持在 250~300 秒。此外,引导导管要不断用每袋含 5 000 U 肝素的生理盐水冲洗,生理盐水袋中的空气务必排净。

血管成形术中偶尔会发生心动过缓。在血管成形术前,要准备好阿托品或格隆溴铵和血管加压药,一旦出现显著性心动过缓和低血压时,应立即给予上述药物。术中连续监测心率、血压和神经功能至关重要。

在完成颈总动脉的血管造影诊断和导管置入后,找出颈动脉颈段的路图。将 0.035 或 0.038英寸的超硬交换导丝置于颈外动脉内。造影导管随后借助导丝与一只 6 F 引导导管交换位置,后者将沿导丝进入颈总动脉分叉部以下。

那些在 CAS 前接受过完整的诊断性脑血管造影的患者,可结合使用 90 cm 长的 6 F 分流器和125 cm 长的 6.5 F 可滑动猎人头导管,或者一个 125 cm 长的 5 F Vitek 导管。在这些患者中,分流器主要借助 0.35 英寸的导丝从股动脉置入降主动脉,然后再撤去内部的管芯和导丝。接着 125 cm 的导管进入分流器再行目标血管的导管置入。借助分流器,导丝和微导管进入颈总动脉,分流器的大小取决于栓子保护装置的大小及它与支架系统的兼容性。血管造影最佳视角应能最大程度显示颈总动脉分叉部,并使导管易于通过狭窄部位。病灶与保护装置是交叉的。医生可自主选择是否需要扩张狭窄血管。3~4 mm 的同轴血管成形球囊连同栓子保护装置借助 0.014 英寸的导丝一起进入病灶。只有在极个别情况下,先进行狭窄动脉的预扩张,再导入栓子保护装置。这种情况下,要先置入球囊再换成支架系统。

支架直径应与颈动脉最粗段直径相一致(通常要比颈总动脉的平均直径大 1~2 mm)。直径过大的支架通常不会导致不良事件,但直径小一些的支架更容易与管壁贴合。应特别注意,所选支架的长度应能覆盖整个病灶。

支架置入后,再使用与颈内动脉远端直径相适应的球囊来撑开支架,经常使用同轴的球囊来达到这个目的。然后,再应用可回收导管回收栓子保护装置(当应用球囊栓塞导管进行脑保护而非滤器装置时,在球囊充气和回收操作时,栓子碎屑会被吸走)。

回收保护装置最大困难通常在于将开环支架释放于明显的血管弯曲段和装置置入弯曲的远端血管时。在前一种情况下,支架的杆丝很容易损伤血管的内膜。规范操作的方法是通常情况下会很容易地回收保护装置。将引导导管置入支架可让导丝与支架壁分离从而使装置的撤出更容易。让患者深吸气或者将头伸向与弯曲血管相反的方向,能将弯曲血管拉直或变长,以便顺利通过鞘管。另一做法是按压患者支架置入处的颈部,同样可以改变导丝的曲度。如果鞘管被支架杆丝卡住,可以再置入球囊扩张支架或向鞘管前方施压,可以将支架杆丝压平或使鞘管顺利通过支架。如果这些方法都没有撤出鞘管,可以使用 4 F 或 5 F 的弯曲滑动导管通过导丝来回收滤器。

逆流近端闭合脑保护装置,已被用于有血管内血栓或不稳定性病灶的病例中,以形成一个绝对封口。此前提到的 MO/MA 和 Gore 装置就是这样的装置。MO/MA 装置包括一个与 8 F 或 9 F 导管鞘兼容的导管系统,导管鞘的工作渠道为 6 F,与支架置入匹配。在诊断性血管造影后,将一根 0.035 英寸或 0.038 英寸的超硬交换导丝置入颈外动脉中。置入 MO/MA 导管并放置两个可充气低压柔性球囊为记号,使颈总动脉(最大直径为 5~13 mm)和颈外动脉(最大直径为 3～6 mm)均可实现独立闭合,从而分别实现血流的顺行和逆行阻断。该装置或许优于远端保护装置,因为导丝穿过血管狭窄处前保护已启用,理论上降低了微栓子出现的概率,而且在整个手术过程中,导管鞘的工作渠道都会实施保护,从而使颗粒状碎屑在恢复血流前被注射器吸走(就像在 CEA 手术中做的那样)。

特别是,MO/MA 装置优于远端滤器装置,因为它可避免小于滤器孔的微栓子或因滤器与血管壁并列放置而通过滤器的小颗粒微栓子进而引发脑栓塞。该装置的另一大优势是可应用于颈内动脉远端显著弯曲的患者,因为将这一区域选为远端保护装置的放置区并非最优选择。

基于上述原因,MO/MA 被认为最宜用于症状性老年患者,因为他们在接受颈动脉支架术时出现微栓子化的风险最高(患者血管壁上有更多扭曲、明显的动脉粥样硬化和斑块)。

Gore 装置需要一个 9 F 动脉鞘和一个 6 F 静脉鞘。用球囊分别短暂性阻断颈总动脉和颈外动脉,可实现受治疗点的血流逆流。通过在颈动脉和股动脉间建立分流,周围血管的血液被重新引入低压静脉回流,经体表外过滤后重新流入静脉系统。

在使用近端闭塞措施时,支架通过 0.014 英寸的导丝穿越病灶。置入支架并做好支架后血管成形术后,血液被回收以清除微栓子,球囊被放气。需获取颅内视图,确认是否出现血管内闭塞或因显影剂不透明造成的部分延迟成像,以及在导丝放置处是否出现血管痉挛或分层。为判断任意新功能障碍,需进行简要的神经学检查。然后撤出导管。

穿刺点的闭合装置视术者习惯、患者的身体结构和穿刺点的位置而定。

(三)介入治疗术后随访

CAS 治疗后处理应保持良好水化,避免高血压或低血压。要特别注意有严重狭窄或对侧梗死的患者,防止出现再灌注出血。如果不使用血管闭合装置,活化凝血时间小于 150 秒时应撤除动脉鞘管。患者一般在术后第二天早上出院。需查看患者术中造影图像来评价血管再通情况。患者在出院前、半年后、1 年后都要复查双功能超声,以后每年都要常规复查一次。血管内治疗后常规服用阿司匹林和氯吡格雷 4～6 周以抗血小板,之后改为继续单独服用阿司匹林抗凝治疗。

(四)颈动脉支架高风险因素

不良的身体结构和病灶特点是影响 CAS 的危险因素。髂动脉或腹主动脉狭窄或栓塞不利于介入装置的顺利置入。主动脉弓的不利形状(如Ⅱ型或Ⅲ型、钙化或牛角型)对缺乏经验的术者具有很大挑战性。颈外动脉闭塞或颈总动脉狭窄,会增加引导导管或长鞘置入的风险。其他的危险因素还包括颈内动脉扭曲、损伤的严重程度、钙化程度及管腔内血栓形成等,低回声斑块(GSM)也是一个不利因素。

显影剂增强后的超高分辨率颈动脉磁共振(MR)血管成像,与 3T 磁共振成像扫描仪上专门用于颈动脉的表面线圈,可描绘出与潜在斑块病变有关的管腔变化。针对 50 名轻微至中度狭窄患者的研究表明,下列斑块特征和症状明显相关:

薄/撕裂的纤维帽和脂质丰富的坏死核心,与低限度出血相关。改进颈动脉狭窄患者颈动脉斑块的磁共振成像,或许可填补斑块组织学方面的知识空白,并进一步推动降低风险的治疗方法发展。

(五)颈动脉支架的持久性

使用支架行颈动脉血管重建的持久性,是外科界一直关注的问题。一项针对接受 CAS 患者的前瞻性多中心研究发现,术后多普勒影像在 2.9% 到 22% 的患者中发现严重程度≥

50％的血管再狭窄。在这一研究中,在血管再狭窄同期出现患侧卒中的概率为0。

在CAVATAS试验中,血管内治疗组再狭窄率为22％,这一高比率由低劣的CAS技术和仅行血管成形而不置入支架引起。在SAPPIRE中,3年期目标血管再次重建率(定义为颈动脉的重复经皮或外科治疗)为2.4％,堪比CEA组的同一重建率。SPACE显示支架术后两年内,有10.7％高度再狭窄(＞70％)发生率。

在笔者的CAS患者组中,术后多普勒影像发现112名患者有6例(占5％)发生严重再狭窄(有症状或狭窄率≥80％)。笔者的研究包括半年以上的术后跟踪,分别有3例患者因血管狭窄度＞80％和出现症状而接受了再次血管重建术。

EVA-3S术后3年内跟踪结果显示,≥50％或闭塞的血管再狭窄,在两个组别中都出现了,但在CAS组中出现频率要高2.5倍。接受CAS的242名患者中,2.8％被诊断为再狭窄≥70％或闭塞(共5人,其中1人血管闭塞);接受CEA的265名患者中,3.3％获得再狭窄≥70％或闭塞(共7人,其中2人血管闭塞)。共17人发生复发性卒中(支架组10人,CEA组7人),6人发生患侧卒中(每组各3人)。在出现血管再狭窄的39例患者中,1人(在出现再狭窄后)发生复发性卒中,占2.6％。而468人未出现再狭窄,其中有16人发生复发性卒中(3.4％)。

在同一术后随访期,血管再狭窄患者中有4人出现一次卒中或短暂性脑缺血发作(10.3％),未出现血管再狭窄的患者中出现以上情况的约占5.3％。

### 六、结论

2011年,在治疗一般至高风险患者时,颈动脉血管成形术和支架术或许会被视为"等同于"颈动脉内膜剥脱术。而在实际临床中,两种方法互为补充。在同一中心同时提供两种治疗方法无疑会使患者的治疗效果优化。针对一般或低风险病患的CAS研究显示,CAS产生的风险可以接受,而且对于症状性狭窄以及经过筛选的非症状性狭窄患者而言,可作为CEA之外的另一选择。2011年,美国食品药品管理局(FDA)将CAS的适应证扩充至一般风险患者。在耐久性方面,CAS略差于CEA。长期随访调查的结果将不断累积。未来技术不断发展,如改进后的栓子保护系统和带有更小输送平台的改良支架,以及恰当的风险分层和细致的患者选择,CAS或许将成为治疗颈动脉血管重建的更为常用的选择。

(奚卓)

## 第四节　颅内动脉粥样硬化血管闭塞性疾病的支架术和血管成形术

颅内动脉粥样硬化(ICAD)是世界范围内引发卒中的主要原因,在美国10％的患侧卒中均由其引起。随着技术发展以及对ICAD认识的逐步提高,目前的治疗方法已包括药物治疗、外科手术和血管内治疗等。本节将评估相关解剖学和病理生理学,描述ICAD血管内治疗目前的发展水平,并讨论将这一疾病未来应对措施的发展趋势。

### 一、颅内动脉粥样硬化性疾病

Baker和Iannone描述了173例尸检中动脉粥样硬化的部位和严重程度。最常见部位包括颈内动脉(ICA)起始段、基底动脉(BA)远端及近端至中部,大脑中动脉(MCA)是第二常见部位,接下来是椎动脉(VA)和大脑后动脉(PCA)。小脑后下动脉(PICA)、小脑上动脉

(SCA)、大脑前动脉(ACA)罕见动脉粥样硬化。

非症状性 ICAD 的普遍性和重要性目前不完全清楚。最近一项研究对有脑梗死的 259 名患者进行尸检,其中大部分为白人,结果发现,血管狭窄处和非狭窄处的颅内动脉斑块发生率为 62.2%。以有脑出血的患者作对照组,在控制年龄、性别、心脏重量等变量后,发生率依然相似。颅内斑块在脑梗死患者中的出现率是脑出血患者的 2~4 倍。

## 二、颅内血管结构

脑动脉和全身肌性动脉结构不同,尤其与冠状动脉不同。脑动脉直径小于近端冠状动脉;近端大脑中动脉的外径测定为 2.41±0.41 mm,左冠状动脉前降支近端外径为 4.5±0.3 mm,远端外径为 2.5±0.37 mm。脑动脉血管壁较薄,动脉外膜并不强健,几乎没有外弹性膜和血管的滋养血管,血管中层薄,在供应正常脑组织的血管常有多个穿支。此外,软脑膜血管经过的脑脊髓液,是一个与冠状动脉周围软组织截然不同的微观环境。这些环境差异具有重要的实践指导意义。例如,在进行球囊血管成形术时,脑动脉的充盈压力比在冠状动脉测得的数值要低。同样值得注意的是,脑动脉的血流、血流速度、搏动指数都比冠状动脉要高。

## 三、治疗适应证

在美国,每年有 7 万~9 万例缺血性卒中发生。无论是否经过内科治疗,颅内动脉狭窄导致卒中的风险每年在 7%~40%。颅内动脉狭窄可能会恶化、退化或保持不变。对于疾病恶化机制尚不清楚。已知的是,出现短暂性脑缺血(TIA)症状的患者,最多有 25% 会在 1 年内死亡。

曾有一项华法林和阿司匹林对症状性颅内疾病的双盲随机临床研究(WASID),旨在比较华法林和阿司匹林对防止有重要颅内动脉狭窄(50%~99%)患者卒中和血管性死亡的作用。由于华法林的安全原因,研究提前结束,此药与一些不良事件如大出血显著高发有关,而且与阿司匹林相比,在防止卒中和血管性死亡的作用上没有显著优势。平均期为 1.8 年的随访表明,无论是华法林还是阿司匹林治疗,卒中风险仍然显著。在 280 名阿司匹林治疗的患者中,15% 发生狭窄血管供血区的缺血性卒中。289 名华法林治疗的患者中,12.1% 发生狭窄血管供血区的缺血性卒中。

研究结果表明,因颅内狭窄出现卒中或短暂性局部脑缺血的患者,偏向于用阿司匹林治疗,但为防止再次卒中须采取额外措施。

WASID 同时为定义因颅内动脉狭窄而卒中的最高风险患者群体做出了贡献。超过 70% 狭窄的颅内动脉的供血区卒中险最高,(风险比 2.03;95% 置信区间 1.29~3.22;$P=0.0025$)。狭窄度 50%~69% 的患者 1~2 年内卒中风险分别为 6% 和 10%,狭窄度 70%~99% 的患者上升为 19% 和 20%。不良事件发生后不久即加入抗凝试验(不超过 17 d)的患者(风险比 1.69;95% 置信区间 1.06~2.72;$P=0.028$)同样风险较高。近期出现症状的患者,其 1 年内卒中风险达 15%,而超过 17 d 前曾出现症状的患者的卒中风险为 8%。

女性患者风险也有增长趋势,尽管只具备临界意义(风险比 1.59;95% 置信区间 1.00~2.55;$P=0.051$)。以下危险因素与狭窄血管供血区卒中风险提高不显著相关,这些危险因素包括年龄、种族、狭窄点、狭窄长度、其他血管风险因素、并发症以及抗血栓药的应用。

最近一项研究评估了 114 名症状性 ICAD 患者接受药物治疗和药物治疗＋支架的不同,

这些患者通过血管成像已证实颅内动脉粥样硬化性狭窄。平均术后随访期为 17.3 个月。3 年后随访时，两组患者的缺血性卒中事件发生率相似，不过，支架组功能性改善明显更优，虽然轻度术后卒中发生率较高。

一项随机双盲试验旨在研究西洛他唑对预防二次卒中的作用。这一药物是一种磷酸二酯酶 3 的抑制剂，可抗血小板、舒张血管、抗动脉粥样硬化等。135 名患者两周内曾发生过缺血性卒中事件，分为两组，即接受西洛他唑组和安慰剂组，并全部服用阿司匹林。招募时和 6 个月后，分别用磁共振血管成像（MRA）和经颅多普勒彩超对患者的颅内动脉粥样硬化（ICAD）状况进行评估。西洛他唑组症状性 ICAD 恶化程度比安慰剂组低（6.7% vs 28.8%）。同时，ICAD 程度好转在西洛他唑组出现得更多（24.4% vs 15.4%）。西洛他唑对于症状性 ICAD 患者或许起辅助性作用，不过效果有待进一步研究。

目前尚无证据证实，在预防颅内动脉粥样硬化狭窄患者二度卒中方面，有其他抗血小板药物效果等同或优于阿司匹林。

### 四、经皮腔内球囊血管成形术

在发明可安全通行于颅内循环系统的支架前，经皮腔内球囊血管成形术（PTA）是治疗 ICAD 唯一可用的血管内治疗方法。颅内球囊血管成形术的主要风险包括远端栓塞、血管夹层和闭塞、血管痉挛、血管撕裂和 PTA 术中或术后的动脉血栓，其另一大缺点是术后随访期的血管再狭窄，这可能由新生内膜增生或潜在疾病恶化引起。目前的发展趋势是从单一 PTA 向主要或辅助性颅内支架术转变，然而血管夹层和再狭窄已成为阻碍这一趋势的主要风险因素。

1999 年，Connors 等人发表一份对主要 ICAD 的选择性颅内血管成形术的分析。自 1994 年起，小球囊已成为常规使用工具，而自 1996 年起，所有患者在接受血管成形术期间都用抗血小板药阿昔单抗。本文作者描述过 1994 年后进行的 50 例选择性 PTA，对其中 43 例手术的抗血小板药物疗法进行了管理。98% 的病例（49 例）取得了良好的血管成形和临床结果。观察到的并发症包括术后亚急性脑梗死和出血性转化（2%）；导丝造成的血管穿孔所引起的颅内延迟性出血和患者死亡（2%）；以及两例围手术期短暂性缺血发作（4%）。血管成形术后残余狭窄达 16%（8 例，狭窄度大于 50% 而小于 70%）。在 3~12 个月内的血管成像随访中确诊了 4 例（8%）晚期再狭窄。

由 Marks 及其同事发表于 2005 年的进一步回顾性研究，评估了 36 名症状性颅内动脉粥样硬化狭窄患者接受基本的球囊扩张血管成形术的效果。所有患者只接受了血管成形术。35 名患者显示出血管狭窄度改观（97.2%）。一人在治疗过程中大脑中动脉血管撕裂。术后 30 d 内的其他临床并发症（8.3%）包括一次卒中（2.8%）和两例死亡（5.5%）。18 人依然有残余狭窄（50%），程度为 50%~90%。在术后 2 个月~9 年的随访期内，在血管成形术处出现 2 例卒中，手术区域外卒中有 3 例。血管成形手术区域年卒中率为 3.36%，治疗区域对侧年卒中率为 5.38%。术后 25 个月~10 年内，共观察到 3 例患者死于心脏问题。

Wojak 等人研究了了有 71 处动脉粥样硬化病灶的 60 名患者。即便接受最大剂量辅助性药物疗法，40.8% 的病灶依然周期性或反复发作，只有 14% 无症状。本文作者报告的无并发症结果的比例为 90.5%。总共进行了 84 次手术，其中 22 次（26.2%）因狭窄血管张开不足需要额外的支架置入。其他 62 次（73.8%）只进行了血管成形术。因血管撕裂发生一起围手术期死亡（1.2%），发生七起非致命性并发症，包括三起 TIA（43%），两起对侧卒中（28.6%），一起因过度灌注综合征引发脑出血(14.2％)，及一起导丝穿孔(14.2％)。总体并发症发生率为8.3％(7/84)，总体围手术期卒中和死亡率为4.8％。X线检查发现10例动脉夹层，不过均不需治疗。>50％的残余狭窄在13％的病例中出现，不过持续无症状。确诊23例血管再狭窄(27.4％)，其中只有5例无症状。年卒中率为1.8％，年卒中率和死亡率合计为3.0％。

## 五、以支架为主或支架辅助的血管成形术

"支架"一词来源于人名Charles Stent(1845—1901)，他是一名英国牙医，发明了用于给牙齿和口腔印模的模具。后来，这个词汇被用于一种固定皮肤移植物的装置，并为管状结构保持吻合提供支撑。再后来，这个词汇才用来称呼一种缓解和预防血管闭塞的血管内支撑物。

支架术与单一球囊血管成形术相比，其潜在优势起初被假设为因内膜夹层产生急性血栓的风险较小，以及术后较大直径血管的长期通畅率有所改善。用支架治疗颅内病灶的主要问题是，是否有装置可穿行于颅内循环系统。大部分颅内支架术采用的都是未经临床试验认可的带球囊的冠状动脉支架，但这种支架很难传送。另一个问题是使用支架穿过有穿支的动脉时侧支血管的通畅率如何改善。

最近，业内人士已注意到缺乏特定的神经血管支架的问题，并正在发展新技术。

## 六、支架术的操作步骤

根据研究机构的政策，正在进行的试验及患者/亲属参与选择行颅内血管成形术和支架术者，术前须进行全面的神经系统状态评估。为评估先前存在的缺血性区域、排除出血并获取脑血管结构信息，须进行影像学检查。在解释手术过程和可能的并发症后，要得到所有患者的知情同意书。

大多数手术可在全麻和局麻下进行。全麻的优点在于减少运动伪影，并可能缩短手术时间。然而全麻的一个重要劣势在于无法监测患者的神经系统功能状态。由于血管成形术中阻断脑干血流，可能引起意识丧失和呼吸暂停，故在基底动脉病灶行手术需全麻。

术前、术中、术后的血压控制非常重要。脑灌注不良的患者只能忍受极短时间的低血压、血氧不足、低碳酸血症或高碳酸血症，因此由麻醉引起的上述方面的微小变化都可能造成损害。必须配备有经验的麻醉师，并进行术前麻醉评估。即便患者肾功能良好，也应尽可能控制造影剂的使用剂量，建议总剂量为每千克体重6 mg。

在一侧股总动脉置入一个5 F或6 F的鞘，很少置入一个7 F的鞘，除非需要较大引导导管进行三轴治疗。然后将引导导管放置于颈内动脉颅内段或颈部椎动脉远端。血管造影确定血管狭窄度。狭窄度百分比由最小直径与病灶远端正常血管直径相比得出(NASCET法)。在狭窄后塌陷的患者中，用狭窄处近端血管直径，测定病灶附近正常动脉的面积、长度和最狭窄处直径以决定适当的球囊和支架尺寸。另一种测定狭窄度的方法是使用ECST法(欧洲颈动脉手术研究)将狭窄处直径与狭窄处真实血管直径相比得出狭窄度；还有两个更新的计算狭窄度的公式。颈总动脉法(CC法)是比较狭窄处残余动脉管腔与颈总动脉分叉以下3~5 cm处动脉管腔。

手术并没有一个应将狭窄治疗到何种程度的目标。为确保患者安全，血管造影者必须保证测量精确度。

将软头微导丝(0.010或0.014英寸)引导下的微导管通过引导导管横跨病变部位置入病

灶远端。软头交换微导丝也置于病灶远端,为支架导管提供支持。这种技术可避免血管夹层出现。用小于一般颅内血管尺寸的球囊行血管成形术,球囊扩张的速度要慢,数分钟内达到6～8个标准大气压。条件允许时,用高分辨率CT确认支架置入是否恰当(图3-35)。在支架置入和血管成形中可能出现的并发症是斑块碎片脱落,造成分支血管栓塞或急性支架内血栓。

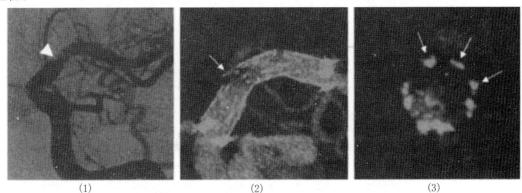

(1)　　　　　　　　(2)　　　　　　　　(3)

　　图3-35　病例分析:43岁女性因动脉粥样硬化病变引发急性缺血性卒中,行基本的支架术后的左前斜位数字减影血管造影(DSA)(1)显示,左大脑中动脉充盈缺损(箭头处)。增强CT的同一投影[(2),5.0 mm最大密度投影]和横断面投影[(3),1.0 mm最大密度投影]显示,这一缺损很可能是支架表面(箭头标出的支撑物)的血凝块(星号处),而非造成支架外部变形的斑块

　　手术中,静脉注射每千克体重70 U的普通肝素,保证活化凝血时间(ACT)在250～300秒。一些专家推荐持续使用糖蛋白Ⅱb/Ⅲa受体抑制剂,此时普通肝素剂量降为每千克体重50 U。手术后不应逆转肝素效果,或者术后24 h继续静脉注射肝素,或者术后立即停用。为密切监测血液动力和神经系统状态,对患者进行至少24 h的重症或一般急救护理。

　　支架患者应同时接受抗血小板治疗。目前,大部分研究所采用双重抗血小板聚集方法,即每日服用81 mg阿司匹林和75 mg氯吡格雷至少6周。此后继续服用阿司匹林,一般为12个月甚至终身服用。根据可用药物和急性对比非急性治疗方案的不同,术前治疗方案有很大不同。在选择性治疗中,大剂量的药物服用应在术前至少3 d开始。

　　Prabhakaran等人研究了接受神经血管支架术的患者对抗血小板治疗的抗药性。抗阿司匹林反应相对罕见,不过抗氯吡格雷反应(临床无反应)在半数患者中发生。专家组建议应对接受脑神经血管支架术的患者进行血小板功能检测。另一专家组报道了1个患者经血管造影显示,尽管接受了最优药物疗法,管腔支架表面血小板依然聚集,造成支架内再狭窄。对患者进行血小板聚集度测定,并报告了氯吡格雷临床无反应。第一天服用了两次300 mg氯吡格雷,第二天血管造影显示支架开放度正常。之后每天服用150 mg氯吡格雷,18个月后随访显示无内腔缩小。在实践中,大部分研究机构仍未将血小板聚集度测定列为常规检查。

## 七、再灌注综合征

　　过度灌注是脑血管成形和支架置入后一个罕见但严重的并发症,在脑血管重建手术患者中报告率为5%。血管成功重建后,动脉压骤然升高,血流流向患侧脑半球,这被视为将损害脑血流自动调控机制。这一并发症表现为脑部水肿、出血或脑灌注增加。相关症状为头痛、恶心、呕吐、意识混乱、癫痫及系统性动脉高血压。应仔细监控接受支架手术患者过度灌注的迹象,特别是血压、心率和血液抗凝。在抗过度灌注药物方面,α/β阻滞剂和β受体阻滞剂的降压、降心率效果最优。

## 八、支架置入后的再狭窄

血管再狭窄率为 7.5%～32.4%。已对患者年龄和病灶位置对支架内狭窄的作用展开研究。55 岁以下症状性颅内狭窄患者倾向于产生前循环系统病灶,55 岁以上患者前后循环系统病灶呈等态分布。颈内动脉床突上段疾病,尤其在年轻患者中,有较高风险发展成症状性支架内狭窄。

一项研究分析了 WINGSPAN 支架内狭窄的血管造影的模式。作者的分类修正了曾在心脏病学文献中使用过的、最初用于区分经皮冠状动脉血管成形术后的支架内狭窄。研究人员调查了支架内内膜增生的区域分布。该研究将再狭窄定义为狭窄度超过 50% 的病灶(支架终端内或附近 5 mm 处,或在随访影像检查中超过 20% 的绝对内腔缺失)。最常见的支架内狭窄是局灶型(25/41,61%),产生于支架内部且大部分临床无症状。另有 15 人有症状性病灶(36.6%),其中 13 例由支架内再狭窄引起(86.7%),两例由支架闭塞引起(13.3%)。弥漫性狭窄较少见,在全部再狭窄中占 26.8%。在全部症状性和无症状性患者中,支架完全闭塞率达 12.2%。同时,狭窄程度和狭窄长度或两者皆考虑在内,超过半数血管造影显示,再狭窄程度比原有病灶更严重。

对 29 名有症状的 ICAD(>70%)患者进行的回顾性研究显示,对颅内病灶行血管成形和支架术的成功率为 97%(定义为支架置入后血管腔内重建扩张程度>50%)。未发生围手术期并发症。在 26 名接受了术后 1.8 年随访检查的患者中,3 人卒中(11.5%),2 人短暂性缺血发作(7.7%)。高血压、糖尿病和高脂血症与症状性患者无关。过往或现在的吸烟史是唯一可修正的风险因素,与症状性患者显著相关($P=0.020$)。不过,支架再狭窄与糖尿病、高血压、高脂血症或吸烟也无关。

修正后的 MEHRAN 系统(图 3-36)。

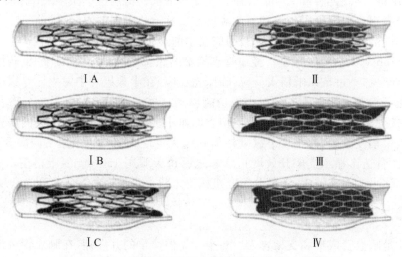

图 3-36　支架内再狭窄血管成像模式的示意图描述

Ⅰ类:局灶性支架内狭窄。病变长度不及有支架部分的一半,发生在支架终端(ⅠA)、支架主体(ⅠB)或多焦点(ⅠC)处。

Ⅱ类:弥漫性支架内狭窄。病变长度超过有支架部分的一半,但依然发生在支架边界内。

Ⅲ类：增生性支架再狭窄。病变长度超过有支架部分的一半，且延伸出支架边界。

Ⅳ类：完全支架阻塞。

由于较高的再狭窄发生率，须进行术后影像学随访。磁共振血管成像（MRA）作为非创伤技术可以使用，不过，并非全部狭窄都能由 MRA 检测到，而且测量并不一定全部准确，因为时间飞跃血管成像会受支架的金属敏感性影响，而且小血管会被错误判断。CT 血管成像（CTA）受限于射束硬化和条纹伪影。尽管较好的扫描技术和操作后影像技术可部分改进这一缺陷，CTA 的分辨率依然落后于锥形束 CT。静脉注射显影剂的锥形束 CT 是一种无创影像检查的好选择，为验证这种技术需要更多研究，目前，大部分作者推荐术后随访血管造影，自术后 3 个月起至 2 年（图 3-37）。

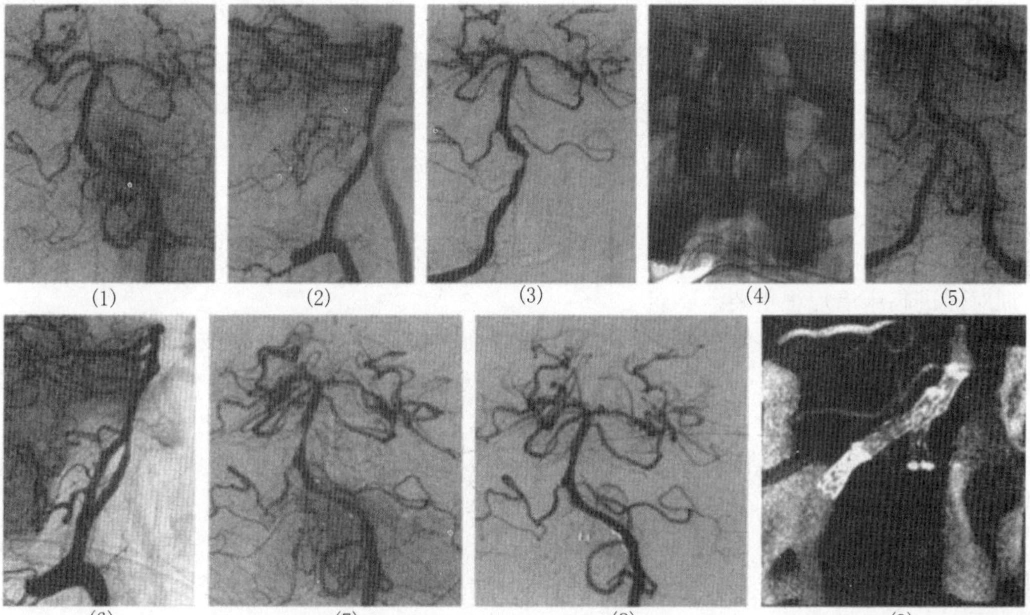

(1)　(2)　(3)　(4)　(5)

(6)　(7)　(8)　(9)

图 3-37　61 岁女性患者视野障碍，运动失衡，神经系统状况恶化。MRI（未在图中显示）显示脑基底动脉弥散受限的焦点区域。数字减影血管成像（DSA）显示，椎动脉双侧溃疡性斑块已延伸至基底动脉[（1）为左椎动脉注射正位投影，（2）为左椎动脉侧位投影，（3）为右椎动脉正位投影]。对椎动脉和基底动脉都行血管成形术后，双侧 WINGSPAN 支架传送系统以并行或对吻形式置入两条椎动脉，为支架术做准备（4）。支架置入后的 DSA 显示动脉直径和远端灌注改善[（5）、（6）分别是双侧椎动脉的正位和侧位投影]。术后 2 个月，患者因运动失衡、记忆丧失情况恶化被送往急诊室。MRI（未在图中显示）表明右丘脑出现新的缺血性病灶。DSA 显示基底动脉狭窄处绷紧，左椎动脉支架内狭窄，右椎动脉完全闭塞[（7），正位投影]。基底动脉血管成形术、并在左椎动脉置入药物洗脱的球囊扩张支架后，远端灌注改善[（8）显示的是 DSA 正位投影]。造影剂增强的锥形束 CT 显示支架在左椎动脉和基底动脉放置位置优良（9）

单纯药物治疗后再狭窄，特别是非症状性病变、血管成形或重复支架的再狭窄已被描述。目前为止，尚未对最优方案达成共识。

为降低支架内狭窄的发生率，涂有抗增殖药物的药物膜支架已被考虑用于神经血管系统。带有抗真菌药西罗莫司（雷帕霉素）和微管抑制剂紫杉醇药物膜的支架，与金属裸支架相比，已被证实能预防新生内膜增殖和冠状动脉再狭窄。这些冠状动脉系统的经验为研究抗增殖药物在颅内支架系统的效果提供了助力。Levy 等人研究了置入健康犬基底动脉的肝素膜和西罗莫司洗脱支架的效果。被置入 6 只狗的 4 个肝素膜支架和 3 个金属裸支架,在 2003 年进行的研究跟踪检查中被应用,8 个西莫罗莫司洗脱支架与 8 个裸支架在 2004 年进行了比较置入支架 12 周后,肝素涂层支架组发生狭窄的平均百分率(12%)低于非涂层组的 22% ($P=0.07$)。新生内膜增生的减少(肝素涂层组 $0.18\ mm^2$,裸支架组 $0.42\ mm^2$)具备统计学显著意义($P=0.04$)。裸支架组的新生内膜与血管中层的比率($P=0.05$)和新生内膜厚度($P=0.04$)都有所增加。

与裸支架相比,西罗莫司涂层支架未损害血管内皮化,甚至还有降低平滑肌细胞增殖的倾向,这倾向于统计学意义显著($P=0.003$)。研究中,裸支架和西罗莫司涂层支架均未显示血管再狭窄(<50%)迹象。西罗莫司洗脱支架的组织学分析不仅显示出血管内皮纤维蛋白减少($P<0.0001$),且有降低发炎程度的倾向($P=0.34$)。有必要在该领域进行进一步研究,以评估将上述早期研究结果应用于临床时的效果。

### 九、结论

颅内动脉粥样硬化性疾病(ICAD)的血管内治疗吸收了从外周血管和冠状动脉系统发展而来的技术和经验。为确定可接受的血管再生风险发生率,不得不更好理解颅内血管狭窄的自然历史。患者的选择、围手术期治疗、使用恰当的血管内装置和术中造影技术,以及适当的培训对促进临床治疗很重要。

涂层技术和支架、传送系统和引导导管的微细加工的发展,将允许支架安全通过具有挑战性的颅内动脉循环系统。技术和血管内工具的发展将确保围手术期的低致病率和致死率。新型带涂层的颅内支架将进一步改善长期试验结果,该结果目前受支架内狭窄高发生率所累。不过,健康的生活方式,控制基因因素,戒烟以及适当服用降血压、他汀类、抗血小板和非类固醇类消炎的药物,从长期来看依然是对抗 ICAD 的主要力量。

(奚卓)

## 第五节  硬脑膜动静脉瘘的血管内治疗

除了外伤性损害和颈动脉海绵窦瘘,硬脑膜动静脉(AV)的分流基本分为三类:小儿硬脑膜窦畸形合并 AV 分流、幼儿高流量的硬脑膜动静脉瘘(DAVF)和成人型 DAVF。本节将重点探讨成人型 DAVF。

成人型 DAVF 是少见的神经血管病变。根据近来的研究,成人型 DAVF 年检出率约为 0.16/10 万人口。根据血管造影研究的评估,在所有颅内动静脉分流中,硬脑膜的相关病变仅占 10%～15%。虽然如此,作为一个独特的神经病理现象,DAVF 这一课题应该得到足够的重视。

一个 DAVF 由一个或多个真性瘘构成,如同直接的动静脉连接,中间没有毛细血管网、畸形团。瘘仅限制位于硬脑膜中,这与动静脉畸形不同,后者位于脑或脊髓的软膜或软膜下。一般认为,DAVF 是后天性的,而动静脉畸形是先天性的。成人 DAVF 以"硬脑膜静脉瘘"命名,显然优于"硬脑膜动静脉畸形"。

该瘘位于硬膜内,存在硬脑膜动静脉瘘和硬脊膜动静脉瘘。虽然它们的病理生理学机制是相同的,但临床表现不同,因此它们的分类也是完全不同的。在本节中将分节讨论硬脑膜动静脉瘘和硬脊膜动静脉瘘。

## 一、颅内硬脑膜动静脉瘘

最早对颅内 DAVFs 的描述可以追溯至 20 世纪的前 10 年,一般都以单个病例报道的形式出现,如 Tönnis 在 1936 年的报道。1951 年 Fincher 首次报道使用了"硬脑膜瘘"的概念。尽管 1920 年后,脑血管造影术得到了应用,但在近 40 年的时间里,都没有将颅内 DAVFs 作为一个独立的病种。在脑血管造影术的放大倍数、减影技术、选择性动脉导管插入术得到充分发展后,才将 DAVFs 看作一个独立的病种。当时认为,与软脑膜 AVMs 相比较,DAVFs 是良性的病变。

20 世纪 70 年代早期,研究开拓者如 Aminoff、Newton、Djindjian 等拓展了对硬脑膜窦解剖和临床的理解。1972 年,提出了这样的概念,即静脉引流方式是与临床体征和症状相关的,但直到 1975 年,才认识到皮质静脉反流(CVR)相关的特殊风险。Djindjian 和 Merland 提出的第一个分类法,强调引流进入硬膜窦的 DAVFs 是相对无害的,而 CVR 的出现与严重并发症有关。

由于三份大型的回顾性综述文献的发表,20 世纪 80 年代是颅内 DAVFs 发展史上非常重要的 10 年。1984 年,在研究了 223 例患者的基础上,Malik 推断,在发生颅内出血或引起神经症状方面,静脉流出道起着关键的作用,同时强调 DAVFs 位于主要静脉窦内/外的重要性。Lasjaunias 对 195 例患者资料进行综合分析,得出结论,局部神经功能缺失依赖于引流静脉的范围,CVR 与高风险的硬脑膜内出血相关。Awad 研究了 377 例患者,报道了第三个主要的综述。在他的报道中,将"侵袭性"引入表现为出血或局部神经功能缺失的 DAVFs 中,不仅强调了 CVR 的重要性,还指出静脉扩张和大脑大静脉引流(Galen 引流)是附加的风险因素。

20 世纪 90 年代和 21 世纪初,Cognard 和 Borden 对积累的 DAVFs 分类方法资料进行进一步整理。多学科神经血管研究组的形成,加深了对颅内 DAVFs 的理解,强调了介入技术的应用、CVR 的临床意义。通过许多研究者报道的大宗案例,DAVFs 的临床表现首先在 20 世纪 80 年代被描述。另外,血管内技术的不断进展,证明了其对 DAVFs 有治疗价值。

## 二、颅内 DAVFs 的分类

许多分类方案基于 DAVFs 不同特征的研究而提出。起初,DAVFs 的解剖位置被认为是关键的分类鉴别特征。1973 年,Aminoff 建议分为前下方组和后上方组。随后,其他人研究了 DAVFs 位置和临床表现的关系,发现海绵窦、横窦病变结果的差异,比颅前窝、天幕区病变结果的差异更大。多年后已明确,与位置有关的静脉引流模式,比位置本身更与其临床表现相关。颅底一些部位的 DAVFs 因为局部静脉解剖的因素更容易发展成 CVR,例如在附近有静脉窦的缺失时。没有一个位置的颅底 DAVF 是绝对不会发展成侵袭性的,但人们发现,某些部位的 DAVFs 发展为 CVR 的可能性更高。

在 Djindjian 关于静脉引流模式的研究基础上,众多颅内 DAVFs 分类方案纷纷提出,其中的 Borden 和 Cognard 分类是最常应用的(表 3-10)。它们都在日常工作应用中有自己的优势:三步法 Borden 分类非常简单,只需一些脑血管造影的知识;Cognard 分类理论上有优越性,因为它包含了硬脑膜窦血液流动方向的影响,但它的多个分类步骤,需要对 DAVFs 有更全面的理解。判断窦血液流动方向的重要性是显而易见的:静脉反流能阻止皮质静脉回流入相关静脉窦,从而导致在没有发生 CVR 的情况下,出现脑静脉阻塞。这两种分类的优越性已被验证。

表 3-10　DAVFs 的分级图表

| 分类方案 | 各类别情况 |
| --- | --- |
| Borden 分级 | |
| 1 | 静脉引流直接进入静脉窦或脑膜静脉 |
| 2 | 静脉引流进入静脉窦,伴皮质静脉反流 |
| 3 | 静脉引流直接进入皮质静脉(仅有皮质静脉反流) |
| Cognard 分级 | |
| Ⅰ | 静脉引流进入静脉窦,血流在窦内为顺流 |
| Ⅱa | 静脉引流进入静脉窦,血液在窦内有逆流 |
| Ⅱb | 静脉引流进入静脉窦,血流在窦内为顺流,伴皮质静脉反流 |
| Ⅱa＋Ⅱb | 静脉引流进入静脉窦,血液在窦内有逆流,伴皮质静脉反流 |
| Ⅲ | 静脉引流直接进入皮质静脉(仅有皮质静脉反流) |
| Ⅳ | 静脉引流直接进入皮质静脉伴皮质引流静脉扩张 |
| Ⅴ | 静脉引流进入脊髓的髓周静脉 |

## 三、颅内 DAVFs 的临床特征

　　"良性的"和"侵袭性的"表述在文献中已有使用,在本节中也使用这两个词,来表示颅内 DAVFs 的典型临床症状和体征。出现非出血性神经功能缺失(NHND)、出血、死亡等,认为属"侵袭性的";而有慢性头痛、搏动性耳鸣的主诉和海绵窦瘘引起的眼部症状及神经功能缺失,即使这些是患者较难忍受的,也认为是"良性的"(表 3-11)。

表 3-11　良性和侵袭性 DAVFs 的临床特征

| 良性特征 | 侵袭性特征 |
| --- | --- |
| 搏动性颅内杂音 | 颅内出血 |
| 眼眶充血 | 非出血性局灶性神经功能缺失 |
| 颅神经麻痹 | 痴呆 |
| 慢性头痛 | 视神经乳头水肿 |
| 无症状 | 死亡 |

## 四、良性的硬脑膜动静脉瘘

　　有研究证明,在静脉引流方式上没有出现 CVR,与所谓的良性症状明显相关。因此,Borden 1 型和 Cognard Ⅰ 型、Ⅱa 型 DAVFs 都被认为属良性硬脑膜动静脉瘘。大部分研究人员认为,良性 DAVFs 不会出现严重的病理表现。普遍的看法是,良性 DAVFs 包括涉及海绵窦、横窦-乙状窦的 DAVFs。虽然 DAVFs 可以出现在任何年龄段,但绝大部分患者在 50 岁后出现,表现为令人烦扰的与脉搏同步的搏动性耳鸣。耳鸣的杂音可以非常大,临床医师检查有时也可听到,表示有高速的湍流通过静脉窦与颞骨岩部直接接触。另一个特征性症状是

"红眼",表示为涉及海绵窦的 DAVFs,随后出现一侧或双侧的眼球突出、结膜充血、球结膜水肿。眼部症状可能继续发展,充血能引起眼内压升高,最终导致视力下降。但暂时性的脑神经功能障碍,同样也可使视力进一步恶化,或出现复视,引起眼肌麻痹、眼外肌肿胀、眼眶水肿。因此,对于海绵窦区的 DAVFs 患者,和眼科医师的密切交流是非常必要的,以决定什么时候临床症状不再属良性病变,而必须进行姑息性血管内治疗。

比临床表现更重要的是良性 DAVFs 随后的自然病程。Cognard 在对 205 例患者的回顾性评估中,报道了 111 例没有 CVR 的 DAVFs 的良性病程,但仅有 66% 患者的随访资料是有意义的。由于难以区分临床事件发生在出现临床表现前还是后,因此根据这一研究,很难对临床病程得出结论。两年后,Cognard 报道,在其研究中,7 例 DAVFs 患者最初没有 CVR,但是在平均 7 年的随访期间,出现了静脉引流方式的恶化。5 例患者进行了颗粒栓塞,1 例患者进行了枕动脉和脑膜中动脉的近端结扎,1 例患者采取保守治疗。在所有的病例中,静脉引流方式的变化均伴有临床症状的恶化。

Davies 报道了第一个大型前瞻性研究,收集了 55 例同期没有 CVR 的良性 DAVFs 患者资料,平均随访期超过 33 个月。这些患者资料表明,绝大多数没有 CVR 的 DAVFs 临床表现为良性,随着时间的延长而更加稳定。但有 1 例患者在姑息性血管内栓塞治疗后死亡,血管造影并没有发现术后有 CVR 的出现,这被解释为是上矢状窦功能性闭塞引起静脉高压的结果。

2002 年,Satomi 对 117 个患者进行前瞻性研究,进一步证实了没有 CVR 的 DAVFs 的良性病程。对 68 例患者进行观察,结果 67 例患者症状能够忍受,病情稳定;1 例患者随访期间由于出现 CVR 引起出血,病情变成侵袭性的。44 例患者进行了治疗,目的在于减轻难以忍受的症状,或治疗眼部症状。15 例患者为获得满意的结果,进行了多次治疗(直至 4 次)。除了 1 例患者,所有接受治疗的患者均获得改善,症状均能够忍受了。无论是观察组还是姑息性治疗组,平均 28 个月后,约 66% 患者被治愈,表示良性 DAVFs 本质上属于自限性疾病。剩余 1/3 有症状的患者也能很好地耐受。因此得出结论,超过 98% 的患者经过有限的治疗,病情能够稳定,症状能够忍受。

应该牢记,良性 DAVFs 是一种动态性疾病,静脉血栓形成很可能导致静脉引流方式的变化。根据这个观点,必须警惕两点:静脉窦内反流可能的重要性;转变成侵袭性 DAVF 的风险较小。首先,Cognard 在分级中强调了没有 CVR 的静脉窦内反流的重要性,依据 Cognard 的描述,Ⅱa 型与视神经乳头水肿、颅内压升高相关,27 例患者中出现 8 例(30%)。但是,在 Davies 和 Satomi 研究中,这一现象出现的概率是非常小的。理论上,该反流的确能阻止皮质静脉引流入相关的静脉窦,导致大脑静脉性充血。在其他的研究中,Hurst 认为脑的静脉性充血与全脑神经功能缺失有关,如痴呆;该静脉性充血能在 MRI 上显示出来,表现为 $T_2$ 高信号(图 3-38 和图 3-39)。Willinsky 还指出,静脉性充血患者的脑血管造影术中,可见迂曲的、充血的静脉出现,他将其标示为假性静脉炎型。良性 DAVFs 其他需要关注的是继发 CVR 的可能性。在 Davies 和 Satomi 的研究中,所有患者发生这种现象的概率约为 2%。这要求更加密切的临床随访,对任何突发或意外的症状变化,都必须重新进行影像学评估。

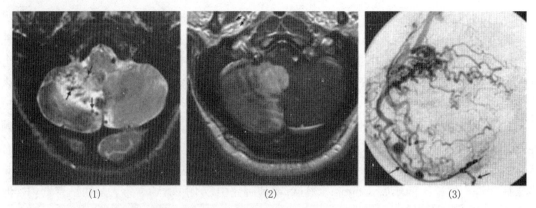

(1)          (2)          (3)

图 3-38　继发于 DAVF 的静脉充血性脑病。58 岁男性患者,临床表现为共济失调。轴位 $T_2$ MR(1)显示右侧小脑半球内中央区高信号,周边环绕弥散的低信号,箭头标示血管流空影。钆增强 MR(2)显示弥散的周围增强信号。起源于右侧椎动脉的硬脑膜动脉(箭头)选择性造影(3)显示直窦下方的 DAVF,伴显著反流进入右侧小脑半球皮质静脉

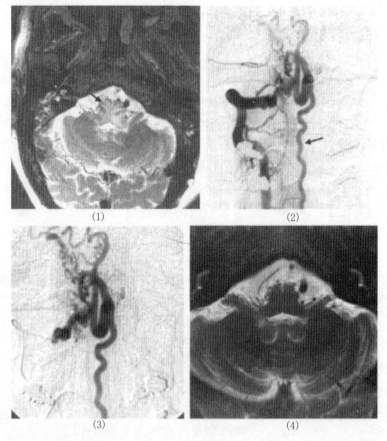

(1)          (2)

(3)          (4)

图 3-39　治疗后 $T_2$ 高信号消失。58 岁女性患者,临床表现为进展性四肢麻木。轴位 $T_2$ MR(1)显示髓质内中央区弥散性高信号(箭头)。右椎动脉正位造影(2)显示枕大孔区 DAVF,引流进入一根粗大的软脊膜静脉(箭头)。硬脑膜供血动脉的分支选择性造影(3)较好地显示了瘘。因为无法获得良好安全的液体栓塞剂栓塞位置,未进行栓塞治疗,外科手术切除并夹闭硬膜内的引流静脉,患者临床症状逐渐改善,6 个月后 MR 上 $T_2$ 高信号消失(4)

Kim 更新了一些治疗经验,最近报道了颅内 DAVFs 患者保守治疗的临床转归情况,其自发性闭塞率达 12.5%,横窦和海绵窦区是最常见的发生 DAVFs 位置。然而,有人认为这个比例有可能被低估了,因为部分患者症状逐渐好转后,没有接受脑血管造影复查。同时,其血管造影随访观察到,99 例患者中有 4 例(4%)从良性 DAVFs 发展成恶性 DAVFs 病变,伴有症状突然加重。

## 五、侵袭性 DAVFs

在血管造影中可见伴 CVR 的颅内 DAVFs,一般都伴随严重的病理改变。因此在分级中,Border 2/3 型和 Cognard Ⅱb/Ⅱa＋Ⅱb/Ⅲ/Ⅳ/Ⅴ型 DAVFs 被标示为侵袭性的。最初,"侵袭性的"表示出现频繁的颅内出血、NHND 甚至死亡。但类似良性 DAVFs 的搏动性耳鸣或眼部充血症状,也有可能被称为"侵袭性的"。出血可能位于硬膜下、蛛网膜下隙、脑内,因为反流的皮质静脉流经上述部位。正如上面所述的,DAVF 的部位与出血没有相关性,但由于局部的静脉解剖结构,一些部位有更易出血的倾向,如前颅窝底的 DAVFs。虽然局部静脉充血也能出现很多全脑神经功能缺失,类似于伴窦内反流的 Cognard Ⅱa 型症状,但 NHND 是皮质静脉反流引起脑局部静脉性充血导致相关症状。在 Cognard Ⅴ型伴髓周 CVR 的情况下,颅内 DAVFs 也能引起脊髓的神经功能性障碍。

关于侵袭性 DAVFs 的自然病程已经争论了很长时间。文献中,存在很多观点对立的报道,据报道,出现临床症状后每年的出血率差异也很大,从 Brown 研究组的 1.8% 到 Davies 研究组的接近 20% 不等。Brown 对患者平均随访 6.6 年,但是没有选出伴有 CVR 的患者,因此,由于该组中存在很大比例的良性 DAVFs,Brown 很可能低估了每年的风险。另一方面,Duffau 在另一组研究中发现,一旦 Cognard Ⅲ/Ⅳ型临床表现出血,出血后两周内再次出血的概率高达 35%。Davies 研究组中,DAVFs 伴持续 CVR 的患者,年死亡率达 19.3%,年出血率为 19.2%,每年 10.9% 患者出现 NHND。Van Dijk 在大幅增加患者数、将随访时间延长 4 倍的基础上,重新计算了这些比率,在 869 个患者 1 年的随访期间,年死亡率为 10.4%,年出血率为 8.1%,每年 6.9% 的患者出现 NHND。这些数据提示,对侵袭性 DAVFs 应及早治疗,以提高治愈率。Soderman 也报道,伴有 CVR 的 DAVFs 患者年出血风险、NHND 风险稍低些,但有过出血的伴 CVR 的 DAVFs 患者年再出血风险为 7.4%,而没有过出血的伴 CVR 的 DAVRs 患者年再出血风险仅为 1.5%。但他的研究存在随访时间短和研究对象排除偏倚缺陷。随后,Strom 的研究证实,在自然病史过程中,伴 CVR 的 DAVFs 患者较良性 DAVFs 患者年出血风险、NHND 风险的发生率高,也发现良性 DAVFs 和进展性 DAVFs 之间临床表现是显著不同的。

## 六、颅内硬脑膜动静脉瘘治疗

在治疗某一疾病前,每一个临床医生都必须掌握该疾病的发展史知识,因为每一个主动的治疗,都必须以改善临床预后为先决条件。如果一个 DAVFs 需要治疗,首选血管内治疗。外科手术或其与血管内治疗联合,可应用于血管内治疗失败后。外科手术能为血管内治疗提供入口通路,或用来直接切除病窦或切断 CVR。血管内治疗可以经动脉途径、经静脉途径,或联用经动脉和经静脉途径。因为在闭塞瘘口及消除 CVR 方面效果更好,现在大多数

DAVFs 的治疗首选经静脉途径。

（一）良性硬脑膜动静脉瘘的处理

现有的报告显示，绝大多数的良性 DAVFs 自然病程是良好的，因此，一般来说，增强 MRA 评估随访观察是较好的措施。对有固定临床症状和体征的患者，可每 3 年进行一次导管 DSA 随访。如果临床表现出突然意外的变化、恶化、改善（甚至消失），都需行导管 DSA 检查，以排除出现 CVR 或伴静脉窦内反流导致的进展性血栓形成。

对难以忍受的颅内杂音或严重的眼部症状，如视觉损害，应考虑动脉血管内栓塞治疗以减轻症状。动脉内栓塞治疗常能减轻症状，但是应认识到，动脉内栓塞不能有效获得血管造影上瘘的完全栓塞。在部分患者中，使用液体栓塞剂进行动脉内栓塞，能永久性闭塞瘘口（图 3-40）。动脉内颗粒栓塞，能获得预计的早期症状改善，但是随着时间延长症状可复发，对于评估后预计姑息性动脉内治疗效果不好的患者，经静脉入路弹簧圈栓塞病窦，能有效减轻症状，常能在血管造影上完全消除 DAVFs。仅在静脉窦只引流瘘而不参与脑组织静脉引流的情况下，才能栓塞牺牲静脉窦。静脉窦间隔的定向栓塞，也能有效地消除瘘而保留静脉窦未参与瘘引流的部分（图 3-41）。通常情况下，静脉窦是不能被栓塞的，只有在特殊的病理性静脉窦患者中可以闭塞静脉窦，并且在进行窦闭塞时，处理原则是仅闭塞瘘口处的部分静脉窦，而保留其他部分的窦（图 3-42）。

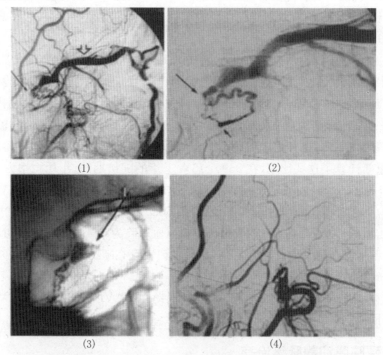

（1）　　　　　　　　　　（2）

（3）　　　　　　　　　　（4）

图 3-40　海绵窦区 DAVF 液体栓塞剂栓塞治疗

64 岁男性患者，临床表现为右眼内压升高，眼结膜充血，球结膜水肿。右侧颈外动脉造影侧位（1）显示 DAVF 仅经眼上静脉引流（空箭头），瘘口位于海绵窦前方的小间隔（长箭头）。脑膜中动脉分支（小箭头）选择性造影（2）显示瘘口的位置（长箭头）。液体栓塞剂的铸型［（3），箭头］显示通过瘘口的液体栓塞剂良好的穿透性。右侧颈外动脉造影（4）证实瘘口已闭塞

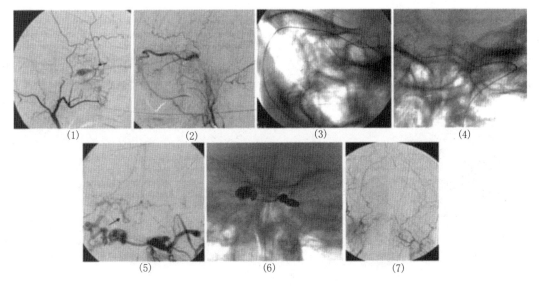

(1)　(2)　(3)　(4)

(5)　(6)　(7)

图 3-41　经面静脉入路到达双侧海绵窦 DAVFs

52 岁女性患者,临床表现为复视,双侧球结膜水肿,双侧眼结膜充血。右颈外动脉(1)和左颈外动脉(2)侧位显示双侧海绵窦区 DAVFs,引流进入双侧眼上静脉,注意右侧细小的皮质静脉反流(3)。经股静脉入路,经左侧面静脉至对侧海绵窦,在正位片上,注意选择性导管的位置位于对侧海绵窦(4)。右侧海绵窦弹簧圈栓塞术中右侧海绵窦静脉造影显示进入皮质静脉的反流[(5),箭头]。双侧海绵窦弹簧圈栓塞(6)。双侧颈外动脉正位造影(7)显示 DAVFs 完全闭塞

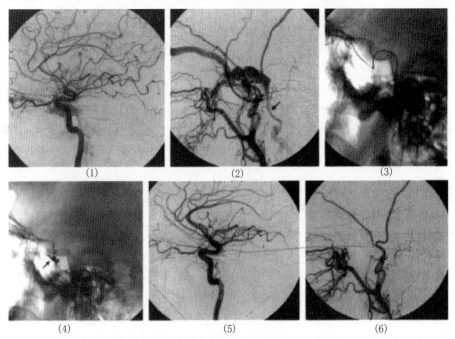

(1)　(2)　(3)

(4)　(5)　(6)

图 3-42　经静脉入路定向栓塞海绵窦 DAVFs

54 岁男性患者,临床表现为左眼球突出,球结膜水肿,眼结膜充血,右眼内压升高且外用药无效。左侧颈内动脉(1)和颈外动脉(2)侧位造影显示血液分流进入海绵窦,经眼上静脉和岩下窦(箭头)引流。静脉入路经岩下窦插入导管(3)。瘘口的位置位于海绵窦的前外侧间隔,4 个 Hydrocoil(Micro Vention,Aliso Viejo,california,U. S.)闭塞瘘口[(4),箭头]。左侧颈内(5)和颈外(6)动脉造影显示瘘完全闭塞。患者的临床症状和体征在数周内完全消失

大多数情况下,静脉窦闭塞可以经静脉入路进行,特殊情况下,使用经动脉入路栓塞静脉窦,如外伤性 DAVFs 或高流量 DAVFs,硬脑膜动脉和引流的静脉之间瘘口较大,此时可由动脉入路,栓塞静脉窦(图 3-43)。而自发性 DAVFs 中,由于供血动脉网太细小迂曲,常不能经动脉入路行静脉窦栓塞。

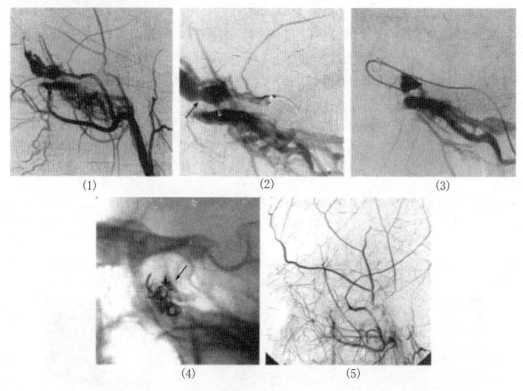

图 3-43　外伤性 DAVF 经动脉入路填塞静脉

22 岁男性患者,主诉外伤后搏动性耳鸣。左侧颈外动脉造影(1)显示骨性的瘘,引流进入翼丛。选择性脑膜中动脉造影(2)显示蝶骨内高流量的瘘,引流进入局部扩张的颅外静脉(箭头),经动脉插入微导管至局部扩张的静脉内(3),弹簧圈栓塞[(4),箭头],弹簧圈显著减低流量后,从瘘口部位注射液体栓塞剂闭塞局部扩张的静脉[(4),箭头]。左侧颈外动脉造影(5)显示瘘完全闭塞

(二)侵袭性硬脑膜动静脉瘘伴直接 CVR 的处理

侵袭性颅内 DAVFs 在其自然病程中有可能引起严重的并发症,因此要积极治疗。有报道,对伴直接 CVR 而没有硬脑膜窦引流的 DAVFs(Borden 3 型/Cognard Ⅲ型和Ⅳ型),治疗目的是选择性切断 CVR。根据病理生理学说,DAVFs 属于静脉性疾病,因此通过选择性地区分硬脑膜内瘘口的静脉流出道,能获得伴直接 CVR 的颅内 DAVFs 的永久性治愈,类似于已知的脊髓 DAVFs 的治疗。神经外科手术首先进行了这一过程,但随着介入神经放射学的发展,血管内技术也同样进行了这一过程。经静脉入路最有可能断开 CVR(图 3-44),经静脉入路需要经动脉造影显示到瘘的路径。随着液体栓塞材料的发展和成熟,越来越多的 DAVFs 患者能经液体栓塞剂经动脉入路完全性栓塞而治愈。

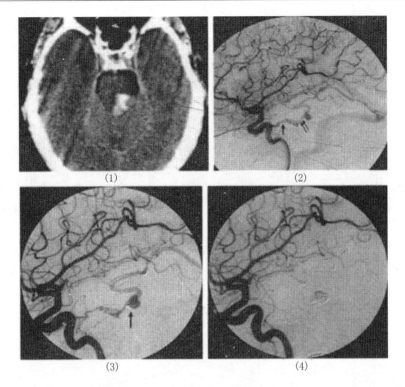

图 3-44　经静脉入路治疗 Borden 3 型

62 岁男性患者,临床表现为(1)脑干出血。左侧颈内动脉造影(2)显示 DAVF,供血动脉来自小脑幕缘动脉(单箭头),引流进入皮质静脉(双箭头)。注意静脉小袋可能是以前出血部位的假性动脉瘤,经静脉入路插入导管至静脉小袋是可行的(3)。在皮质静脉和静脉小袋内行弹簧圈栓塞,颈内动脉造影(4)显示瘘完全闭塞。6 个月后随访造影证实栓塞稳定可靠

动脉入路栓塞 DAVFs 技术是使用楔形的导管和聚合作用时间较长的液体栓塞剂,常用 NBCA 和 Onyx。液体栓塞剂使用早期,其优点和缺点备受争议,目前对于其的选择,更多是源于术者的熟悉度和偏好。动脉导管必须呈楔形接近瘘口位置,以利于缓慢的推压液体栓塞剂穿越瘘口,进入近端静脉流出道。液体栓塞剂进入静脉流出道太浅,仍可能存在顽固的动脉分流,并利于侧支血流的重建。液体栓塞剂进入静脉流出道太远,可能导致静脉闭塞、梗死。经动脉入路,颗粒栓塞能暂时减低流向瘘口的血流,通常用于高血流、复杂的 DAVFs,或与经静脉入路治愈性栓塞或外科手术联合使用。

(三)硬膜窦引流伴 CVR 的侵袭性硬脑膜动静脉瘘的治疗

对于硬膜窦引流合并 CVR 的 DAVFs(Borden 2 型,Cognard Ⅱ b 型或 Ⅱ a＋Ⅱ b 型)的治疗策略,目前专家支持整个瘘的完全消除,包括手术切除或病窦的填塞。病窦永久性填塞的缺点在于可能损害正常脑组织的静脉引流,可发生(出血性的)脑静脉梗死或静脉高压的慢性并发症如痴呆。Mironov 报道了两例 Borden 2 型 DAVFs 的治疗,从血管内切断 CVR,而不改变硬膜窦的静脉引流,通过这种方式,瘘本身没有完全消除,只是将侵袭性 DAVFs 转变为良性 DAVFs(没有 CVR 了),这种治疗可以通过动脉入路利用液体栓塞剂完成(图 3-45)。这种转变在临床上有重要意义,因为 Davies 和 Satomi 的研究均证明,在良性 DAVFs 随后的病程中常没有严重的神经学事件,而且大多数研究均认为,良性 DAVF 属自限性疾病。这一向

良性 DAVFs 的"转变"已经证明,随后患者常有良性的临床病程。血管内断流术可以经动脉入路使用液体栓塞剂(图 3-45),也可以经静脉入路使用弹簧圈(图 3-46)。一般首选经静脉入路,因为与经供血动脉注射液体栓塞剂相比,经静脉入路更易成功。

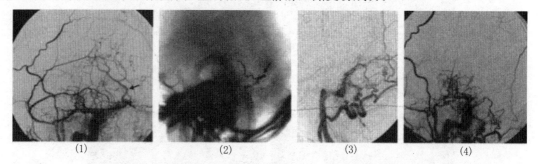

(1)　　　　　　(2)　　　　　　(3)　　　　　　(4)

图 3-45　经液体栓塞剂动脉栓塞,侵袭性的 Borden 2 型转变为良性的 Borden 1 型

　　72 岁男性患者,交通事故伤后出现搏动性耳鸣和颅内杂音 12 个月。左侧颈外动脉造影(1)显示血流瘘入横窦,伴 Labbe 静脉反流(箭头)。选择性插入导管至左侧脑膜中动脉后支,注射液体栓塞剂(NBCA)[(2),箭头]栓塞于皮质静脉反流的部位。栓塞术中枕动脉(3)和颈外动脉(4)造影显示瘘入横窦的分流仍然存在,皮质静脉反流消失。2 年后随访造影显示与栓塞术后即时比较,没有变化

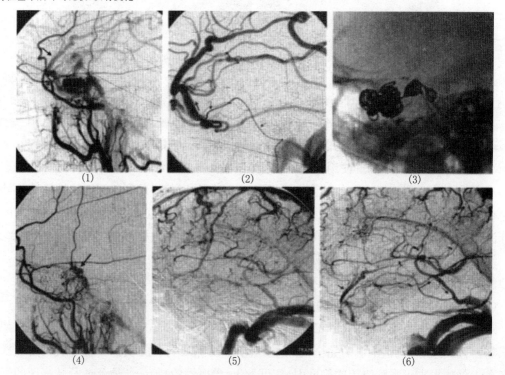

(1)　　　　　　　　(2)　　　　　　　　(3)

(4)　　　　　　　　(5)　　　　　　　　(6)

图 3-46　经静脉栓塞弹簧圈,海绵窦区侵袭性的 Borden 2 型转变为良性的 Borden 1 型

　　77 岁女性患者,临床表现为双侧结膜充血和球结膜水肿。左侧颈外动脉造影(1)显示海绵窦区 DAVF,经皮质静脉(箭头)和岩下窦引流。经静脉入路,通过同侧岩下窦[(2),小箭头],插入导管至蝶顶窦(箭头),弹簧圈填塞蝶顶窦和毗邻的海绵窦(3)。左侧颈外动脉造影(4)显示皮质静脉反流消失,残余少量的瘘。治疗前(5)和治疗后(6)颈内动脉造影侧位静脉期,可见皮质静脉反流切断后颞叶上部皮质静脉(箭头)正常引流。患者症状消失,随诊 5 年病情稳定

　　如果血管内治疗未能消除 CVR,还可以有许多外科手术方式供选择。一种方式是在病

窦上方钻孔,随后直接穿刺,经细小的血管鞘置入微导管,填塞病窦。钻孔能用经动脉导管的路图来定位,窦的填塞必须在透视导向下进行,并且经动脉侧控制性地进行血管造影,以便于当瘘闭塞或 CVR 消除时及时终止填塞。另一种方法是外科手术显露整个静脉窦后,直接填塞静脉窦。而外科手术切除静脉窦,常有较高的发病率和死亡率,即使是由富有经验的手术者进行手术。但残留的硬脑膜窦壁上的瘘,选择性切断 CVR 的外科技术是相对简单的。在反流的皮质静脉进入蛛网膜下隙的部位电凝和切断,足以将侵袭性 DAVFs 转变为良性DAVFs。对于复杂的、高流量的 DAVFs,液体栓塞剂或术前颗粒栓塞,有助于减少外科手术期间的出血,可改善外科断流或静脉窦栓塞的效果。近 10 年来,已经逐渐避免使用永久性的动脉瘤夹,因为在 MRI 的磁场中发现,动脉瘤夹可能出现移位。

(四)经静脉入路至海绵窦:特别的考虑

经静脉血管内至海绵窦有许多途径,如从股静脉入路的途径包括显影不清的同侧或对侧岩下窦,显影清晰的同侧或对侧岩下窦、岩上窦、翼丛、面静脉;利用对侧岩下窦入路,必须穿过基底静脉丛或海绵窦内的静脉窦,跨越中线而到达海绵窦;其次如外科手术暴露眼上静脉,然后直接穿刺眼上静脉,也能提供静脉入路进入海绵窦;如果行开颅手术,暴露大脑中浅静脉,然后穿刺该静脉经蝶顶窦也能到达海绵窦。在 Meyers 117 例海绵窦区 DAVFs 的治疗报道中,76％患者经由岩下窦、眼上静脉途径获得静脉入路。Klisch 报道,该组 60％海绵窦区DAVFs 经岩下窦行静脉入路治疗,78％患者获得瘘完全消除。在考虑静脉引流的基础上,Klisch 将海绵窦区 DAVFs 区分为 4 个间隔:前间隔、后间隔、外侧间隔、下方间隔。认识到不同类型的海绵窦区 DAVFs 起源于这些不同的间隔,有助于设计栓塞入路,定向治疗相关的间隔。

(五)经静脉入路至横窦:特别的考虑

如果受累的静脉窦从血液循环中孤立出来,那么静脉窦的闭塞将有效闭合瘘口,消除CVR。在这种情况下由于皮质静脉不再引流进入受累的窦,引起静脉梗死的风险很低。部分患者能经静脉途径穿过一小段闭塞节段到达孤立的静脉窦,此时同侧静脉入路优于对侧静脉入路,因为同侧静脉入路能避免微导管逆行进入皮质静脉。提高引导导管稳定性,可以利用Triaxial 系统;通过闭塞的静脉窦可以利用 0.35 英寸 Glidewire 导丝;顺利开通病窦后,应立即用空白路图撤除导丝,并快速放置微导管系统。如果经静脉途径不成功,可以钻孔或直接外科手术显露,填塞受累的静脉窦。如果受累的静脉窦既引流瘘也引流皮质静脉,静脉窦的闭塞将带来严重的静脉梗死的风险。现已明确,许多横窦-乙状窦区 DAVFs 有一个平行的静脉通路,可作为瘘的接收间隔,不同于引流皮质静脉的间隔。在显示这一特殊的间隔后,观察血管造影片动脉期与静脉期的重叠是很重要的。认识到平行通路的存在,才能够对参与CVR 的那部分静脉窦进行选择性经静脉栓塞(图 3-47)。Caragine 在 10 例患者中验证了这样一个平行的静脉通路的存在,对所有 10 例患者进行选择性经静脉栓塞,并保留横窦-乙状窦,结果证明是可行的。Piske 也强调了"平行的静脉通路"的概念,并报道了选择性栓塞受累的上矢状窦间隔同时保留上矢状窦。

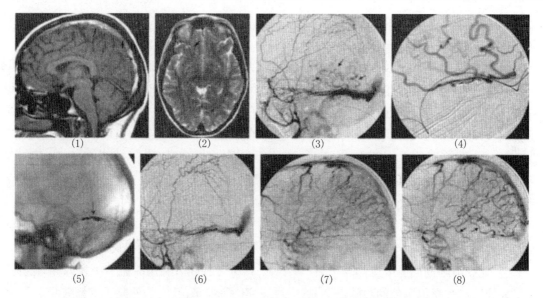

图 3-47　经静脉平行于通路的栓塞,转变侵袭性 Borden 2 型为良性 Borden 1 型 DAVF

　　37 岁女性患者,肾移植术后 1 年上矢状窦血栓形成[(1),箭头],3 年后患者出现颅内杂音,MR 显示脑表面明显迂曲的血管流空影[(2),箭头],脑血管造影显示多处 DAVFs,左颈外动脉造影侧位(3)显示横窦区的 DAVF 伴皮质静脉反流(箭头),同侧乙状窦闭塞。经静脉入路,通过对侧横窦,选择性插入导管至一个平行通路,平行通路连接参与反流的皮质静脉,平行通路处的静脉造影(4)显示引流瘘的静脉。用铂金弹簧圈及 Hydrocoil(Micro Vention)联合栓塞平行通路[(5),箭头]。左侧颈外动脉造影(6)显示虽然瘘仍然存在,但皮质静脉反流消失。对比治疗前(7)和治疗后(8)颈内动脉造影侧位静脉期,可见切断反流后皮质静脉参与脑组织正常静脉引流

（六）放射外科治疗的作用

　　虽然偶有报道,但对于伴或不伴 CVR 的颅内 DAVFs,放射外科治疗的作用有限。良性 DAVFs 或者不需要放疗,或者可由相关静脉窦的选择性栓塞中获益。侵袭性颅内 DAVFs 自然病程预后较差,所以放射外科治疗的迟发效应也是不可接受的。

### 七、硬脊膜动静脉瘘

　　对脊髓 AVMs 的首次描述可追溯至 1888 年,Gaupp 将之描述为脊髓软脊膜上的一组疾病。那时的描述都是以尸体解剖或外科手术暴露为基础的,然后再与观察到的临床症状相联系。1900 年,Brasch 将一个严重的脊髓患者与其脊髓血管螺旋形改变联系起来。Krause 在 1911 年首先进行了第一例有记录的脊髓血管病的手术探查(结果不良),随后 Elsberg 在 1916 年进行了第一例治疗性的外科手术。随着血管造影技术的应用,脊髓的病理学改变能被观察描述。Wyburn-Mason 公布了一组研究结果(110 例患者),并将血管瘤分为静脉性和动静脉性。甚至在 1970 年早期,脊髓静脉性充血的概念被引入后,脊髓 DAVFs 仍被归类为脊髓 AVMs 组,这一分类导致将充血的髓周静脉丛误认为畸形团的一部分,结果错将静脉丛的剥离作为外科治疗的一部分,因此常引起术后神经功能缺失发生率的升高。

　　直到 1970 年后期,在理解脊髓 DAVFs 的解剖学和病理生理学的基础上,DAVFs 的治疗才获得了重大的突破。脊髓 DAVFs 被认为是髓外的瘘型病变,引流进入髓周静脉丛,这一特征将其与真正的脊髓 AVMs 区别开来。其后,Oldfield 和 Symon 描述了单一分流静脉引流

进入髓周静脉丛的情况,并认识到 DAVFs 特征性的临床症状,经外科治疗闭塞分流静脉后即可改善,DAVFs 作为一个独立的病种已得到承认。

(一)脊髓血管动静脉分流的分类法

脊髓血管动静脉分流是由先天畸形和后天性瘘不同成分形成的组合。因此,提出了许多分类方案,每一个方案都尝试在对病理学不同认识的基础上,将这些不同的病变重新分型。最常用的是下面这一方案,将其分为四型:①Ⅰ型,硬脊膜 DAVF。②Ⅱ型,髓内球样畸形。③Ⅲ型,幼稚型。④Ⅳ型,髓周型(髓外硬脊膜内动静脉瘘)。但这种分型太死板导致常很难进行。2002 年,以 Bicêtre 的经验为基础,Rodesch 引进了一种更加先进的硬脊膜内 AVF 分流的分型方案,以病变的数量(单个/多个)、一般外观(畸形团或瘘)、伴随的分节异常、髓节的部位为基础,区分病变的类型,但这种分型将脊髓 DAVFs 包括在内。Spetzler 提出了一个分型方案,将脊髓血管病变细分为新生血管瘤、脊髓血管动脉瘤、脊髓 AVMs、脊髓 AVFs。在脊髓 AVFs 内,又分为三个亚组:硬脊膜外 AVFs、硬脊膜内腹侧 AVFs、硬脊膜内背侧 AVFS(其本质上是 DAVFs)。

在本病成年人群中,绝大部分的脊髓血管病变表现为脊髓 DAVFs。而在本病小儿人群中,几乎没有脊髓 DAVFs 病变。后天发生的 AV 瘘一般都位于胸腰部水平。值得注意的,颈部水平似乎不存在 DAVFs,这一现象已经被解释为与胸腰部水平相比,颈部水平存在众多的静脉流出道,由于重力的作用,静脉反流较易进入大静脉。虽然报道了一些临床表现定位于颈部,伴蛛网膜下隙出血,没有脊髓病变的患者,但这些患者或者是颅内 DAVFs,或者是引流进入髓周静脉丛的硬膜外 AVFs 引起颈部症状者。

(二)脊髓 DAVFs 的临床特征

脊髓 DAVFs 的临床特征,是和脊髓的静脉性充血直接相关的,静脉性充血是由神经根鞘动脉到髓周静脉丛的直接瘘引起的。这将引起下胸髓和圆锥的慢性进行性脊髓病,而无论分流位于何部位。静脉性充血引起缺氧和局部缺血,这一理论已被接受。一个脊髓活组织检查的病理学发现,支持这一理论。有研究者提出,迂曲扩张的静脉丛,对脊髓有挤压作用,但是较少见。

脊髓 DAVFs 多见于 30～60 岁,通常为男性。在对文献中五个研究组的 172 例患者临床表现的研究中,下肢无力为最初症状占 40%;但是在确诊时,88%患者出现下肢无力;同样的现象也见于大小便功能障碍(5% vs 85%)。这种偏差可以解释为,由出现最初症状到临床实际确诊耽搁的时间太长。Symon 报道,仅有 1/3 的患者在出现症状后 1 年内得到确诊,在出现症状后 3 年内得到确诊的患者仅占 2/3。虽然出血是伴软膜静脉反流的颅内 DAVFs 最常见的临床症状,但事实上脊髓 DAVFs 从不发生出血;这一现象可以通过脊髓 DAVFs 的慢血流特征来解释。伴髓周静脉反流的颅内 DAVFs 临床可表现为颈部脊髓病变或少见的颈部硬膜内出血。

2002 年,多伦多数据库统计了 49 例脊髓 DAVFs 患者。平均年龄为 63.2 岁,男性占80%。瘘位于 $C_7 \sim S_1$ 神经根之间,94%位于 $T_5$ 神经根平面以下,大多数位于左侧(70%)。估计检查所见的这些瘘的部位与心脏的位置有关。1 例患者表现为多个瘘(2%)。在确诊时,除了 1 例患者(主诉为神经根痛),其他所有患者都有脊髓病变的症状和体征。绝大多数患者

(96%)出现痉挛性轻截瘫或下肢无力症状,90%患者有感觉障碍。疼痛(背部或远处部位)及大小便功能障碍也可以是主诉。首发症状与确诊之间的时间间隔平均为 10.5 个月。

在脊髓 DAVFs 的自然病程中,胸部脊髓病变逐渐进展但常不可逆转,最终可导致截瘫和大小便失禁,最后进程可终止于 Foix-Alajouanine 综合征;后者最初在 1929 年被描述为一种亚急性坏死性脊髓病变。为了对胸部脊髓病变的严重性进行分类,Aminoff 利用运动功能、膀胱功能进行分类的方案经常被使用(表 3-12)。

表 3-12　残疾的 Aminoff 评分

| 分级 | 分级标准 |
|---|---|
| 步态障碍的分级 | |
| 1 级 | 腿部软弱或异常步态,行动不受限制 |
| 2 级 | 1 级伴行动受限 |
| 3 级 | 行走需 1 根拐杖或类似的支撑 |
| 4 级 | 行走需 2 根拐杖或搀扶 |
| 5 级 | 不能站立,卧床或轮椅 |
| 排尿障碍的分级 | |
| 1 级 | 尿频,尿急,排尿不畅 |
| 2 级 | 偶尔尿失禁或尿潴留 |
| 3 级 | 完全尿失禁或尿潴留 |

**(三)脊髓 DAVFs 诊断显像**

当前脊髓 DAVFs 的主要诊断依据是 MRI。典型的表现是在 $T_2$ 像上,轻度肿胀的下胸髓和脊髓圆锥内出现高信号,病变周边为低信号。MRI 自旋回波技术在显示充血性脊髓病变的血管方面是较好的。虽然在 DAVFs 导致的严重充血性脊髓病变中,增强作用可能是不完整的,但钆增强对比 MRI 在区分 DAVFs、髓内肿瘤引起的脊髓病变中,还是有作用的。蜷曲的髓周静脉丛的增强,支持脊髓 DAVFs 的诊断,但异常的流空影,对瘘的实际定位是非特异性的。在寻找瘘的靶层面方面,已经证明增强 ATECO-MRA 是有效的(图 3-48)。Farb 公开的这一技术,在决定瘘的靶层面上是非常有用的,因为在决定了靶层面后能够缩短血管造影时间,可有目的地进行造影检查,能够局限于对瘘的靶层面及直接毗邻的上下层的根髓动脉进行双边注射,定向超选择性血管造影。通常,瘘位于神经根鞘的层面,但有时也可能位于他处,尤其是瘘位于远处的患者可能存在多根动脉供血。在血管造影片中,通过动脉与扩张的静脉管径的改变,可定位瘘的部位。硬膜内静脉的位置和方向是不确定的,通常伴随神经根的走行,这意味着在腰椎平面走行的途径是向上的,但是在胸椎平面走行的途径可能是水平的。对于治疗,清晰显示脊髓前动脉(adamkiewicz)是必需的,为了清晰显示脊髓前动脉,进行多次注射造影也是应该的。adamkiewicz 动脉常出现在 $T_8 \sim T_{11}$ 水平,50%患者发自左侧 $T_9$ 或 $T_{10}$ 的肋间动脉。adamkiewicz 动脉注射造影,能显示脊髓内循环时间延长,表示静脉性充血。

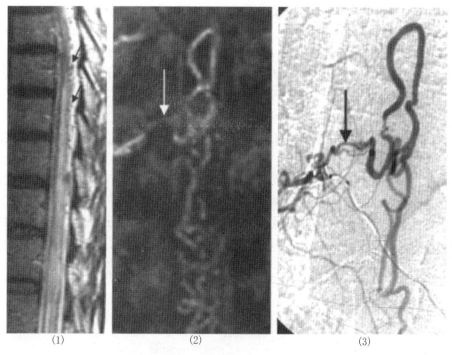

(1)      (2)      (3)

图 3-48　钆增强 MR 可以缩短脊髓 DAVF 的治疗时间

63 岁男性患者,胸髓病变。脊髓 MR T$_2$ 像(1)显示脊髓内中央区 T$_2$ 高信号,以及明显的后软脊膜静脉(箭头)。钆增强 MRA(2)明确脊髓 DAVF 瘘口部位(箭头),有助于进一步血管造影(3)及栓塞治疗

　　如果 ATECO-MRA 没有显示出瘘的存在,但是 MRI 和临床表现高度怀疑脊髓 DAVFs,必须进行更广泛的血管造影术,包括所有肋间动脉、腰动脉、双侧髂内动脉的选择性造影。如果随后仍没有发现脊髓 DAVFs,应进行颈髓和颅内血循环的血管造影检查,包括双侧椎动脉、甲状颈干动脉的选择性造影。颅内循环检查应包括椎动脉、颈内动脉和颈外动脉。

　　(四)脊髓 DAVFs 治疗的考虑

　　所有自然病程不良的脊髓 DAVFs 病例,都应行瘘的血管栓塞或外科切除治疗。已经证明,硬膜下外科切断术是有效的,作用持久。优先选择用双极电凝行引流根静脉的外科切断,整个瘘部位的切除不是必需的,否则反而可能引起脑脊液漏或神经损伤。在硬膜内和硬膜外静脉引流都存在的情况下,不管是否有硬膜外引流,只阻断硬膜内静脉即可治疗这一充血性脊髓病。

　　使用稀释的液体栓塞剂(如 N-丁基-氰基丙烯酸盐或 NBCA)进行栓塞的血管内技术已证明是有效的,作用持久。类似 Onyx 的新型液体栓塞材料在治疗脊髓 DAVFs 疾病方面前景广泛,但仍需长时间临床随访观察。不推荐颗粒栓塞,因为颗粒栓塞后症状复发的发生率很高。栓塞的策略是栓塞材料必须达到引流静脉的近端,否则,术后硬脑膜侧支分支血管开放,会使瘘道再通,导致疾病复发。侧支血流在栓塞期间可能是不明显的,因此,需要对患者进行密切的随访。一些栓塞治疗后的患者,在栓塞后初期症状改善良好,但手术几天后症状又恶化加重,这是因为术后引流静脉迟发血栓形成导致脊髓静脉引流不畅所致。

　　虽然普遍认为外科手术和血管内治疗是同样有效的,但近来的一份综合数据分析认为外科手术入路是更可取的。另外,血管内栓塞治疗的优点包括较小的侵袭性,以及在直接的血管造影下,进行控制性治疗。而且,通过 ATECO-MRI 的应用,甚至能够将诊断性血管造影

与血管内治疗结合起来。因此,用液体栓塞剂进行血管内栓塞的试验性治疗是合理的,但是如果在诊断性血管造影中显示导管插入供血动脉的末端很难,或者供血动脉起源于脊髓前动脉的情况下,不应行血管内栓塞治疗。如果 DAVFs 未进行栓塞治疗或未能完全栓塞,下一步应进行外科手术治疗。作为 DAVFs 的根治手段,外科手术是推荐的。Steinmetz 使用 Aminoff 评分,进行综合数据分析后,报道了显微外科手术和栓塞治疗后的随访结果,55%的患者行走困难症状术后获得改善,而11%患者行走困难症状术后恶化;膀胱功能获得改善的概率较低,仅33%患者排尿获得改善,同时也有11%患者症状恶化。总的来说,89%患者术前症状得到改善或症状稳定。

如果治疗后症状反而更加恶化,而血管造影显示治愈的影像,没有多发性瘘的存在,那么临床症状的恶化可能是由于环髓静脉的血栓形成所致。这样的恶化通常发生在治疗后数天内,抗凝治疗是应当的。因为这一原因,一些学者建议对所有有显著静脉引流受损的患者,栓塞治疗后使用肝素抗凝 3 d。

(奚卓)

# 第四章  颈动脉颅内段狭窄的介入治疗

## 第一节  颅内动脉粥样硬化性狭窄的常见危险因素

很早就有人提出颅内/颅外动脉粥样硬化的危险因素存在分布差异。高血压比高脂血症更容易促进颅内动脉粥样硬化,而高脂血症和颅外动脉粥样硬化与冠心病关系更密切。然而,这些关系又被其他研究者所否定,并认为动脉粥样硬化分布差异主要是受种族和性别影响,而不是传统血管危险因素。

评价颅内动脉粥样硬化危险因素的研究主要集中在症状性患者和亚洲人群。大多数研究结果认为年龄、高血压和糖尿病是颅内动脉粥样硬化的重要危险因素,而性别与颅内动脉粥样硬化之间关系存在争论。一些研究报道女性患者容易发生颅内粥样硬化,而其他一些研究则显示在男性患者中更常见。

近年来有研究证实,与影响颅外动脉粥样硬化相比,代谢综合征被认为与颅内动脉粥样硬化关系更密切。WASID 试验显示在颅内动脉粥样硬化患者中代谢综合征更为常见,有近一半的颅内动脉粥样硬化患者被诊断有代谢综合征,这类人群再次发生血管事件的风险更高。2005 年韩国的 Bang 教授等对 512 例脑卒中患者进行一项研究,发现 55% 颅内动脉粥样硬化患者存在代谢综合征,认为代谢综合征与颅内动脉粥样硬化关系密切,这一点有别于传统的危险因素。2009 年,一项北曼哈顿脑卒中研究(Northern Manhattan Stroke Study)结果发现,糖尿病和代谢综合征是症状性颅内动脉粥样硬化而不是颅外动脉粥样硬化的重要决定因素。

(李新星)

## 第二节  颅内动脉粥样硬化性病变程度和性质的评估

### 一、血管造影评估依据

2009 年 AHA 一项科学声明《急性缺血性脑卒中影像推荐》强调颅内动脉慢性狭窄或者闭塞病变最好行增强 MRA、CTA 或 DSA 评估,狭窄程度的测定方面 DSA 或 CTA 具有更高的准确性,其中 DSA 更优于 CTA。对于 Wills 环区域的血管,推荐采用 CTA 或 DSA 评估,虽然 MRA 不够准确,但仍有用;对于远端颅内动脉,应该采用 DSA。

### 二、颅内动脉粥样硬化性病变程度和性质的评估

在脑血管造影过程中,评价动脉狭窄的程度和性质是十分重要的。病变性质和程度是决定下一步治疗方案的重要因素,这对于选择合适的球囊或支架非常重要,并有助于判断不同治疗的预后。

由于颅内动脉本身固有的解剖结构,用于计算颅外动脉狭窄程度的方法不适合于颅内血管。颅内动脉更加迂曲、更加纤细,并有更多分支。WASID研究建立了一套可靠的方法用于测量颅内大动脉的狭窄程度(包括术前、术后和随访时)。

狭窄程度通过下面公式进行计算。

$$狭窄率 = (1 - 狭窄管径/参考管径) \times 100\%$$

狭窄管径是狭窄程度最严重的血管直径,而参考管径是指附近正常动脉的直径。由于解剖原因,参考管径的确定,颈内动脉颅内段不同于大脑中动脉、椎动脉颅内段和基底动脉。

1. 狭窄位于大脑中动脉、椎动脉颅内段或基底动脉时,参考管径的测定

(1)若狭窄没有累及到目标血管的起始端,那么近端最宽、最平直且无迂曲的正常血管用来作为参考管径。

(2)若目标血管的起始端有狭窄,且供血动脉正常的话,那么供血动脉最宽且无迂曲的正常血管被用来作为参考管径。

(3)若目标血管全长都有病变的话,那么平直且无迂曲的正常远端血管被作为参考管径。

2. 狭窄位于颈内动脉的颅内段时,参考管径的测定

(1)若狭窄位于颈内动脉海绵窦前段、海绵窦段和海绵窦后段时,颈内动脉岩段最宽、无迂曲的正常血管部分用作参考管径。

(2)若颈内动脉岩段全长都有病变时,颈内动脉颅外段最远端的正常平直部分作为参考管径。

根据病变的形态学特征,Mori等提出了一套颅内动脉造影分类系统来预测单纯球囊成形术的临床预后,在DSA下根据病变长度和几何形态学分为以下三种类型:MoriA病变是指短的(长度≤5 mm)同心圆或适度偏心的非闭塞病变;MoriB病变是指管状(长度为5~10 mm)的极度偏心的适度成角病变;MoriC病变指的是弥漫的(长度>10 mm)极度成角的近端部分迂曲病变。病变越复杂,短期和远期结果就越差。尽管这种分类原先是为单纯球囊成形术而提出来的,但目前也已广泛应用于支架成形术。

北京天坛医院为了预测支架成形术的结果,结合Mori分型、病变部位分型和路径分型制定了一个LMA分型(Classifications of location, morphology and access)。部位分型:A、B型部位分别为分叉前、后狭窄;C型部位,跨分叉狭窄,边支动脉无狭窄;D型部位,跨分叉狭窄,边支动脉有狭窄;E型部位,边支动脉开口部狭窄;F型部位,分叉前狭窄和边支开口部狭窄。大脑中动脉$M_1$段开口部病变被定义为距起始部3 mm以内的狭窄,视为B型部位。$M_1$段最大分支被视为$M_1$段主干的延续,然后进行部位分型。N型部位,非分叉处病变。形态学分型即Mori分型。路径分型:Ⅰ型路径,适度的弯曲,路径光滑;Ⅱ型路径,较严重的迂曲或路径的动脉壁不光滑;Ⅲ型路径,严重的迂曲。他们认为颅内支架成形术的技术成功率与径路分型的关系密切,Ⅰ、Ⅱ、Ⅲ型径路的技术成功率分别是100%、93%和66%。

动脉粥样硬化斑块根据病理学特征可以分为稳定斑块和不稳定斑块。在急性缺血性脑卒中患者中,对其脑动脉斑块的性质缺乏研究。因不像急性冠脉综合征患者具有很高的死亡率,大多数脑卒中患者经治疗可以存活,其尸检率极低,故此类患者病理研究受到很大的限制。现在依靠血管内超声、磁共振血管成像等先进技术可以较准确地分辨颈动脉颅外段斑块

性质,但是这些技术应用在颅内动脉上的准确性还不确切。目前仍是依靠血管造影影像学特点粗略判断斑块性质。一般斑块较锐利、成角,或呈溃疡形,则认为不稳定斑块的可能性大。

有研究表明,颅内动脉狭窄是动态发展的病变,可以出现继续发展、退化或保持原状 3 种情况。发生这些病理过程的机制目前仍不是很清楚,其缺乏有效的评估手段预测斑块具体的演变趋势。所以颅内动脉血管成形和支架置入术的患者选择应较颅外动脉更为严格。

(李新星)

## 第三节　颅内动脉粥样硬化狭窄血管内治疗的发展简史

过去的 20 年,球囊和支架成形术已经成为治疗症状性颅内动脉粥样硬化性狭窄的一种手段。在 WASID 研究中,颅内动脉狭窄患者尽管予以药物治疗,但仍有较高的脑卒中复发率。因有冠心病血管内介入成功的典范以及微导管、球囊和支架技术的快速发展,促使越来越多的颅内动脉狭窄患者接受血管内治疗。

一项对 2006 年 3 月以前发表的关于颅内动脉狭窄行单纯球囊成形术的所有回顾性和前瞻性病例研究的荟萃分析,发现手术期间发生脑卒中率为 7.9%(95%CI,5.5%～10.4%),死亡率为 3.4%(95%CI,2.0%～4.8%)。近年来的现有资料显示颅内动脉单纯球囊成形术虽具有相对高的成功率和安全性,但仍没有涉及远期预后的前瞻性研究,而且,单纯球囊成形术本身存在诸多技术上的缺陷,如术后的弹性回缩、残余狭窄、急性血管腔闭塞、夹层形成和极高的再狭窄率等。

症状性的椎动脉和颅内动脉粥样硬化性病变的支架成形术(stenting of symptomatic atherosclerotic lesions in the vertebral or intracramal arteries,SSYLVIA)研究是第一个金属裸支架(NeuroLink system)治疗颅内动脉狭窄的多中心、前瞻性试验研究。SSYLVIA 研究包括 61 名患者,其中症状性颅内动脉狭窄 43 例,颅外椎动脉狭窄 18 例。技术成功率为 95%,30 d 内脑卒中发生率为 7.2%,没有死亡病例,接受治疗的同侧血管区域年脑卒中发生率为 10.9%,6 个月时复查脑血管造影显示再狭窄率为 35%。该研究存在一些缺陷,如没有设立对照组,也没能证实颅内支架成形术是否改变颅内动脉狭窄的自然史和远期预后。依据此项研究结果,尽管美国 FDA 在人道主义豁免(humanitarian device exemption,HDE)下批准使用该支架治疗药物治疗失败的症状性颅内动脉狭窄患者,但目前市场上已不提供该类型装置。

2005 年,美国 FDA 批准 Wingspan 支架系统治疗症状性颅内动脉狭窄,该装置是一种颅内专用的自膨式支架。第一个关于 Wingspan 的研究是一前瞻性多中心 I 期临床试验,研究对象是 45 例经抗栓药物治疗脑卒中仍再次发作的症状性颅内动脉狭窄患者(狭窄程度为 50%～99%)。其结果表明,技术成功率为 97.7%,30 d 内脑卒中或死亡率为 4.5%,第一年同侧脑卒中发生率为 9.3%,6 个月再狭窄率为 7.5%,所有再狭窄患者均没出现症状。

在 WASID 研究中,研究表明≥70%症状性颅内动脉狭窄引发再次脑卒中的风险最高。结合该研究发现中度与重度狭窄患者于支架置入后手术期间并发症发生率相似,故推测支架成形术治疗重度狭窄可能更获益。因此,由美国国立卫生院资助建立了一项集中此部分高度狭窄的人群实施基于 Wingspan 支架系统的多中心登记研究,来自 16 个中心的症状性颅内动脉高度狭窄患者 129 例,结果表明技术成功率为 96.7%;30 d 内的脑卒中、出血或死亡及经 6 个月随访的同侧脑卒中事件总发生率为 14%。

最近一项多中心随机试验比较了颅内动脉狭窄血管内治疗(基于 Wingspan 支架系统)与强化的药物治疗(stenting versus aggressive medical therapy for intracranial arterial stenosis,SAMMPRIS)的远期效果。SAMMPRIS 试验的目的是采用何种治疗方法有益于症状性颅内大动脉高度狭窄患者脑卒中二级预防,验证假设"支架成形术联合强化药物是否比单独药物强化治疗更有优势"。但其结果表明,30 d 围手术期内脑卒中或死亡率在支架置入联合强化药物治疗组高达 14.7%,在单纯强化药物治疗组仅为 5.8%,故该试验被提前终止。但鉴于此试验本身存在诸多不合理因素,故颅内支架置入联合强化药物治疗与单用强化的药物治疗在预防缺血性脑卒中的整体疗效优劣方面仍有待于进一步研究。

(李新星)

# 第四节　颅内动脉粥样硬化狭窄介入治疗的适应证和禁忌证

## 一、颅内动脉狭窄介入治疗适应证

近年来,除了刚刚提前终止的 SAMMPRIS 试验外,还没有其他大型的临床随机双盲对照试验支持血管内治疗对颅内动脉粥样硬化性狭窄更有效,且国内外介入指南没来得及更新。目前,最近的推荐指征仅仅参考 2010 年 AHA/ASA《缺血性脑卒中和短暂性脑缺血发作预防指南》(以下简称《指南》)。

各国指南均强调血管重建术对治疗有症状性颅内动脉粥样硬化性狭窄的有效性还不明确,其适应证方面除了一致强调血管重建术仅针对症状性颅内动脉粥样硬化性狭窄外,还有一些细微差异,包括就其狭窄程度而言,2006 年 AHA/ASA《指南》强调只有影响血流动力学的颅内动脉狭窄才考虑血管内治疗,2010 年 AHA/ASA《指南》却把狭窄程度放宽至 50%～99%,而 2008 年 ESO《指南》和 2010 年中国《指南》推荐中没有对狭窄程度做明确的限定;另外 2006 年 AHA/ASA《指南》强调患者在接受内科药物优化治疗失败后才可以考虑血管内治疗,而其他指南并没有强调此推荐意见。

因为颅内动脉血管内治疗具有较高的并发症发生率,也不清楚患者是否真正获益,尽管各国指南明确颅内动脉粥样硬化性狭窄血管内治疗应用方向,但是未能提供明确的细则。临床医师在介入规范和日常实践中存在一定的差距。临床中应该对颅内动脉粥样硬化患者实施严格的危险评估,重视内科药物优化治疗。如果有条件的医疗机构进行颅内动脉粥样硬化性狭窄血管内治疗时,一定要仔细评价患者的获益风险比,严格遵从操作规范,降低并发症发生率。

根据各国指南推荐,现将颈内动脉颅内段介入治疗适应证总结如下:①症状性颅内动脉粥样硬化性狭窄(50%～99%)的患者在接受内科药物优化治疗失败后,可考虑血管成形术或(和)支架置入术。②无症状性颅内动脉粥样硬化性狭窄属低危病变,不推荐介入治疗。

## 二、颅内动脉狭窄介入治疗禁忌证

(1)不能接受或耐受抗血小板或抗凝药物治疗。

(2)严重钙化病变。

(3)因血管扭曲或变异而使导管等介入输送系统难以安全通过。

（李新星）

# 第五节　颅内血管成形和支架置入术操作要点

## 一、颅内血管成形和支架置入术的术前准备

1.术前检查与评估

(1)术前详细询问病史;完善全身体检和神经系统检查。

(2)完善血液学检查(全血细胞计数、肌酐、PT 和 PTT);EKG;脑 CT 和 MRI;脑血管学检查(CTA、MRA 或者 DSA)。

(3)完善脑血流量检查,例如氙-CT、单光子发射体层摄影(SPECT)、正电子发射体层摄影(PET),以证实有脑低血流动力学区域。

2.抗血小板药物

为了减少手术过程中血栓形成引起的脑血管事件的危险性,术前至少 3 d 开始给予阿司匹林 100 mg/d,波立维 75 mg/d;若急诊手术,需要术前 1 d 或者术前至少 5 h 口服负荷剂量,即波立维 300 mg、阿司匹林 300 mg 顿服。而 SAMMPRIS 研究中,除了给予阿司匹林外,应联合波立维 75 mg/d,至少 5 d 或术前 6~24 h 口服负荷剂量 600 mg,但这不一定适合中国人群。

3.颅内血管介入治疗的时机选择

WASID 试验提示颅内动脉粥样硬化性狭窄患者在首次缺血事件 30 d 内更易再次发生缺血性脑卒中。因此,为更大程度地获益,血管内治疗应该更早或应该在首次缺血事件后数天内进行。然而,与亚急性或慢性期缺血性脑卒中患者相比,超急性期或急性期患者更易发生与血管成形术相关的并发症。因此,对于症状性颅内动脉粥样硬化性狭窄的患者来说,血管内介入时机的把握很难,同时也非常关键。SSYLVIA 研究中,术前 6 周内的缺血性脑卒中患者被排除。而最近一项 Wingspan 研究发生缺血性脑卒中 7 d 后的患者才考虑行颅内支架置入术。

上述两项研究并未能确定最佳介入时间,早期介入治疗或许能预防缺血事件发作,而延迟介入时间却可能减少操作相关并发症的发生。因此,还需要前瞻性随机临床试验来进一步明确最佳介入时间。

4.术中事项的准备

(1)建立两条外周静脉通道。

(2)留置导尿管。

(3)除服药之外,术前 6 h 禁食。

(4)术前在导管室备用所有必备的介入器材。

## 二、麻醉

尽管 SAMMPRIS 研究采用全麻方式,但还没有证据支持颅内动脉血管内治疗在局麻还是在全麻下操作更好,但目前大部分操作者更倾向于采用局麻方式。尽管颅内动脉球囊或支

架成形术都可以在全麻或局麻下进行,但各有优缺点。全麻下行血管成形术可以最大限度减少动作伪影和节约操作时间,但最大的不利就是不能观察或监测新发的神经系统体征,局麻却可弥补这方面的不足。但局麻的缺点就是不能控制术中的动作伪影和减缓患者术中的恐惧。另外,考虑到基底动脉球囊成形术可致穿支血管闭塞或短暂意识丧失、呼吸暂停,故此部位病变的血管重建在全麻下进行可能更为合理。

### 三、治疗通路的建立

发生颅内动脉粥样硬化的患者常常合并颅外血管病变。有关路径技术的详细描述和复杂情况的技术要点如下。

1. 穿刺置鞘和造影

其过程包括将患者安置于造影台上接受局麻或全麻;评估和标记足背动脉和腘动脉;对双侧腹股沟区进行消毒、铺巾,然后局部浸润局麻;在股动脉内留置鞘(6 F)。通过诊断导管进行全脑造影。在介入治疗前需要进行路径血管(颈动脉颅外段)造影和颅内血管后前位和侧位成像。

颈动脉的检测对指引导管的选择很有必要,另外也可以评价动脉粥样硬化病变的部位和性质。在介入治疗前后需要进行颅内血管成像比较,评估是否发生局部血栓形成或者栓子脱落事件的发生。

2. 肝素化

因指引导管到位后导致血流缓慢及微导丝、球囊或支架在病变血管内的操作都可诱发血栓栓子并发症的发生,故一般经静脉给予负荷剂量的肝素(70 U/kg),5 min 后从鞘内抽取5 mL血标本用来测定活化凝血时间(ACT)。只有当肝素化发挥作用后(一般在静脉推注肝素 5 min 后或 ACT 处于目标范围时),指引导管才能留置在颈内动脉内。操作期间 ACT 应保持在 250～300 秒范围内。对于持续数小时操作的病例,就需要追加肝素。

术中备用鱼精蛋白。将已抽取能中和全部肝素的鱼精蛋白的注射器放置在操作台上,以便当患者并发出血发生时,术者能及时得到。要求每中和 1 000 U 肝素需鱼精蛋白剂量为10 mg。

3. 指引导管选择

操作者一般喜欢自己较熟悉的一种或两种指引导管,但选择更多依赖于患者和病变血管的特征。不同导管具有不同的性能。

(1)Neuron 颅内径路系统(Penumbra,Inc,San Leandro,CA)的优点是非常柔软和易通过性;能置入颈内动脉或椎动脉颅内远端。缺点是稳定性和支撑性不如其他导管,仅远处头端不透射线,主体部分在透视下很难看到。

(2)Guider Softip™ XF 指引导管(Boston Scientific,Natick,MA)的优点是柔软,头端对血管壁损伤小,在小而迂曲的血管中不容易发生血管痉挛和夹层形成。缺点是支撑力相对稍差,当血管扭曲时,容易掉入主动脉弓内。

(3)Envoy(Cordis Neurovascular,Miami Lakes,FL)导管的优点是相对较硬,在迂曲和血管内径较大的血管中能提供更好的支撑力。缺点是相对较硬,头端较锐利。

除了选择合适类型的指引导管外,还应根据病变特征、患者身高等因素考虑导管的长度和直径。在传递 Wingspan 支架系统时,应该选择 90 cm 长的指引导管。大部分病例采用 6 F 外径的指引导管。血管管径小且侧支循环很少的情况下,有时得选择 5 F 的指引导管。例如,对侧椎动脉未发育,在同侧较细的椎动脉操作时,选择 5 F 外径指引导管较为合适。但其缺点是指引导管内径空间有限,容纳微导管或球囊后就很难完成血管造影。

导管头端形态的选择往往要根据病变的特点决定。直头指引导管一般用在相对较直或能通过的迂曲血管,例如用于椎动脉介入的首选。当指引导管头端位置应在血管迂曲部位时,可以使用弯头导管。弯头导管比直头导管更容易通过主动脉弓。

4.指引导管到位技术

(1)直接导航技术:在非迂曲、无动脉粥样硬化的血管中可采用直接导航技术。通过 0.035 in或 0.038 in 亲水涂层导丝直接将弯头指引导管缓慢输送至颈动脉。

(2)交换技术:在迂曲的、伴有动脉粥样硬化斑块或纤维肌性发育不良的患者中采用。这种技术可以减少对颈动脉血管壁损害,特别对血管起始部。通过 0.035 in 泥鳅导丝或 stiff 交换导丝(260 cm 或 300 cm)将 5 F 造影导管输送至颈动脉中上段。在路图下将交换导丝的头端小心地送至颈外动脉远端粗且相对较直的分支。造影导管缓慢撤出同时,在透视下交换导丝的头端应保证不发生移动。用肝素水浸湿的纱布小心缓慢地擦湿留在患者体外的亲水涂层导丝。同样在透视下保持交换导丝头端不动,通过交换导丝将指引导管输送至颈总动脉上段。

相对于其他颅内介入操作而言,指引导管的支撑作用在颅内血管成形术中显得尤为重要。球囊和支架相对较硬,不容易通过,这些装置向前输送时可能对指引导管产生较大的后坐力,使指引导管位置发生变化甚至会滑入主动脉弓内。因此,在指引导管的选择和位置摆放方面就应该仔细推敲。

在路图下通过亲水导丝将指引导管送至颈内动脉尽可能远的位置。指引导管处于较高的位置可增加导管稳定性,同时有助于微导管和微导丝在其内部的操控性。在无迂曲且无病变的颈动脉系统,我们推荐将指引导管的头端置于颈内动脉 $C_2$ 垂直段;如果颈内动脉 $C_1$ 段极度迂曲的话,指引导管的头端更适合摆放在迂曲血管的近端;如果是相对迂曲,可以借助于相对较硬的亲水导丝(如 0.035 in 或 0.038 in)将迂曲血管拉直,然后将指引导管跟进摆放。

一旦指引导管到位成功后,需要在透视下通过指引导管冒烟以检测其头端附近血管的结构是否发生变化,如是否并发血管痉挛和夹层形成等。若因为导管头端刺激血管壁导致血管发生痉挛和血流缓慢,应缓慢地回撤导管头端数毫米,等待血流恢复后再进行操作。导管头端会随着每一次心脏跳动上下滑动和摩擦血管壁,在摆放导管时需要考虑到这一点。

5.指引导管灌洗

一般采用肝素生理盐水(每500 mL 生理盐水中加 5 000 U 肝素)导管内持续灌注,对于防止导管内血栓形成很重要。在整个操作过程中,应密切观察并保证指引导管内无血栓或气泡。

6.防止指引导管诱发的血管痉挛

当严重的血管痉挛发生时,缓慢回撤导管至血管下段。尽可能保持导管头端远离血管迂曲部位。使用型号更小的指引导管可以降低血管痉挛的发生率。使用软头的指引导管,如 Guider Softip™ XF 指引导管(Boston Scientific,Natick,MA)可减少导管对血管壁的刺激。指引导管内衬填充器,例如 Northstar Lumax@ Flex Catheter(Cook,Inc,Bloomington,IN)也有益于防止血管痉挛的发生。当发生血管痉挛时,可于动脉内注射硝酸甘油(每次 30 mg),但缺点是可能导致低血压和头痛发生。

### 四、球囊扩张和支架置入

一旦指引导管成功到位,应该选择一个便于操作的操作像位或工作像位。操作像位应在高倍放大状态,并能很清晰地识别病变部位、远处血管以及指引导管的头端。在特定的情况下,如当血管次全闭塞或途径极度迂曲时,可通过长的交换导丝将微导管输送并越过颅内狭窄病变。采用微导管交换是为便于顺利地将微导丝送至病变的远处血管,以建立一无创、快捷通道。当微导丝到位后移除微导管,顺着微导丝将球囊输送至狭窄位置,准确定位,缓慢释放。对非闭塞或不使用 Wingspan 系统时,多数情况下不采用微导管交换技术。若需要采用支架置入术,先将预扩球囊退出,后将自膨式支架或球扩式支架输送至病变部位,准确定位后释放。

1. 操作器材的选择

颅内血管成形术必备材料包括交换导丝、微导管和球囊。Gateway™ PTA 球囊导管和Wingspan™ 支架系统(波士顿科学公司)是专门为颅内而设计的球囊和支架。它已经得到人道主义豁免,且该系统的应用也得到伦理委员会的许可。

(1)微导丝的选择:微导丝的选择需要考虑其可视性和可控性。这两大性能对颅内血管成形术尤为重要。其头端相对较软,可以降低远处血管痉挛和血管穿通发生率。笔者单位在多数病例中,如果采用微导管交换技术或者使用 Gateway™ PTA 球囊导管和 Wingspan™ 支架系统时均使用 Transend™ 微导丝(规格为直径 0.014 in;长度 300 cm)(波士顿科学公司)。Transend 微导丝具有较好的可控性,其头端在透视下有较高可视性。但对于病变复杂程度不高,也可不采用微导管交换技术而直接使用快速交换球囊或(和)球扩式支架,此时可使用更容易操控的较短的微导丝,如 BMW 或 PT Graphs 微导丝(波士顿科学公司)。

(2)微导管的选择:一般的微导管均能满足操作需要,常用的微导管有 Prowler 14(Cordis,Miami,Fla)和 Echelon-10(ev3,Irvine,CA)。

(3)球囊的选择:一般选用具有较强膨胀力的非顺应性球囊。目前市场上可供选择的颅内球囊包括 Gateway™ PTA 球囊(波士顿科学公司),Maverick2™ Monorail 球囊(波士顿科学公司),非顺应性 Ranger™ 球囊(波士顿科学公司)和非顺应性 Raptor™ 球囊(Cordis,Miami,FL)。球囊大小一般要求其直径略小于邻近正常血管的直径,球囊的膨胀直径和长度则取决于临近正常血管的直径和病灶的长度,一般选择直径在 2.0~4.0 mm,长度在 9~20 mm的球囊。

(4)支架的选择:用于颅内的支架包括球扩支架和自膨式支架。球扩支架相对较直,有时很难通过迂曲的血管,在颅内血管实际使用中可能会存在一些问题。更重要的是,颅内动脉悬浮于脑脊液中,周围缺少像冠状动脉一样的纤维结缔组织,球扩支架在释放过程中难免会导致夹层形成和穿通发生。所以一些文献报道使用球扩支架具有相对高的并发症。然而,仅在中国市场使用的 Apollo 支架(上海微创医疗器械有限公司)是一种专门用于颅内动脉的球扩式支架,相对于其他冠脉球扩支架来说更软,通过性更好。虽在笔者单位和国内其他的机构使用了多年,并未发现由此引起的并发症高于自膨式支架。2009 年 Groschel 等对 2008 年4 月以前发表的有关颅内动脉粥样硬化支架成形术的文献进行临床和影像结果(31 个研究1177 次手术操作)分析发现,无论使用球扩支架还是自膨式支架,两者在围手术期并发症的发生率上并无差别。

2.球囊血管成形术

单纯球囊成形术治疗症状性颅内动脉狭窄是不错的选择。这里仅描述冠脉球囊的操作技术，如 Maverick™ Monorail™ 球囊（波士顿科学公司），而 Gateway™ PTA 球囊操作在 Wingspan 系统操作技术部分详细描述。

现代 PTA 技术是指应用球囊导管装置放置在动脉阻塞或狭窄部位，以较高的压力膨胀球囊，扩张血管，消除狭窄，使血流通过增加，从而改善脑灌注状态。PTA 的原理是球囊充胀的压力造成狭窄区血管壁内、中膜局限性撕裂。血管壁特别是中膜过度伸展和动脉粥样硬化斑的断裂，导致血管壁张力减退和血管内径的扩大。颅内动脉血管成形术的目的是纠正动脉狭窄所引起的血流动力学紊乱，减少血栓形成的机会，保证颅内血流供应。

Maverick2™ 和 Monorail™ 球囊需求的指引导管直径≥6 F，长度≤90 cm。Maverick2™ 经皮冠状动脉腔内成形术（PTCA）扩张导管是一种快速交换球囊导管，导管末端附近装有一只球囊。导管末端部分为同轴双腔设计。外层管腔用于球囊膨胀处理，而导引钢丝腔则允许导引钢丝（≤0.014 in/0.36 mm）将导管推送至需要扩张的狭窄部位。在建议的压力下，球囊提供一个预先设计的直径和长度以实现膨胀扩张。导管包括一个锥形末端，以便将导管推进至狭窄部分。在 X 线透视下，附在导管上不透射线标记环有助于判断导管球囊部分的位置。

所选球囊的直径一般不超过参考直径的 80%，以便血管扩张幅度可以达到但不会超过病变近端和远端的血管直径；如果病变血管的近端和远端有不同的正常参考直径时，球囊直径应该依据两者最小直径来选择；如果指定的球囊导管无法穿过狭窄部位，应使用直径更小的球囊导管对病变部位进行预扩张处理，以便尺寸更为适合的球囊导管通过。所选球囊必须得完全覆盖病变，其长度可以接近或稍长于病变长度。

操作前应做充分的准备。球囊导管进行灌洗和充盈操作。使用肝素化的生理盐水按 1∶1 的比例稀释处理造影剂。将 3 mL 造影剂吸入一支 10 mL 注射器内。只能使用适当的球囊充盈介质。切勿使用空气或任何气体介质充盈球囊。手持装有造影剂的注射器链接球囊端口进行吸气操作，切记不能预先膨胀球囊。确定扩张导管球囊端口和充盈器械连接处的造影剂均为明显的弯液面。将充盈器械与球囊扩张导管的球囊端口牢固地连接起来。

将 6 F 导引导管头端送至颈内动脉颅外段稍远处。在路图指引下将直径为 0.014 in、长为 182 cm，头端柔软的微导丝沿着导引导管小心通过动脉狭窄部位并使其头端置于合适位置，微导丝头端位置因狭窄部位不同而不同，如大脑中动脉 $M_1$ 段狭窄微导丝头端应置于 $M_2$ 段；颈内动脉颅内段狭窄微导丝头端应在大脑中动脉 $M_1$ 段。沿导丝将所选球囊置入狭窄段的中央部，如果狭窄直径小于输送球囊的导管外径，使用小球囊进行预扩以使所选球囊容易通过，造影观察定位后给予 5～10 atm 压力缓慢扩张球囊 10～50 秒，根据病灶的情况可以重复扩张 2～3 次后，解除压力使球囊回缩，但仍留置在原处，随即造影复查血管扩张情况，以确定是否需要额外扩张。若扩张效果满意，则退出球囊，再次造影评价残余动脉狭窄的程度。

3.球扩式支架置入术

在国内，目前采用的球扩支架多为 Apollo 支架（图 4-1）。在路图下，经 0.035 in 导丝插入 6 F 导引导管，头端置于颈内动脉的 $C_1$ 段的远端。导丝定位同 PTA。一般应先在正侧位下做路图，清晰显示脉络膜动脉，以便于避免微导丝进入脉络膜动脉或其他较小的皮质分支。当微导丝接近 MCA 主干时改正位像路图。同时，建议将导丝放置于 MCA 的下干中，这样导丝的支撑力较强，也相对安全。

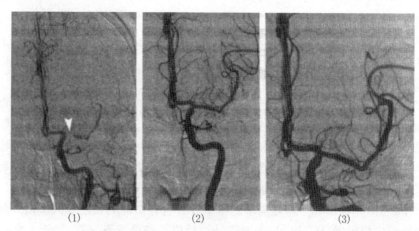

(1)             (2)            (3)

图 4-1　Apollo 支架置入术重建重度狭窄的左侧大脑中动脉（MCA）

(1)左侧 MCA $M_1$ 段重度狭窄（箭头）；(2)Apollo 支架置入后；(3)为图(2)的局部放大像

　　将支架输送系统沿着微导丝放置在跨狭窄位置。造影定位后，在透视下，以 4～6 atm 压力缓慢加压扩张球囊，使支架缓慢展开到预定直径。然后减压球囊，使支架与球囊脱离，即刻造影了解支架形态。若支架展开的形态欠佳或者残余狭窄大于 50％时，可再次扩张球囊。将球囊导管撤至指引导管内，进行血管造影复查，若无异常则撤出球囊、导丝和导引导管。颅内动脉狭窄支架成形术成功标准：复查造影显示前向血流良好，残余狭窄≤50％。

　　4. Wingspan 系统操作技术

　　带有 Gateway™ PTA 球囊导管的 Wingspan™ 系统已得到美国 FDA 人道主义豁免。这套系统专门用于治疗症状性颅内动脉粥样硬化性狭窄（≥50％）且内科药物治疗无效的患者（图 4-2）。

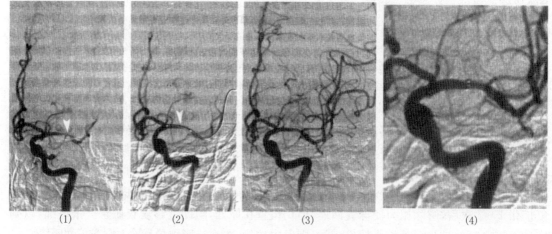

(1)        (2)        (3)        (4)

图 4-2　Wingspan 支架置入术重建重度狭窄的左侧大脑中动脉（MCA）

(1)左侧 MCA $M_1$ 段重度狭窄（箭头）；(2)Wingspan 支架置入中（箭头）；(3)Wingspan 支架置入后；(4)为图(3)的局部放大像

　　Gateway 是在 Maverick 球囊导管的基础上改良形成的，球囊有硅树脂涂层，导管外涂有亲水涂层，这可减少操作过程中出现的摩擦力。导管末端逐渐变细，便于将导管输送抵达和穿过狭窄部位。球囊末端的标记带可指导在 X 线透视下方便导管球囊的定位。Gateway 球囊扩张的原则同上述 Maverick2™ 和 Monorail™ 球囊。

　　Wingspan™支架是两端(远端和近端)带有 4 个不透 X 线标记带的自膨式镍钛支架。其设计类似 Neuroform2™支架(Boston Scientific,Natick,MA)。带有预装支架的递送导管(由内管和外管组成)。

　　支架的长度应至少比病变部位长 6 mm,以便支架的两端均比病变部位至少延伸 3 mm。所选支架的直径应等于或稍大于正常参考直径,如 4.0 mm 直径的支架适合于放置于 4.0 mm参考直径血管内;而对于 4.1 mm 参考直径的血管,应选择 4.5 mm 直径的支架。支架释放后,2.5 mm 支架可能会短缩 2.4%,4.5 mm 支架可能会短缩 7.1%。

　　无菌肝素化生理盐水冲洗输送系统内管管腔和外管,排除系统内的所有气体。将输送系统外管和输送系统内管的止血阀侧面端口与密封的加压无菌肝素化生理盐水冲洗管连接。

　　旋松输送系统外管的止血阀(外管锁定在输送系统内管上),轻轻回撤输送系统内管,以便双锥形末端的近端与外管的远端之间出现 1～2 mm 的缝隙,使盐水能从外管末端快速滴落。切勿用力过度或将内管末端留在输送系统内。旋紧环绕输送系统内管的输送系统外管上的止血阀,以便在推送 Wingspan 支架系统过程中将输送系统内管固定在位。

　　假如血管路径很好的话,可通过非交换微导丝直接将 Gateway 球囊送至病变部位。反之,可通过微导管将交换导丝输送至颅内血管的远端,撤出微导管通过交换导丝输送 gateway球囊;也可使用更容易操控的相对较短的非交换导丝,例如 BMW 或 PT 微导丝将微导管送至病变的远端,在撤出非交换导丝后再通过微导管将交换导丝送至颅内血管的远端。

　　球囊导管灌洗后,通过微导丝将其送入指引导管内,在透视下将球囊导管头端标记送至指引导管的远端出口。在路图下,通过微导丝将球囊远端标记越过病变。通过指引导管造影准确定位球囊的位置。在透视下,以约 1 atm/10 s 的速度缓慢扩张球囊至命名压。当球囊充分膨胀后,停留 10～20 秒,紧接着回缩球囊。移开球囊之前进行指引导管造影。大部分病例单次预扩就足够。偶尔情况需要第二次预扩,有时需要更高的压力进行扩张(如 8 atm)。

　　旋紧指引导管止血阀以防交换导丝头端发生移动,旋紧内管的旋转止血阀以防内管移动,通过交换导丝输送 Wingspan 系统的外管至指引导管止血阀,打开指引导管止血阀,在透视下输送外管并稍稍越过狭窄病变。在造影或路图下,通过支架远端和近端标记带进行准确定位。需要注意的是,传递系统只能通过抓握外管进行输送,这样可以避免误送内管而导致支架提前释放。另外,整个过程都必须注意微导丝头端的移动,必要及时调整。旋松输送系统外管止血阀。右手握紧输送系统内管手柄并固定不动,左手继续轻微缓慢地回撤输送系统外管手柄,在释放期间,不要试图改变支架位置。支架完全扩张后,旋紧输送系统外管止血阀,并轻轻退出 Wingspan 支架系统至指引导管内,通过指引导管造影了解支架位置、病变形态和有无造影剂外渗及远端血管有无栓塞等发生,最后撤出微导丝和指引导管。

　　5. 颅内球囊成形和支架置入要点

　　(1)不要过分旋紧球囊导管体部的旋转止血阀。

　　(2)若球囊不能打开,立即更换另外一个。

　　(3)若球囊膨胀时产生瓜子效应(即扩张时来回滑动),采用适度牵拉球囊导管的方法来稳定球囊,以防止扩张时向远处滑动;另外,可选择更换更长的球囊。

　　(4)在迂曲的血管中,较硬导丝可能会引起导丝在 Wingspan 支架系统或 Gateway PTA球囊导管内粘连。在这种情况下,首先要确认内管和外管是否得到充分的灌洗;如仍不成功,则使用柔软的导丝,并将导丝的松软部分置于支架内。

（5）若支架在释放时发生错位，可考虑放置第二个支架。

6. 血管内治疗的目标

颅内动脉球囊或支架成形术的目的是治疗症状性动脉狭窄以改善供血脑组织灌注。关于颅内球囊或支架成形术后狭窄应该改善到什么程度目前还没有统一的目标。在 SSYLVIA 研究中，技术成功定义为术后残余狭窄≤30%。目前大部分文献定义技术成功为术后残余狭窄≤20%或≤30%，而更常见采用<50%残余狭窄。技术成功合理的定义应是残余狭窄≤50%。

7. 围手术期间血压调控

大部分病例系列或研究没有提供如何监测和处理术前、术中和术后血压的证据。术后最佳的血压水平目前还没有达成共识。术后患者血压调控个体差异较大。一些操作者认为在术后 24~48 h 内应将收缩压维持在 120~140 mmHg，高血压患者使用静注哌胺甲尿啶，低血压患者采用等渗液体而尽量避免使用多巴胺。对于高灌注综合征患者，收缩压应低于 120 mmHg。

8. 术后处理

（1）完善神经系统检查。

（2）将患者安置在神经监护病房，每小时进行一次神经系统体检和腹股沟部位检查。

（3）抗血小板治疗：术后对于无阿司匹林过敏或者高出血风险的患者，100 mg/d 长期口服。氯吡格雷 75 mg/d 持续至少 3 个月，也有达 6~12 个月。

（4）若无并发症发生，大部分患者可在术后 1~2 d 出院。

9. 颅内动脉血管内治疗注意要点

（1）操作者经验和对患者的严格筛选非常关键。因为颅内动脉血管内治疗具有较高的并发症发生率，考虑行血管内治疗时，必须持相对谨慎的态度，应仔细评价他们的获益风险比；如果接受血管内治疗，必须由经验丰富的操作者来完成。

（2）患者在接受股动脉穿刺置鞘前，应备好所有必需的介入器材并放置在操作者身后的台面上以便能快速取到。

（3）每一步结束后均应手推造影，来判断是否发生造影剂外渗、夹层形成、管腔内血栓发生和装置定位等。假如操作期间出现并发症，完整的造影资料有助于将并发症进行分类和处理。

（4）假如患者意识清醒，每一步操作完成后，都应进行简单的神经系统体检。

（5）应该避免球囊过度扩张，最好选择小直径而不是大直径的球囊。

（李新星）

# 第六节　颅内介入治疗围手术期并发症的识别与处理

围手术期颅内并发症的快速识别非常关键。假如手术期间患者血压、心率和意识突然发生变化或者清醒的患者出现新发神经系统体征时，需要立即完成以下几件事情：①立即对操作血管区域进行正位和侧位造影。②查找是否发生造影剂外渗、血管穿通、管腔内血栓以及造影剂在颅内远处血管内滞留或者通过缓慢（提示栓子已进入多个细小分支等）。如果术后出现新发神经系统体征，应该立即完成头颅 CT 扫描；如有必要可考虑再次血管造影和动脉溶栓。如果血管造影和 CT 扫描仍不能解释神经系统体征变化时，可考虑 DWI 检查证实是否发生小缺血事件。下面详细介绍各种常见并发症的识别和处理。

### 一、血管破裂

颅内血管成形和支架置入术最严重的术中并发症之一。Suh 等曾报道血管内治疗症状性颅内动脉狭窄过程中,导管刺破血管发生率为 3%。

1. 可能原因

(1)支架或球囊选择过大。

(2)球囊扩张压力过大、速度过快。

(3)颅内血管解剖学特点决定了在狭窄段置入支架或球囊并扩张释放后有潜在血管破裂的风险,因为颅内血管全部位于蛛网膜下隙,周围没有任何支撑组织,且管径小,加之长期动脉粥样硬化致血管本身结构不良,脆性增加,易于破裂。

(4)操作过程动作粗暴,推进导管和导丝的动作不当。例如支架释放过程中导丝过度移动,导丝头端就有穿破皮质动脉的风险。

2. 诊断

如果患者突然发生血压升高、心动过缓或者头痛出现,就应怀疑颅内出血可能。立即进行血管造影,查看造影剂外渗情况。头颅 CT 表现为蛛网膜下隙出血。

3. 处理措施

如果出血得到证实,采用的方法如下。

(1)鱼精蛋白中和肝素,每 1 000 U 肝素需要 10 mg 鱼精蛋白,静脉推注。

(2)严格控制血压,或者输注血小板逆转抗血小板药物(主要针对阿昔单抗)。

(3)若发生血管破裂,即刻使用不可脱球囊于血管内封闭破裂点,如有必要可急诊行侧脑室引流或开颅修补破裂血管。

4. 预防措施

在支架置入之前要准确测量狭窄程度,支架直径应等于或稍小于狭窄远端近段的正常血管直径,并且所选支架要柔顺性好。球囊支架释放时,扩张压力要谨慎,坚持较低压力、缓慢、渐进的原则。在导管和导丝推进过程中,一定要在路图下进行,并不时检测正侧位影像,确定在导管和导丝的位置适当;支架释放过程中注意观察导丝头端,尽量避免导丝突然、过度移动。另外操作者的小心谨慎也是十分重要的。

### 二、斑块破裂、栓子脱落、远端栓塞

可以发生在手术的各阶段,是术中和术后急性缺血性脑卒中发生重要原因。

1. 原因

(1)输送导管、导丝及支架操作方法不当。

(2)球囊扩张压力过大、时间过长。

(3)支架释放过程对斑块的切割、扩张作用。

(4)由于颅内血管球囊成形和支架置入术一般无法使用血管保护装置,也增加了远端栓塞的风险。

2. 诊断

如果患者出现短暂性或者持续性新发的神经系统体征时,需要对治疗血管进行重新造影

评估,脑缺血事件可能为斑块破裂、栓子脱落、远端栓塞所致。

3.处理措施

一旦发生远端栓塞并经造影证实,即刻在栓塞部位动脉内给予尿激酶或重组组织纤溶蛋白酶原激活剂(rt-PA)溶栓治疗。尿激酶用量为首先50万单位+10 mL生理盐水,造影检查若未通,则追加25万单位加10 mL生理盐水,最大剂量150万单位。rt-PA用量按0.85 mg/kg给予。注意每30 min复查造影1次,了解血管再通情况,以及警惕继发出血可能。术后予以抗脑水肿、维持正常动脉压和脑灌注压,以及肝素化治疗。

4.预防措施

术前规范给予阿司匹林、波立维;术中严密观察患者神经系统体征和生命体征;规范操作,减少导管等对斑块的刺激;不断给肝素盐水冲管和排除空气,全身肝素化。

### 三、血栓形成

在支架或球囊置入后急性或亚急性的血栓形成是急性神经功能缺失、再狭窄的重要因素。

1.原因

其发生原因是多因素的,主要与术中操作时间过长,操作过程中内膜损伤,支架贴壁不良,抗凝不充分,凝血系统被激活等因素有关。各种情况导致血小板在支架上和被损伤的内膜上沉积,形成血栓。

2.诊断

若术中或术后患者出现急性局灶性神经功能缺失,要考虑血栓形成,即刻行头颅CT、MRA及DSA检查。一旦确定,即刻进行溶栓治疗,并加强抗凝。

3.处理措施

(1)血小板Ⅱb/Ⅲa抗体治疗(如Abciximab,阿昔单抗;Eptifibitide,埃替巴肽)。优点:强力的抗血小板药物,特别适用于血小板源性血栓形成,这是支架内血栓形成的最常见原因。缺点是因其半衰期相对较长,易增加颅内出血的风险。这种矛盾也是目前争论、研究的焦点。如果需要,有专家推荐阿昔单抗而不是埃替巴肽,因为前者可以通过输注血小板进行逆转。阿昔单抗用法为:负荷剂量0.25 mg/kg,然后静脉推注10 μg/min维持12 h。

(2)动脉溶栓(t-PA或者尿激酶):①优点:半衰期短。②缺点:疗效不如血小板Ⅱb/Ⅲa抗体,也容易增加出血风险。

(3)对于术中急性血栓形成,也有人用导管吸取血栓:将导管插至血栓近端,再将导丝插至血栓近端,退出导管,进行导管交换。再插入的导管要选用大于8 F的端孔导管,尖端呈截头状。将截头导管尖端与血栓接触后,拔去导丝,用装有肝素溶液的50 mL注射器接在导管尾端,用力抽吸,新鲜的血栓可能被吸出。血栓吸出时,注射器负压突然降低,血栓涌入肝素溶液。

4.预防措施

(1)熟练操作,尽量缩短手术时间。

(2)支架充分贴壁。

(3)插管前彻底冲洗导管、导丝,且导管充满肝素溶液,特别是用福尔马林浸泡消毒过的导管、导丝。因为福尔马林能使蛋白凝固,导管、导丝上若有残留,则促使凝血块形成。术中不断注入肝素溶液冲管。

（4）充分抗凝：术前、术后阿司匹林、波立维规范应用；术中患者肝素化。特别是有房颤史的患者建议接受华法林治疗，使 INR 为 2.5～3.5。也有学者建议术后低分子肝素维持治疗3周。

## 四、穿支动脉闭塞

颅内动脉尤其是 MCA 有许多穿支动脉向基底节区和脑干供血，而且这些动脉多为终末动脉，一旦闭塞可能引起严重的脑梗死。引起穿支动脉闭塞的因素有"除雪机"效应（snow plowing effect），即动脉粥样硬化斑在支架、球囊切割、挤压、扩张作用下出现移位，进入并阻塞了穿支动脉。颅内动脉粥样硬化常发生在血管分叉部或紧邻分支血管开口部，所以支架置入后支架本身的网状结构难免会压迫或覆盖穿支动脉开口。但是由于目前采用的球囊扩张支架的网孔都较大，编织支架的网丝较细，所以对于较重要的分支动脉（如豆纹动脉等）影响不大。有研究表明，如果支架网丝覆盖穿支动脉开口50％，穿支动脉会保持通畅。其他可能的机制包括：支架闭塞，支架内内膜的过度增生，分支动脉的痉挛等。

## 五、再狭窄

再狭窄是颅内血管成形和支架置入术值得关注的一个重要问题。在颅外动脉，由于管径较大，即使发生支架内狭窄，一般狭窄率较低，对血流动力学影响较小，可以忽略不计。颅内动脉则不同，即使管径轻微的改变，也会引起血流动力学明显改变。Mori 等认为 PTA 术后脑卒中、再狭窄以及和操作有关的并发症的发生与病变的形态学特征有关，资料显示 Mori 分型中 A、B、C 三型的 PTA 术后脑卒中率分别为 8％、26％、87％，一年再狭窄率分别为 0、33％、100％。球扩支架置入术后再狭窄发生率各研究报道有所不同，一项多中心、前瞻性研究报道，颅内动脉置入球扩金属裸支架半年后再狭窄率高达 32.4％，也有研究认为其再狭窄发生率低，报道最低的为 7.5％。有机构报道颅内球扩支架置入术后再狭窄发生率为29.5％。至于 Wingspan 支架系统，报道一年后再狭窄发生率高达 30％。2009 年，Groschel 等对影像学随访的 535 例支架置入的患者进行综述发现，自膨式支架术后再狭窄发生率高于球扩式支架（分别为 17.4％和 13.8％）。尽管颅内血管成形和支架置入具有较高再狭窄率，但是大多数患者（约 61％）无症状，这可能与支架置入后血管扩张改善了脑供血有关。此外再狭窄速度缓慢，有足够的时间建立良好的侧支循环；同时尽管内膜过度增生，但新生的血管内膜较原有的粥样硬化斑块光滑，所以对血流动力学影响不大，症状不明显。

1. 可能原因

（1）单纯球囊扩张术后再狭窄主要原因是球囊扩张部位内膜纤维细胞增生。研究表明，PTA 是一种损伤血管壁成分的机械治疗方法，术后必然会引起一系列修复反应，这就成为再狭窄的病理学基础。PTA 结局有两重性，内、中膜局限性撕裂造成血管腔的扩大，血流灌注得以恢复；同时内、中膜撕裂也成为纤维组织增生导致再狭窄的原因。再狭窄其他原因包括血管壁的弹性回缩和原有病变的进展。

（2）支架置入过程中或多或少都会损伤血管，引起平滑肌增殖、新生内膜化、内膜过度增生、血管重建，导致再狭窄。其他可能的机制包括血栓形成、血管回缩等。再狭窄的危险因素包括糖尿病、支架置入血管管径小、术后残余狭窄大于30％（图 4-3，图 4-4）。

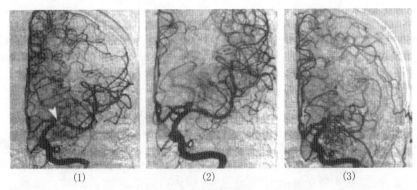

| (1) | (2) | (3) |

图 4-3  Apollo 支架置入术重建狭窄的右侧大脑中动脉(MCA)后出现再狭窄

(1)左侧 MCA $M_1$ 段重度狭窄;(2)球扩支架置入术后狭窄消失;(3)6 个月后复查 DSA 提示治疗处血管闭塞

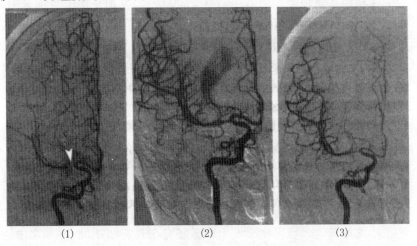

| (1) | (2) | (3) |

图 4-4  Wingspan 支架置入术重建狭窄的右侧大脑中动脉(MCA)后出现再狭窄

(1)右侧 MCA $M_1$ 段重度狭窄;(2)球扩支架置入术后狭窄消失;(3)6 个月后复查提示治疗处血管闭塞

**2.诊断**

根据大多数文献报道,再狭窄定义为 DSA 显示支架内狭窄程度＞50％或残余狭窄为30％～50％时采用病变血管管径绝对值减少＞20％。

**3.处理措施**

目前文献大多数意见为当再狭窄程度＜70％且无症状时,可继续随访观察;当再狭窄程度≥70％或者有症状时,可考虑单纯血管成形或支架置入术。

**4.预防措施**

(1)术中谨慎操作,尽量减少对血管的损伤,避免内膜过度增生。

(2)释放支架时尽量使支架充分展开,减少残余狭窄。

(3)术后规范抗凝、抗血小板治疗。

(4)糖尿病患者积极控制血糖水平。

(5)另外,药物洗脱支架用于颅内动脉狭窄治疗,正处于实验研究和探索阶段。国外对药物洗脱支架进行了一系列的动物实验及临床研究,证实它可以明显降低再狭窄的发生。这种支架应用的药物有肝素、西罗莫司(雷帕霉素)、紫杉醇等。肝素化支架(Cordis 公司)可以在局部缓慢持久释放肝素的活性部分,充分发挥抗凝作用,降低支架内血栓形成,同时可使修复后的动脉内膜更光滑。西罗莫司洗脱支架[CYPHER(R)支架，Cordis 公司]可以使药物在 30 d内缓慢释放 80%，在再狭窄高峰期抑制纤维组织增生和平滑肌细胞迁移及增殖，起到预防再狭窄的作用。在 RAVEL 临床试验中显示，与普通支架相比，西罗莫司支架明显降低再狭窄发生率。紫杉醇洗脱支架(TAXUS 支架，Boston 公司)通过长时间抑制血管内皮细胞增生达到预防再狭窄的作用。一个多中心、随机双盲、对照研究 TAXUS V 结果显示，紫杉醇洗脱支架能显著降低糖尿病患者的再狭窄率。但是药物涂层支架还处于初步探索阶段，对于颅内血管的影响及是否存在神经毒性等问题亟待研究说明。此外有报道指出药物涂层支架有致过敏、迟发血栓形成等不良反应的病例。所以药物涂层支架在颅内动脉狭窄治疗上应用需要进一步研究、积累经验及观察疗效。

## 六、脑过度灌注综合征(HS)

过度灌注综合征是一种发生率不高，但一旦发生，其死亡率和致残率较高。发病机制与长期低血流灌注导致的脑血管自动调节功能紊乱有关。因为脑动脉狭窄的存在，为了维持正常脑血流，脑血管处于持续舒张状态，无法适应动脉狭窄解除后瞬间的高血流量。同时长期的缺血状态可导致血脑屏障结构出现病理性改变，快速恢复正常的灌注压使同侧(偶尔在对侧)局部血流量较术前显著增高，超过脑组织代谢需求，血脑屏障被破坏，血液成分渗入组织间隙，导致脑组织肿胀、小动脉纤维素样坏死以及脑出血。其临床症状多样，主要有严重的单侧头痛、面部和眼部疼痛、癫痫发作，以及因脑水肿和(或)颅内出血引起的局灶性神经症状。HS 的危险因素有动脉狭窄严重($\geqslant 90\%$)；侧支循环不完善；术中/术后高血压；抗凝治疗过量。

预防和处理措施：术前评估全面，包括侧支循环状况；脑血管反应性；脑血流动力学储备；凝血状态；血压水平。因为术前脑血管反应性(CVR)降低与术后 HS 的发生显著相关，是 HS 的独立危险因素。所以术前应用 TCD、SPECT 测定 CVR 非常重要。有条件时，术中 TCD 监测脑血流速度，评估支架释放后是否存在局部血流的过度灌注。术后即刻行 TCD、SPECT、MRI 灌注显像、PET 等检查，评价局部血流量。术中、术后充分控制血压，尤其术后血压应控制在 120/80 mmHg 以下，避免血压急剧上升。抗凝药物剂量适中。术后一旦出现异常情况，即刻进行头颅 CT、MRI 灌注显像检查。有报道应用自由基清除剂治疗 HS，但疗效仍需进一步观察。HS 发生率虽低，但预后较差，应提高警惕，预防为主。

## 七、支架移位

主要与支架选择、扩张压力有关。选择的支架过小，或扩张压力不足，使支架展开不充分，未完全贴壁，这时支架容易移位。另外，在治疗串联病灶放置多个支架时，若先放置近端支架，在放置远端支架时可能会引起近端支架移位。

## 八、血管痉挛

Purdy 和 Takis 等都报道过颅内动脉 PTA 术中或术后几分钟到几小时出现血管痉挛的病例。血管痉挛可以是无症状的，可自行好转。但也可以引起血流动力学变化(低灌注)，或者局部血栓形成，从而导致缺血性脑卒中的严重后果。所以对于血管痉挛要予以重视，及早发现，及早治疗。

1. 可能的原因

(1)颅内动脉处于蛛网膜下隙的脑脊液中,周围无软组织包绕、支撑,而且血管迂曲。所以导管、球囊等器材通过时,若操作不当、动作粗糙,或者球囊扩张时压力不适当,就容易导致动脉痉挛。

(2)PTA 可以造成内膜剥脱、动脉粥样斑块薄弱处破裂以及中膜扩张。因此在动脉扩张位置上内膜损伤,导致血小板黏附聚集,释放 5-羟色胺或促凝血素,最终导致血管收缩。

(3)支架置入与 PTA 类似,多数与机械刺激有关。

2. 处理措施

一旦发生血管痉挛,撤出导管,一般痉挛即会解除。如果无效,可以即刻予以尼莫地平 10 mg,静脉泵缓慢滴注;或者罂粟碱 30~60 mg 微导管内灌注。若仍不能缓解,可经导管缓慢推注 25% 甘露醇 10 mL。术后继续予以尼莫地平静脉滴注。重度的脑血管痉挛,常危及患者生命,应保持呼吸道通畅,充分给氧,必要时行气管插管控制或辅助呼吸,对于烦躁不安者,予以镇静药、快速输入甘露醇液降颅压减轻脑水肿、维持血流动力学的稳定。

3. 预防措施

在颅内动脉内避免使用头端较硬的球囊导管,同时在输送导管的过程中操作要柔和,若血管严重迂曲通过困难时,宁可放弃也不要勉强进行。如果全身麻醉也可降低血管痉挛的发生率。

## 九、穿刺部位的并发症

并发症主要有局部血肿、假性动脉瘤、动脉瘘、腹膜后血肿、动脉夹层、感染等。其危险因素包括鞘的尺寸较大、动脉严重钙化、穿刺位置过高、反复穿刺、血压水平、凝血状态等。

## 十、导管扭结

7~8 F 导管最易扭结,特别是 S 型导管。一旦发现导管扭结,应立即停止插管,但不要急着退管,严格按常规定时用肝素溶液冲洗导管,同时在监视屏上确定导管打结的方向、结扣的松紧来确定解决方法。

若结扣较松可以利用可控导丝解结:可控导丝的前端插到导管扭结的第 1 圈,导管可在可控导丝上后退,使结扣松解,然后推进导管,增大结扣,直到管尖完全脱出。在此过程中应注意:定时冲洗导管,防止导管栓塞;避免扭转的导管尖进入分支血管或刺破血管;扭结的导管尽量退到较粗的血管处进行解结。若结扣较紧,无法解开则考虑开颅手术取出。只要谨慎操作,紧密监视导管进程,注意插管长度,导管扭结是完全可以预防及避免的。

## 十一、导管及导丝折断

导管及导丝折断多见于操作动作粗暴、导管导丝质量存在问题。所以在术前必须认真检查,有任何一点软硬不均、表面不光滑或有皱褶痕迹,都应予以废弃。当预计插管时要反复旋转操作应选择强扭力导管及安全导丝。操作过程动作轻柔,忌粗暴拉扯。

一旦发生导管及导丝折断,应尽快取出,避免严重的并发症。可以利用环圈导管套取断端:从导管前端伸出 1 个环圈,将折断的导丝、导管套入环内,收紧环圈,拉到周围血管,然后切开取出。环圈导管的外套管选择大号血管导管(10~12 F),环圈用细钢丝或小号导管(<4 F),对

折后送入外套管,从导管前端伸出后即形成环圈。若导管及导丝折断位置较深,或无法用环圈取出时,则考虑手术治疗。

### 十二、导管栓塞

导管栓塞也是插管过程中可能遇到的意外。所以插管成功后,必须先抽吸,待血液流出,再注射肝素溶液,以避免将导管内的血凝块推入血管。如果没有回血,决不容许盲目推注液体。可以用 50 mL 注射器与导管尾端接头相连,用力抽吸,一般新鲜血栓多可以吸出。

预防措施:①术前用肝素溶液彻底冲洗导管、导丝。②插管过程中,导丝头端要伸出导管尖端。③术中不断用肝素溶液冲洗。

(李新星)

# 第五章　颈动脉外段狭窄的介入治疗

目前,已有多项随机试验证实颈动脉内膜切除术(CEA)能降低中重度(>50%)症状性和无症状性(>70%)颈动脉狭窄患者的脑卒中风险。在西方发达国家 CEA 是最常用的治疗颈动脉狭窄的方法。但因解剖或伴随相关疾病等因素的存在,使这些患者无法实施 CEA 治疗。另外,在中国能够开展 CEA 的医疗机构和从业医生也非常有限。最近的大样本随机对照研究表明,颈动脉成形和支架置入术(CAS)与 CEA 具有类似的治疗效果。而且,随着介入器材的不断改良和介入操作经验的不断积累,CAS 的优势在未来可能进一步凸显。

## 第一节　CEA 和 CAS

### 一、颈动脉内膜剥脱术

CEA 经历了 50 多年的发展历程,有多个随机对照研究证明其疗效优于单纯的药物治疗。这一技术也曾在欧美国家广泛开展,为降低脑卒中的发病率和复发率做出了贡献。

1. 颈动脉内膜剥脱术的循证依据

1953 年,Dehack 实施了首例 CEA。随后于 20 世纪 80 年代,6 个随机试验证实 CEA 联用阿司匹林治疗动脉粥样硬化性颈动脉分叉处狭窄,以预防脑卒中的发生较单用阿司匹林更加有效。

北美症状性颈动脉狭窄内膜切除研究(North American Symplomatic Carotid Endarterectomy Trial,NASCET)、欧洲颈动脉外科试验(European Carotid Surgery Trial,ECST)和美国退伍军人事务部联合研究项目(Veterans Affairs Cooperative Study Program,VACSP)三个随机试验比较了 CEA 联用阿司匹林与单用阿司匹林治疗症状性颈动脉狭窄预防脑卒中发作的疗效。这些随机试验纳入标准限于症状性颈动脉狭窄患者(责任血管同侧伴有 TIA、非致残性脑卒中或视网膜缺血病变)。这些试验结果一致表明,伴发 TIA、小卒中和颈动脉严重狭窄的症状性患者获益较大。一项荟萃分析纳入 6 092 例患者,且对其中 3 500 例进行了随访,其结果表明,致死率为 1.1%,CEA 后 30 d 脑卒中或死亡率为 7.1%。经 5 年随访发现,颈动脉重度狭窄(70%～99%)和中度狭窄(50%～69%)患者的责任血管同侧脑卒中相对风险和绝对风险分别下降 48% 和 28%,轻度狭窄(<50%)的患者并未获益。且亚组分析表明,中度狭窄的女性、次全闭塞和视网膜缺血症状的患者也未获益。

VACSP、无症状性颈动脉粥样硬化研究(Asymptomatic Carotid Atherosclerosis Study,ACAS)和无症状性颈动脉狭窄外科治疗研究(Asymptomatic Carotid Surgery Trial,ACST)三个随机试验比较了 CEA 联用阿司匹林与单用阿司匹林治疗无症状性颈动脉狭窄的疗效。汇合这些试验数据(包括 17 037 例患者,其中 5 223 例患者平均经历了 3.3 年随访),结果表明,30 d 围手术期内脑卒中或死亡的发生率为 2.9%。与单用阿司匹林相比,CEA 能使脑卒中和死亡的相对风险下降 31%,但每年的绝对风险仅下降 1%。然而,通过性别亚组分析发现,男性患者获益程度较大,其脑卒中风险减少 51%,女性患者获益程度较小,其脑卒中风险仅减少4%。另外,通过年龄亚组分析表明,年轻患者比年老患者获益程度大。ACST研究表明,对于行CEA治疗的女性患者,仅当颈动脉狭窄程度超过60%时方能获益。总之,并非像症状性患者那样,无症状性颈动脉狭窄患者行CEA治疗获益程度与血管病变程度缺乏相关性。

2.颈动脉内膜剥脱术研究中存在的问题

目前CEA随机试验设计的科学性和合理性也有几个问题值得关注。首先,在现有的随机试验中,手术医生和患者均是经过精心挑选的。正是此因素的存在决定了目前随机试验的数据缺乏普遍的代表性。实际上,美国医疗保险审计部门发布的数据显示,手术相关的致死率较上述试验发布的要高。同时也发现,手术高风险的患者并没有纳入这些随机试验当中。其次,在现有的涉及CEA与药物治疗比较的随机试验中,对照药物仅包括阿司匹林。目前的观点认为,最为优化的药物治疗应包括他汀类、血管紧张素转换酶抑制剂(ACEI)和相关危险因素综合干预。最后,在现有的CEA随机试验中,围手术期脑卒中和死亡的评估并非由神经专科医生承担。这些因素的存在也会影响现有数据的可靠性。实际上也是如此,如16 000例症状性CEA治疗荟萃分析数据表明,若由神经科专家评估30 d围手术期脑卒中和死亡的发生率,其值为7.7%;若由外科医生评估,则为2.3%。这些事实证明,在CEA临床实践中必须建立独立科学的评估系统。

3.颈动脉内膜剥脱术的局限性

目前,CEA虽然是颈动脉狭窄血管重建的金标准,但也有自身的弱点。血管外科医生必须牢记CEA术禁忌证(表5-1)。另外,血管外科医生也必须全面了解与CEA相关的并发症(表5-2)。

表5-1 CEA的禁忌证

| 解剖因素 | 年龄和共患疾病 |
| --- | --- |
| 颈动脉病变位于第二颈椎或以上水平 | 年龄≥80岁 |
| 颈动脉病变位于锁骨以下水平位置 | Ⅲ级或以上的充血性心力衰竭 |
| 放射损伤导致的颈动脉病变 | Ⅲ级或以上心绞痛 |
| 对侧颈动脉闭塞 | 冠心病 |
| 同侧颈动脉曾行CEA治疗 | 30 d内心脏手术 |
| 对侧后组脑神经损害 | 左心室射血分数≤30% |
| 气管造瘘 | 30 d内发生心肌梗死 |
| | 严重慢性肺功能不全 |
| | 严重肾功能不全 |

表5-2 CEA和CAS的并发症

| CEA并发症 | CAS并发症 |
| --- | --- |
| 心血管系统 | 心血管系统 |
| 血管迷走神经反射(1%) | 血管迷走神经反射(5%~10%) |
| 低血压(5%) | 血管减压反射(5%~10%) |
| 心肌梗死(1%) | 心肌梗死(1%) |
| 手术切口 | 颈动脉 |
| 感染(1%) | 夹层形成(<1%) |
| 血肿(5%) | 血栓形成(<1%) |
| 神经系统 | 动脉穿孔(<1%) |
| 高灌注综合征(<1%) | 颈外动脉狭窄或闭塞(5%~10%) |
| 颅内出血(<1%) | 短暂的血管痉挛(10%~15%) |

| CEA 并发症 | CAS 并发症 |
|---|---|
| 脑神经损伤(7%) | 再狭窄(3%～5%) |
| 癫痫(<1%) | 神经系统 |
| 脑卒中(2%～6%) | 　短暂性脑缺血发作(1%～2%) |
| 颈动脉 | 　脑卒中(2%～3%) |
| 　颈动脉血栓形成(<1%) | 　颅内出血(<1%) |
| 　颈动脉夹层(<1%) | 　高灌注综合征(<1%) |
| 　再狭窄(5%～10%) | 　癫痫(<1%) |
| 死亡(1%) | 全身系统 |
| | 　穿刺部位损伤(5%) |
| | 　输血(2%～3%) |
| | 　造影剂肾病(2%) |
| | 　造影剂过敏(1%) |
| | 死亡(1%) |

## 二、颈动脉成形和支架置入术

### 1. 颈动脉成形和支架置入术的发展简史

1979 年世界上第 1 例颈动脉狭窄患者成功实施球囊扩张血管成形术。随后于 20 世纪 80 年代,报道了球囊闭塞系统用于颈动脉狭窄血管成形术,以减少栓塞事件。1989 年第 1 例球扩式支架用于颈动脉狭窄血管成形术获得成功,但随后发现因支架压迫血管内壁,使患者 30 d 围手术期主要并发症高达 10%。但随着科学技术的发展,自膨式支架的应用使以往球扩式支架置入后发生变形问题得到解决。

在早期的颈动脉成形和支架置入术(CAS)临床实践中,因栓塞事件的发生极大抑制了临床工作者的热情。面对栓塞事件,起初的策略是动脉内给予降纤药物治疗,或者采用导管辅助下的机械碎栓治疗。但此法不能保证所有发生栓塞事件的患者获得良好的预后。因此,治疗策略由被动的神经系统补救方法转向到主动采取神经系统保护装置,即捕捉栓子的保护装置(EPD)应运而生。随着装备和技术日益成熟,CAS 有望成为替代 CEA 微创治疗颈动脉狭窄的新方法,尤其是适用于行 CAS 存在高风险的患者。CAS 的适应证和相对禁忌证见表 5-3。

表 5-3　CAS 适应证和相对禁忌证

| CAS 适应证 | 血管损伤部位存在新生的血栓 |
|---|---|
| 无症状性重度颈动脉狭窄(≥70%) | 完全闭塞 |
| 症状性中重度颈动脉狭窄(≥50%) | 长条状线性征的次全闭塞 |
| 年龄≥18 岁 | 严重的神经功能受损 |
| CAS 禁忌证 | 意识障碍 |
| 主动脉弓严重扭曲(绝对禁忌证) | 4 周内发生过大范围脑梗死 |
| 颈总动脉或颈内动脉严重扭曲(绝对禁忌证) | 预期寿命<5 年 |
| 颅内有需处理的动脉瘤或动静脉畸形 | 存在抗血小板药物抵抗或过敏 |
| 血管路径存在严重钙化斑块 | 严重肾切能不全 |

### 2. 颈动脉成形和支架置入术的循证医学证据

因 CEA 是治疗颈动脉狭窄的金标准,故 CAS 所有的随机试验的效果必须与 CEA 相比较。早期的 CAS 是在技术低下、经验不足和缺乏 EPD 背景下完成的。首个随机临床试验纳入对象为症状性颈动脉狭窄>70%，且行 CEA 治疗风险较低的患者。其结果表明，7 例行 CAS 治疗，其中 5 例在围手术期发生脑卒中，试验最后被迫终止。多中心 Wallstent 试验以症状性颈动脉狭窄>60% 的患者为研究对象。其数据表明，CAS 组 30 d 脑卒中和死亡的发生率为 12.1%，而 CEA 组为 4.5%。因其糟糕的结果，此试验同样被迫停止。另外一项研究入选了 104 例颈动脉狭窄>70% 症状性和 85 例狭窄>80% 无症状性患者。其研究结果提示，CEA 与 CAS 两组患者在住院期间均未发生脑卒中或者死亡。颈动脉和椎动脉经腔血管球囊成形术研究(Carotid and Vertebral Artery Transluminal Angioplasty Study，CAVA-TAS)是一个国际性、多中心、随机临床试验。纳入了 504 例受试患者，其中有 22% 的患者实施了支架置入术。虽然，CAS 和 CEA 两组 30 d 脑卒中或死亡的发生率均为 10%，但 CAS 组心肌梗死、肺栓塞和颈部血肿发生率明显低于 CEA 组。在 1 年再狭窄数据上，CEA 组优于 CAS 组(4% vs 14%，$P<0.001$)；在 3 年脑卒中和死亡的发生率上，两组间却相似。

唯一的 CEA 治疗存在高风险且带有栓塞保护装置的 CAS 随机试验(Stenting and Angioplasty with Protection in Patients at High Risk for Endarterectomy，SAPPHIRE)入选了 334 例患者(纳入标准包括>50% 的症状性、>80% 的无症状性和至少带有一个 CEA 治疗高危因素)，其结果表明，CAS 组技术成功率为 95.6%。CSA 组和 CEA 组 30 d 围手术期心肌梗死、脑卒中和死亡的发生率分别为 4.8% 和 9.8%($P=0.09$)。此研究的首要复合终点事件包括 30 d 围手术期心肌梗死、脑卒中、死亡和围手术期之后的 11 个月手术相关的神经系统疾患导致的死亡和责任血管同侧的脑卒中。其结果显示，主要复合终点事件发生率在 CAS 组和 CEA 组分别为 12.2% 和 20.1%，通过非劣性检验证实，CSA 处理 CEA 高风险患者是可行的($P=0.004$)。在去掉心肌梗死后，其他的主要复合终点事件发生率在 CAS 组和 CEA 组分别为 5.5% 和 8.4%($P=0.36$)。另外，此研究结果表明，对于症状性患者这些复合终点事件发生率在 CAS 组和 CEA 组分别为 16.8% 和 16.5%，组间无统计学差异；但在无症状患者 CAS 组和 CEA 组间比较表明，前者为 9.9%，后者为 21.5%。1 年随访发现，CEA 组脑神经麻痹发生率为 4.9%，明显高于 CAS 组(0%，$P=0.004$)；在目标血管再通率方面，CAS 组明显劣于 CEA 组(0.6% vs 4.3%，$P=0.04$)。但 3 年随访发现，CEA 组和 CAS 组复合脑卒中的发生率和目标血管再通率分别为 6.7% vs 7.1% 和 7.1% vs 3.0%，均无统计学差异。

一项涉及 6 个临床随机试验荟萃分析数据表明，血管内治疗(包括球囊和球囊辅助的支架血管成形术)与 CEA 相比，在 30 d 围手术期脑卒中或死亡的发生率为 8.1% vs 6.3%；心肌梗死、脑卒中或死亡 30 d 复合发生率为 8.1% vs 7.8%，1 年随访，脑卒中或死亡的发生率为 13.5% vs 13.3%。这些比较均无统计学意义。但此荟萃分析存在自身的缺陷，主要表现在以下几方面：支架和保护伞的类型无法统一；没有根据症状特点和外科治疗高风险因素作分层分析；其中三项研究提前终止；更重要的是，这些试验均未设立药物对照组。

保护性支架血管成形术与颈动脉内膜切除术比较试验(Stent-Protected Angioplasty Versus Carotid Endarterectomy，SPACE)是一项在德国、澳大利亚和瑞士进行的多中心、随机临床试验。入选对象为颈动脉狭窄>50% 的症状性患者。该研究的早期结果表明，30 d 围手术期死亡或同侧缺血性脑卒中发生率在 CAS 组和 CEA 组分别为 6.8% 和 6.3%，单侧非劣性检验 $P=0.09$，故此研究尚不能证明，CAS 治疗颈动脉狭窄的短期效果不比 CEA 差。但其 2 年随访研究结果表明，责任血管同侧缺血性脑卒中、围手术期间所有脑卒中或死亡并发症在

CAS 组和 CEA 无统计学意义;≥70%再狭窄率 CAS 组明显高于 CEA 组;但在 CAS 组所有出现再狭窄患者中,仅有 2 例出现神经系统症状。并且研究组分析认为,CAS 组高的再狭窄率可能与颈动脉超声诊断夸大再狭窄效应有关。

重症颈动脉狭窄患者内膜切除术与血管成形术试验(Endarterectomy Versus Angioplasty in Patients with Symptomatic Severe Carotid Stenosis,EVA-3S)是在法国实施的一项多中心研究,共纳入颈动脉狭窄>60%的症状性患者 527 例患者。其早期的结果表明,CAs 组 30 d 围手术期所有脑卒中或死亡的发生率为 9.6%,明显高于 CEA 组(3.9%);同样,6 个月随访结果亦表明,CAS 组所有脑卒中或死亡的发生率明显高于 CEA 组(11.7% vs 6.1%;$P=0.02$);但 CEA 组脑神经损伤并发症明显高于 CAS 组。随后的 4 年随访数据表明,CAS 组围手术期脑卒中或死亡和非手术相关的责任血管同侧脑卒中的累计发生率为 11.1%,明显高于 CEA 组(6.2%;风险比为 1.97;$P=0.03$);随访数据表明,CAS 和 CEA 两组责任血管同侧脑卒中发生率均呈下降趋势,且无统计学意义;所有脑卒中或围手术期死亡风险比,在 CAS 组是 CEA 组的 1.77 倍($P=0.04$);所有脑卒中或死亡的发生率前者是后者的 1.39 倍($P=0.08$)。该研究结果提示,在预防中期(4 年内)责任血管同侧脑卒中作用方面,CAS 功效与 CEA 类似。但随后相关的分析认为该试验设计极不合理,主要的原因在于,CEA 组手术普遍由经验丰富的外科医生完成,而 CAS 组手术医生经验极为欠缺。此原因极有可能是导致该试验早期结果(6 个月内)如此悬殊的重要原因。

国际颈动脉支架研究试验(International Carotid Stenting Study,ICSS)入选颈动脉狭窄>70%的症状性患者(CAS 组 855 例,CEA 组 858 例),且随机分组后,CAS 组和 CEA 组分别有 2 例和 1 例患者被剔除。该研究结果表明,CAS 组脑卒中、死亡或手术相关的心肌梗死发生率为 8.5%,高于 CEA 组(5.2%;$P=0.006$);CAS 组所有脑卒中和死亡发生率也高于 CEA 组:在 CAS 组有 3 例并发与手术相关致死性心肌梗死,CEA 组发生 4 例手术相关的心肌梗死,但均为非致死性。在脑神经麻痹和严重血肿并发症方面,CAS 组均低于 CEA 组,且有统计学意义。该研究认为,比较 CAS 与 CEA 的功效需要长期随访。同时,认为 CEA 仍是那些适合行手术治疗颈动脉狭窄患者的首要选择。

颈动脉内膜切除术与支架置入术对比试验(Stenting Versus Endarterectomy for Treatment of Carotid-Artery Stenosis),即 CREST 试验是美国国立神经疾病和脑卒中研究所承担的临床随机研究,其首要终点事件包括脑卒中、心肌梗死、围手术期任何原因引起的死亡或术后 4 年内责任血管同侧脑卒中,2 502 例患者中位数随访时间超过了 2.5 年。研究结果表明,CAS 组和 CEA 组 4 年的首要终点事件发生率分别为 7.2%和 6.8%,无统计学差异($P=0.51$);根据症状状态或性别不同亚组分析发现,组间主要终点事件均无统计学意义;CAS 组术后 4 年脑卒中或死亡发生率为 6.4%,高于 CEA 组(4.7%,$P=0.03$);相应值在症状组分别为 8.0%和 6.4%($P=0.14$),无症状组分别为 4.5%和 2.7%($P=0.07$)。围手术期死亡、脑卒中和心肌梗死各自的发生率在 CAS 和 CEA 组有所不同,对应分别为 0.7% vs 0.3%($P=0.18$)、4.1% vs 2.3%($P=0.01$)和 1.1% vs 2.3%($P=0.03$)。此研究提示,症状性或无症状性颈动脉狭窄患者的首要预后指标包括脑卒中、心肌梗死或死亡发生率在 CAS 组和 CEA 组均无显著性差异。另外,在围手术期 CAS 组脑卒中的发生率较高,在 CEA 组心肌梗死的发生率较高。至此,CAS 用于颈动脉狭的治疗已获得了高级别的循证医学证据的支持。

(杨旸)

## 第二节　颈动脉成形和支架置入术的操作流程

### 一、术前准备和术中监护

CAS 术前要求严格地选择患者(表 5-3),回答患者的有关疑问,设计详细的手术方案,制订突发事件的抢救预案。另外,术前要给予仔细的神经系统功能评估。虽然,其他部位血管成形和支架置入术的基本原则适用于 CAS,但 CAS 与其他部位的血管成形术有诸多的不同。其中最为显著的是 CAS 可能于术中和术后产生严重的神经系统并发症,因而更具挑战性。成功的血管内介入治疗应具备以下要素:①建立安全的血管入路。②将导丝小心地通过病变部位。③选择合适的球囊及支架。

主动脉弓造影是必需的。通过主动脉弓造影成像,术者可判断大血管动脉粥样硬化程度和解剖形态结构,为评估手术的可行性、是否采用套管技术和手术器材的选取提供重要的依据。实施颈动脉造影为明确动脉狭窄严重程度、测量颈总动脉和颈内动脉直径及选择 EPD 释放的位置做准备。必须牢记,颅内血管造影可提示颈动脉系统是否存在串联病变,为全面制订手术策略提供帮助。

将指引导管顺利地输送至颈总动脉远端是手术成功的关键,这要求术者在术前对颈总动脉起始部的解剖特点有充分的认识。若头臂干或左侧颈总动脉起始部与主动脉弓顶的距离超过颈总动脉直径的两倍(约 2 cm),则指引导管到位难度较大。利用透视标尺可测量病变长度、狭窄程度及颈总动脉和颈内动脉的直径。测量的结果可帮助医生在术前选择大小合适的球囊和支架,有利于手术快捷实施。CAS 术前的颅内血管造影结果是评估术后脑血流量改变的必要依据。故在 CAS 术前,应常规行诊断性脑血管造影,从多个角度拍摄颅内外脑血管造影图像。

在股动脉置鞘成功后,静脉推注肝素(50~60 U/kg)以全身抗凝。对于栓塞风险较高的患者,还可加用Ⅱb/Ⅲa 抑制剂,如依替巴肽或替罗非班,一般用量稍少于冠脉系统。由于 CAS 会刺激颈动脉窦压力感受器,术中心动过缓和低血压的发生率为 5%~10%,因此必须监测患者的生命体征和动脉血氧饱和度。动态心电监护不仅能及时显示心动过缓,而且能观察药物治疗的效果。另外,为观察血流动力学的变化,最好采用动脉内血压测定。但对于一般状况较好的患者也可采用外置的袖带式血压器测定。术前可给予少量镇静药物,如苯巴比妥 100~200 mg。术中与患者及时交流,可以及时发现相应的并发症。

### 二、介入操作的入路

CAS 常采用股动脉作为手术入路。此种入路便于将导管系统输送至颈总动脉的远端。但在股动脉闭塞或经股动脉无法将导管输送至颈总动脉的情况下,可借上臂动脉作为入路。如选择肱动脉为入路,一般采用右肱动脉入路处理左颈动脉病变;采用左肱动脉入路处理右颈动脉病变。如以桡动脉为入路,一般使用 6 F 导管,而不推荐使用 7 F 或更大型号导管,以免引起严重的血管痉挛。

### 三、诊断导管

将诊断导管选择性地送至颈总动脉是必要的。除了可获得病变血管的造影图像外,还可作为支撑导管将指引导管输送到治疗部位。通常采用的诊断导管为右弯型 Jundkins 导管;若颈总动脉起始部成角较大,可选用右弯型 Amplatz 导管。若采用肱动脉或桡动脉入路,可选用内乳动脉导管。颈动脉的某些解剖变异会增加介入操作的困难,例如颈动脉起始部位于升主动脉。因此,行颈动脉诊断性造影及介入治疗前,应备齐一些特殊类型导管,尽管它们的使用概率很小。诊断性导管的管径在 4～6 F 范围内。将 4 F 导管选择性插入颈总动脉行血管造影,可获得高质量颈动脉造影图像。诊断性导管较细、较柔软,不易造成血管内膜损伤;除某些简单病例外,导管均应沿着 0.035 in 导丝前行。目前常用的亲水导丝十分柔软,极少引起血管损伤。颈动脉造影是 CAS 操作的一部分。在一般情况下,不将诊断性导管送至颈动脉分叉以上,这样能将并发栓塞症的风险降到最低。有研究表明,在诊断性脑血管造影行MRI 检查,25%以上的患者出现局灶性脑梗死。这些梗死灶一般范围比较小,而且多为无症状性,可能与主动脉弓或颈动脉开口处斑块脱落有关。通过导管在颈动脉内注射造影剂,行颅内血管正侧位造影,除能发现潜在的颅内血管病变外,还可获得治疗前的颅内血管的基线影像。其益处在于通过比较术前、术后造影图像及时发现栓子栓塞事件,以便及时处理。

### 四、进入颈总动脉

将指引导管顺利地输送至颈总动脉是 CAS 成功的关键之一。能否完成此操作是介入治疗成败的关键因素。导管不能顺利地输送至颈总动脉往往是由于难以将导管从头臂干或主动脉弓插入颈总动脉,或颈总动脉自身十分迂曲,妨碍了导管的进入。主动脉弓造影或 MRA影像资料为选择最佳路径方法提供了依据。

采用 Roubin 法输送导管最好选用 6 F 或 8 F 导管。具体步骤如下:①将诊断导管置于颈总动脉远端,采用缓慢推送和抽拉的操作方法,沿着 0.035 in 柔软、亲水导丝,将导管向上推送至颈总动脉上 1/3 处。②撤出软导丝,更换为长 220～260 cm 高支撑力的硬导丝,将导丝头端置于颈外动脉。导丝输送过程应在路图指引下完成,以避免导丝越过颈内动脉病变部位而致斑块脱落。③将指引导丝置于颈外动脉后,撤出诊断导管,且在透视下将指引导管送至颈总动脉。④将指引导管放置于邻近颈动脉分叉部的位置后撤出硬导丝。

部分介入医生使用同轴长鞘技术来放置导管。具体步骤如下:①即将一根长度大于 120 cm,4～5 F 的诊断性导管预先置于长鞘导管内。②沿着亲水导丝将诊断导管送至颈总动脉,随后将长鞘导管沿着导丝及诊断导管送至颈总动脉。

长鞘导管技术和指引导管技术各有其优缺点。长导管本身结构较复杂,价格稍贵,长鞘导管技术最突出的优点是:诊断性导管和导丝可使导管头端逐渐变细,使得导管由主动脉弓向颈总动脉推进这一过程易于掌控,因而可减少斑块脱落、栓子栓塞的风险。此外,放置于颈总动脉的长鞘导管可为整个支架置入过程提供有力的支撑作用。

指引导管技术相对简单,价格较为便宜,但对于主动脉弓存在严重狭窄病变的患者,使用该技术理论上会增加栓子栓塞的风险。若颈总动脉起始部成角较大(Ⅱ型或Ⅲ型主动脉弓或牛型主动脉弓),应首先选用曲棍式指引导管。

在导管放置成功后,应对患者进行神经功能评估。将带喇叭的橡皮圈或其他发声器置于患者对侧手中,术中嘱患者挤压该装置,可评估其运动神经功能及完成指令情况。另外,让患者回答一套标准化的问题,可评估其语言和认知功能。

多项研究表明,导管在主动脉弓操作时间过长易导致严重并发症。若尝试 30 min 后仍不能将指引导管送至颈总动脉远端,则应停止介入操作。

## 五、脑保护系统

经颅多普勒超声研究表明,与 CEA 相比,CAS 引起栓子栓塞的风险较高。为避免栓子脱落引起神经系统并发症,现已有多种脑保护系统应用于血管内介入治疗。首个脑保护系统是由 Theron 于 1990 年设计的远端阻塞球囊。目前市场上常见的脑保护系统主要有三种类型。其中两种置于远端血管(图 5-1),分别为远端阻塞球囊和滤器;另外一种是将颈总动脉与颈外动脉阻塞的近端保护系统(如 MoMa 系统,见图 5-2)。通过对脑保护装置收集到的组织碎片进行组织病理分析,发现它们是在 CAS 术过程中脱落的动脉粥样硬化斑块。

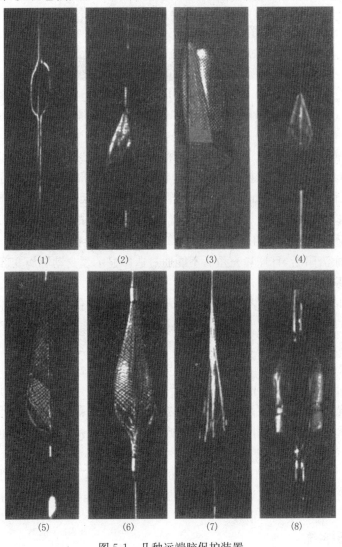

|     |     |     |     |
| :-: | :-: | :-: | :-: |
| (1) | (2) | (3) | (4) |
| (5) | (6) | (7) | (8) |

图 5-1　几种远端脑保护装置

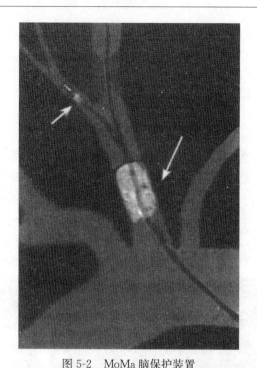

图 5-2　MoMa 脑保护装置

注:长箭头所指为近端球囊,位于颈总动脉;短箭头所指为远端球囊,位于颈外动脉

1.远端阻塞球囊

远端阻塞球囊是首个获得广泛应用的脑保护装置。它包括一根0.014 in导丝,导丝远端有一个可充气的球囊。其操作过程如下:①将导丝越过病变部位,使球囊置于病变远端血管内。②充盈球囊,阻断颈内动脉血流。③行血管成形术或支架置入术。④将一根导管送至球囊附近,抽吸颈内动脉处血液,以清除在支架置入过程中脱落的斑块。⑤最后将球囊放气,撤出导丝。远端阻塞球囊的优点在于其直径小(2.2 F),易于操作,顺应性佳。但有 6%~10%的患者难以耐受血流阻断,且球囊充盈后不能通过造影显示颈内动脉病变部位。

2.远端滤器系统

脑保护滤器是以金属骨架结构覆以聚乙烯薄膜,或以镍钛合金编织成孔径大小为 80~100 μm 的滤网。滤器常置于 0.014 in 导丝的远端。其操作过程如下:①闭合的滤器预置于输送导管内,将输送导管连同滤器一起送至狭窄病变远端。②通过狭窄病变后,撤出输送导管,滤器即被释放。③支架置入。④通过回收导管将滤器闭合,撤回滤器。

闭合的滤器不易通过钙化或纤维化程度严重的狭窄病变。使用 0.014 in 的双钢丝,或用直径 2 mm 的球囊进行预扩,可帮助滤器通过狭窄部位。脑保护滤器装置不但会引起血管痉挛,而且脱落的斑块可能造成滤网堵塞,引起血流不畅。但在撤出滤器后,这些症状多可得以缓解。

目前脑保护滤器装置还在不断改良,优质的脑保护滤器应具有以下特性:①外径较小(<3 F)。②良好的扭控性,能通过迂曲血管。③滤器释放后,能与血管壁充分贴合发挥最佳的脑保护作用。

3.近端脑保护系统

远端脑保护系统有以下缺点:它们在打开前必须通过病变部位,这可能会造成斑块脱落并发栓子栓塞。而近端脑保护系统则在任何器械通过病变部位前即可起到脑保护作用。这一系统包含顶端具有球囊的长鞘导管。将长鞘导管送至颈总动脉，充盈球囊阻断血流；再将另一球囊送至颈外动脉，充盈球囊阻断血流。近端脑保护系统阻断了来自颈总和颈外动脉的血流，对侧血管的血流通过 Willis 环造成回压，使颈内动脉顺行血流得以完全阻断。在支架放置成功后，抽吸颈内动脉处血液，以清除操作过程中脱落的斑块。最后将球囊排气撤出。

近端脑保护装置的优点是：整个操作过程均有保护，规范操作可避免任何栓塞事件的发生。但并非所有患者都能耐受此操作过程。此外，目前近端保护系统多需使用 10 F 的长鞘导管输送。

## 六、球囊预扩

术中通过导管注射造影剂，可进一步明确颈动脉分叉部和病变部位的情况。将影像增强器放置在适当位置，有助于将颈外和颈内动脉的起始部展开。之后将直径为 3～4 mm 的球囊小心地放置于颈动脉病变处，行球囊扩张血管成形术。然后，再次通过导管注射造影剂评价扩张疗效。

通常选取的规格为直径 3～4 mm 和长度 15～40 mm 球囊预扩。预扩球囊的直径不宜太大，一般遵循球囊与血管直径比为 0.5～0.6。若球囊的长度过短会造成"瓜子"现象，在扩张过程中易造成斑块脱落；若球囊的长度过长则易造成两端扩张，形成"狗骨"现象。球囊预扩压力是额定的，只有对于有明显钙化的狭窄，才使用更大的压力（14～16 atm）。球囊只扩张一次，球囊预扩时间取决于球囊的形状和特性。如果球囊能迅速展开，则所需的预扩时间较短；如果球囊展开时间较长，则需将预扩时间延长至 120 秒，尤其是对于易于回缩的钙化。如果使用远端阻塞球囊作为脑保护装置，则需在荧光屏上标记出狭窄病变位置。因为在球囊充盈后，通过造影不能显示出狭窄病变部位。如使用滤器装置，则可以通过造影监测病变部位。

## 七、支架置入

研究表明，支架置入术的短期和长期疗效均比单纯球囊血管成形术好。对于大多数病例，可直接采用支架置入术。高度狭窄（>90%）或钙化病变可能会造成支架通过困难或扩张受限，这时可借助直径为 3.5～4 mm 冠状动脉球囊进行预扩。通常选用的支架直径一般与远端血管一致，直径范围为 6～9 mm。在少数情况下，支架完全置于颈内动脉内而不覆盖颈动脉分叉部，此时所选支架直径应与颈内动脉直径一致。常选用相对较长的支架以确保完全覆盖病变部位，长度范围为 30～40 mm。目前尚没有关于支架长度与支架内再狭窄的相关报道。在确保支架能覆盖整个病变的前提下，应尽可能使支架放置于血管近端。大多数情况下，支架放置会覆盖颈动脉分叉部，即颈外动脉开口处。通常不会造成颈外动脉闭塞。

CAS 一般选用自膨式支架，与球囊扩张型支架相比，它们不易变形或弯折。目前，自膨式支架有两种类型：一种是由合金编织的金属网线型支架，可像弹簧一样张开与血管壁贴合（如 Wallstent）。此类型的支架具备以下优点：①外径小（5.5 F）。②顺应性佳。③具备快速交换系统，可使用较短导管。④易于释放。⑤支架未完全打开前可将其再度收回，确保支架精确到位。但金属网线型支架在释放过程有明显的纵向回缩，以及血管被拉直后可能会造成支架远端扭曲。这些均是金属网线型支架潜在的缺点。另一种支架是自膨式镍钛合金支架。它们具备更大的径向支撑力，更适用于弯曲血管。当颈内与颈总动脉直径差异较大时可选用此类支架。镍钛合金具有热记忆功能,支架置入体内后即可释放至预制大小。一些镍钛合金支架被预制成锥形,其目的是为放置在颈内动脉的部分管径较小,而放置在颈总动脉的部分管径较大。但研究表明,关于这两类支架的长期疗效没有明显的差异。因此,支架类别的选取主要取决于支架输送系统的通过性和能否降低急性并发症的风险等因素。

支架置入后需再行血管造影,获得颈部及颅内血管的前后位及侧位影像,并与术前的造影图像加以对比,以便及时发现栓子栓塞事件。此外,还应再次对患者的神经功能进行评估。若怀疑患者发生相关并发症,则应进一步分析支架放置后的动态造影图像,包括支架放置的位置和脑血流情况。若明确患者无神经系统和操作相关的并发症,则将导管和导丝撤出。当ACT<150秒时,即可拔出鞘管。若术后患者出现低血压,应临时给予升压药物。

## 八、支架放置后球囊扩张

选取支架放置后球囊扩张(简称后扩)球囊的直径通常为 4.5~6 mm 和长度为 15~30 mm。后扩的球囊的直径不宜太大,球囊与血管直径比为 0.6~0.8。反复的血管成形和过度扩张会增加栓子脱落、血管破裂的风险。对没有充分展开的支架行球囊后扩,会造成支架支柱切割斑块而增加栓塞风险。除非存在严重的残余狭窄,否则在支架置入后一般不再行球囊后扩。术中采用 TCD 监测,发现在球囊后扩时微栓子信号最明显:球囊后扩张有诱发栓子脱落的风险。因此,即便在使用脑保护装置的情况下,所选球囊直径小于对应的血管直径,球扩压力不应超过 10 atm。与冠状动脉不同,CAS 不要求残余狭窄达到 0,因 CAS 的目标为稳定斑块,减少脑卒中发生,故 20%左右残余狭窄是可接受的。基于以下理由,术者不可一味地追求病变血管术后造影形态学的完美性而多次采用后扩。①球囊多次扩张可增加并发症的发生,一次前扩和一次后扩是合理的。②中度残余狭窄绝大多数源于病变血管严重钙化,严重钙化引起的残余狭窄不会因为重复后扩而减轻。③自膨式支架术后有继续扩张的趋势,术后即刻的中度残余狭窄可能在术后的数月得到重塑,使残余狭窄减轻。④最后,血管迷走神经反射和血管减压反射等因素引起的血流动力学紊乱,不容许多次球囊后扩。颈动脉支架的操作流程见表 5-4。

表 5-4　颈动脉血管成形及支架置入术的操作流程

- 股动脉逆行穿刺
- 穿刺通道循序扩张至 8 F
- 静脉推注肝素(70 U/kg)全身肝素化
- 栓塞风险较高的患者,可考虑联合使用Ⅱb/Ⅲa 抑制剂或依替巴肽(eptifibatide)65 μg/kg 静脉推注,续以 0.25 μg/(kg·h)
- 将导管系统输送至主动脉弓实施主动脉弓造影(左前斜位 20°~30°)
- 将指引导丝和单弯导管置于颈外动脉
- 将导丝更换为 Amplatz 超硬导丝,并将其输送至颈外动脉
- 将指引导管(90 cm)输送至颈总动脉近端
- 用 0.014 in 或 0.018 in 的导丝,或滤器或阻塞球囊系统的导丝越过病变部位
- 撤出 Amplatz 导丝,放置并释放脑保护装置
- 通过导管注射造影剂实施颈动脉造影,以明确狭窄病变的状况
- 行球囊扩张前,静脉予 0.5~1.0 mg 阿托品
- 用直径 3~4 mm 球囊行预扩
- 颈动脉造影,评估预扩效果
- 支架定位和释放

- 支架释放后实施造影
- 根据情况决定球囊后扩
- 颈动脉造影,评估支架和后扩效果
- 退出脑保护装置
- 退出导管、导丝系统
- ACT<150 秒,拔出血管鞘

## 九、颈动脉支架置入术的技术要点

1. 神经系统功能评估

术前应充分评估患者的神经功能,并取得高质量的脑血流图像。若患者在术后出现神经系统并发症,术后与术前资料的对比为及时诊断及治疗提供了依据。

2. 导丝和导管的操作

为了使指引导管头端安全地到达颈总动脉远端,应采用 Roubin 交换技术。应将 Amplatz 导丝或类似的刚性导丝尽可能地放置在颈外动脉远端。在导管输送过程中,术者应固定交换导丝和注视其头端的位置,以防导丝操作不慎导致血管穿孔。

3. 闭塞和次全闭塞患者的操作

对于颈外动脉闭塞的患者,将指引导管头端定位于颈总动脉往往有一定难度。此时,有两种方法解决这一问题:①选用 0.035 in 预成形的"J"形刚性导丝,将其输送至颈总动脉远端,注意不要触及颈动脉球部及分叉部。"J"形结构可阻止导丝通过病变部位。另外,还可选用具有可塑性头端的刚性导丝。②选用直径渐变的导丝(如 TAD 导丝),头端直径为 0.018 in,直径渐增大,至近端直径为 0.035 in。将其越过颈内动脉病变处,可增加指引导管输送的支撑作用。相比较,后者支撑导丝两次通过病变部位,因此较前者所带来的风险大。

4. 导管的灌注冲洗

导管放置到位后,通过三通持续、缓慢地滴注肝素化生理盐水,以防导管血栓形成。

5. 导管和导丝位置的控制

在输送指引导管过程中,导管头端的遮光性较差,操作不慎可致不稳定斑块脱落,故术者应了解指引导管头端的长度。0.014 in 导丝头端易受损,故在通过血管鞘阀门时,需特别小心。另外,0.014 in 导丝或脑保护装置需要在路图的指引下通过病变部位。

6. 凝血功能检测和控制

在指引导丝和脑保护装置越过病变部位前,最好检测一次 ACT。使用远端阻塞球囊作为脑保护装置时,ACT 要求>300 秒;使用标准指引导丝或滤器装置时,ACT 要求>250 秒。

7. 血流动力学检测和控制

球囊扩张前可给予阿托品(静脉给予 0.5～1.0 mg)预防球囊在颈动脉窦处扩张时出现血管迷走反射。在球囊充盈过程中,监护护士应密切注意患者生命体征变化,此时有可能会出现严重的血流动力学不稳定现象(如心动过缓、低血压)。

8. 脑保护装置

如使用脑保护装置,应将其放置在颈内动脉颅外段远端($C_1$ 段的远端);使用远端阻塞球囊时,应确保阻塞部位无血流通过;使用滤器装置时,应确认滤网边缘与血管壁充分贴合。

### 9.球囊预扩

支架置入前采用小球囊进行预扩,可降低斑块脱落的风险。保存球囊扩张时的造影图片,以比较球囊与颈内动脉、颈总动脉直径的大小。

### 10.支架释放

确认支架到位后,释放支架。当镍钛合金支架释放过快时,支架会向远端"跳跃移位",导致无法完全覆盖病变部位。因此,可释放一部分支架后停留 5～7 秒,待支架远端完全扩张并与病变远端部位充分贴合后,再释放支架余下的部分。与前一部分释放速度相比,后一部分操作可快速完成。支架的尺寸应以最大血管直径为准,常以颈总动脉远端为参照直径。若支架与颈总动脉不能充分贴合,则会在不贴合处形成血栓。

### 11.球囊后扩张

必要时可用直径 5 mm 的球囊进行后扩,更大尺寸的球囊使用概率极小。因为 CAS 治疗的主要目的是为了避免斑块脱落造成梗死,不要一味地追求完美的影像结果,故 20% 左右的残余狭窄完全可以接受。在支架置入后应避免反复后扩,轻度的残余狭窄是可以接受的。此外,球囊后扩压力不可过大,以免造成颈动脉破裂。

### 12.完成造影

在导丝和脑保护装置撤出前,需行脑血管造影,了解颈动脉球部、颈动脉分叉部及 ICA 颅外段远端是否有夹层存在。当出现严重的血管痉挛,应耐心等待其自行缓解,必要时也可通过导管给予血管扩张剂(如 100 μg 硝酸甘油)。在排除动脉夹层的前提下撤出导丝,最后行颈部和颅内血管造影。

## 十、术前、术中及术后的药物治疗

### 1.术前药物治疗

术前应该避免深度镇静,故使用低剂量的苯二氮䓬类药物,如咪达唑仑 0.5～1 mg 静脉注射,在不干扰神经功能评估前提下,达到减轻焦虑情绪的作用。因术中可造成血管内膜损伤,从而诱发血栓形成,因此患者于术前充分给予抗血小板和术中充分给予抗凝治疗非常重要。至少于术前 3 d 给予双重抗血小板药物治疗,包括阿司匹林(100 mg/d)联用氯吡格雷(75 mg/d)或噻氯匹定(每次 250 mg,2 次/天)。对于已经服用阿司匹林的患者,可于术前加用氯吡格雷负荷量(400～600 mg)。此为至少连续服用双重抗血小板治疗 3 d 的替代疗法。另外,对于行急诊手术治疗的患者,则需一次性联合服用 300 mg 阿司匹林和 300 mg 氯吡格雷。

### 2.术中药物处理

当置鞘成功后,静脉推注肝素(50～60 U/kg),使活化凝血时间(ACT)在 250～300 秒。手术结束后,停止使用肝素。有些 CAS 试验使用比伐卢定抗栓,但还缺乏大样本数据。与普通肝素相比,比伐卢定具有出血风险性低、作用持续时间短、便于较早拔除血管鞘和不需要监测 ACT 等优点。

术中一些并发症的处理非常重要,尤其需要掌握相关的药物规范化使用。球囊扩张和支架置入引起血管迷走或血管减压反应较为常见。虽然大部分患者是暂时的,但低血压持续 12～48 h 并不少见。对于 CAS 术前静息心率小于 80 次/分的患者,可用阿托品 0.5～1.0 mg 静脉内注射。如果用阿托品和补液不能快速纠正低血压,应及时使用升压药物,如 5～15 μg/(kg·min)

多巴胺静脉注射。对于持续的心动过缓的患者,可采用心脏临时起搏器治疗。对于收缩压高于 180 mmHg 患者,应该给予降压治疗,以减少高灌注综合征和颅内出血的风险。

3. 术后药物处理

术后在监护病房内应常规评估穿刺部位和神经功能状态。术后 24 h 内推荐实施包括美国国立卫生研究院脑卒中量表评分(NIHSS)在内的神经功能评估,或者于神经系统症状出现后立即评估。根据处理方案的不同,可将患者分为三类:第一类患者占 90%,表现神经功能和血流动力学平稳,第 2 天通常可以出院。出院后在能耐受的情况下,阿司匹林终身服用,氯吡格雷最少服用 1 个月。第二类患者占 5%～10%,表现神经功能正常,但血流动力学波动,包括如低(高)血压和(或)心动过缓。此类患者需要住院进一步观察和治疗。通过输液、应用血管活性药物和早期下床活动可恢复正常血压。第三类患者所占比例不足 5%,表现新的神经功能缺损,需要在 ICU 病房观察,采用适当的影像学评估和治疗。

(杨旸)

# 第三节　脑保护装置

虽然随着 CAS 不断发展有逐渐替代 CEA 的趋势,但 CAS 致命的弱点在于术中病变远端的血管并发栓塞的危险仍未解决,尤其是不稳定的动脉粥样硬化性斑块,动脉粥样硬化斑块脱落的碎片并发的栓塞与血栓所致的栓塞不同,对动脉内接触溶栓等急救措施反应欠佳。因此,预防远端栓塞的发生非常重要。现有使用或未使用栓塞保护装置的 CAS 试验结果,表明脑保护装置在 CAS 中的重要性不容忽视。虽然脑保护装置的有效性还未经随机试验证实,但目前的观点认为脑保护装置可使 CAS 神经系统并发症显著降低。设计脑保护装置的目的是安全捕获和清除手术操作过程中可能的栓子,避免栓塞事件发生。目前有三类脑保护装置,包括远端闭球囊闭塞式装置、远端滤网式装置和近端球囊闭塞式装置。其作用机制不同,优缺点各异。

## 一、远端球囊闭塞式保护装置

自 1996 年 Theron 在 CAS 中首次成功实施了脑保护技术后,远端闭塞装置得到逐步发展。它通过球囊充盈后阻断颈内动脉远端的血流达到预防栓子进入脑内并发栓塞事件。在球囊泄气,通过导管回抽出栓子。球囊闭塞装置是最基本的脑保护装置。目前市场上远端闭塞式装置有 Medtronic 公司的 PercuSurge Guardwire;Kensy Nash 公司的 Tri-Activ;Rubicon-Abbott 公司的 Cuardian。

PercuSurge CJuardwire[(图 5-1(1)]由固定在 0.014 in 导丝上的有较好顺应性的球囊和微型封闭阀门组成。阀门可使球囊在充盈装置撤除后仍保持充盈状态,但病变的血管成功成形后,用抽吸导管吸出颈内动脉内静止的血液,以清除任何血栓碎片。PercuSurge 系统的球囊直径范围为 3～6 mm。PercuSurge 的优点是输送系统外径小(0.036 in),且与标准导丝的尺寸基本相当(0.035 in)。与其他的远端闭塞保护装置比较,PercuSurge 弱点在于需手动抽吸栓子。Tri-Activ 由带有球囊的导丝、4 F 冲洗导管和蠕动泵抽吸装置三部分组成。蠕动泵提供了持续的抽吸动力,可安全、持续地抽吸脱落的栓子碎片。

远端闭塞式保护装置的工作原理是通过充盈的球囊于病变血管的远端阻断颈内动脉的

血流,避免远端颈内动脉发生栓塞事件。但闭塞保护装置却完全阻断了脑的血流,势必给Willis环发育不全的患者脑组织供氧带来不利的影响。虽可通过间歇性球囊泄气恢复脑血流,但此法会降低脑保护的功效。另外,完全阻断颈内动脉导致不能术中造影观察血管成形效果。远端滤网式装置与之相比,远端闭塞式装置最大的优点在于输送外径小、顺应性好,故它的输送过程更为顺利。使用球囊闭塞保护装置需注意以下几点:

(1)术前行血管造影检查,以弥补术中球囊充盈完全阻断颈内动脉的前向血流的不足。若通过升高血压和充分肝素化抗凝,患者仍无法耐受球囊充盈后的脑缺血状态,则采用滤网式保护装置更为合理。

(2)患者应该接受阿司匹林、氯吡格雷和肝素的抗栓预处理,使活化凝血时间≥300秒。

(3)Guardwire越过目标病灶,放置在颈内动脉岩段的近端。在球囊扩张之前,将预扩球囊放置在颈总动脉远端。

(4)根据血管造影测量颈内动脉直径时,不可使球囊处于充盈状态。当球囊接近目标直径时,应造影观察颈内动脉血流情况,最佳的球囊扩张直径应是能恰好阻断颈内动脉血流的最小直径,过度充盈可能导致颈内动脉夹层。在极少的病例中,远端颈内动脉直径大于6 mm,球囊无法完全阻断颈内动脉血流。此时,应采用滤网式保护装置。对于一些患者仅由病变单侧血管供应大脑血流时,在球囊充盈60秒内即可出现神经系统症状,从而迫使球囊泄气。对于这样的病例有以下几种处理方法:在间歇性阻断血流的情况下完成手术;在无球囊阻断血流的情况下完成手术;或者采用滤网式保护装置完成手术。

(5)球囊阻断血流后,是在盲态下完成所有的操作,故操作者必须依靠支架释放后的透视显影来评价结果。

(6)血管成功重建后,回抽颈内动脉内静止的血液(3次,每次20 mL)。若颈外动脉并发栓塞,则需要更为有力的抽吸,并冲洗导管鞘来清除碎屑。然后将球囊放气恢复血流,再次造影复查,明确是否有医源性动脉夹层。

## 二、远端滤网式保护装置

远端过滤是更为直观的脑保护装置,栓子在通过放置在颈内动脉病灶远端的伞样滤网时被捕获。支架置入成功后,将回收装置输送到邻近滤网近端的位置,即可回收滤网。目前,滤网有两种不同的输送系统:一种是滤网直接附着在导丝上通过病灶(Angioguard保护系统);另一种是将无滤网的微导丝越过病灶部位,然后通过该微导丝将专门的滤网保护装置通过病变血管(Spider保护系统)。

这种装置一般是由0.014 in导丝系统控制其远端"滤网"的释放和回收,其优点在于可以保证CAS术中颈内动脉持续的血流。这些滤网可以阻止大于滤网网孔直径的栓子进入脑内。滤网在输送过程中处于闭合状态,当其通过病变部位后,在合适的位置后释放(颈内动脉$C_1$段远端)。滤网的释放方法有所不同,但是大多数是通过撤除包裹滤网的输送鞘。SAPPHIRE试验中应用的是Angioguard保护系统(Cordis公司),其网孔大小为100 $\mu$g,即可以允许≤100 $\mu$m的栓子通过网孔。目前认为,≤100 $\mu$m栓子不会引起临床症状。目前市场上远端过滤装置有Angioguard XP(Cordis公司)、FilterWire EX和FilterWire EZ(Boston Scientific公司)、RX AccuNet(Guidant公司)、Spider(EV3公司)、Interceptor(Medtnxiic公司)、Rubicon filter(Rubicon Medical公司)及Neuroshield(MedNova公司)等。

Angioguard XP 是由附着有聚氨酯滤网的防损伤软头导丝构成［图 5-1(2)］。滤网由 8 根镍钛合金支撑杆支撑呈伞状，且其中 4 根支撑杆带有不透射线的标记，其可视性极佳。滤网孔径为 100 $\mu m$，输送外径在 3.2 F 至 3.9 F 之间。Angioguard XP 根据滤网直径的不同有 5 种规格，分别为 4 mm、5 mm、6 mm、7 mm 和 8 mm。SAPPHIRE 试验对部分行 CEA 术存在高风险的患者采取 CAS 治疗，证实了使用 Angioguard XP 保护装置的应用价值。

FilterWire EX 由附着有聚氨酯滤网的 0.014 in 导丝组成，滤网近端有透视显影镍钛环。滤网孔径为 80 $\mu m$，输送系统外径为 3.9 F。近端镍钛环保证了滤网壁的适应性，使单个尺寸滤网可适用于直径在 3.5～5.5 mm 的所有动脉。FilterWire EX 是偏心设计，所以必须通过造影确定滤网的位置。若透视下镍钛环标记紧贴动脉壁，则说明滤网与动脉壁完全密闭。Bosiers 等对 100 例颈内动脉严重狭窄行 CAS 治疗患者进行分析发现，69％症状性患者30 d 内脑卒中和死亡发生率为 2.0％，且于 56.9％症状性患者的术中使用的 FilterWire EX 滤网里检测出栓子。

FilterWire EZ 是新一代 FilterWire EX 保护装置［图 5-1(3)］。FilterWire EZ 也是于近端附有透视显影的镍钛环的聚氨酯滤网，孔径为 110 $\mu m$，输送系统的外径被减小至 3.2 F。导丝被设计在滤网内腔更为中心的位置，这样可以保证镍钛环滤网在直径为 3.5～5.5 mm 动脉内较好地贴壁。另外，与 FilterWire EX 相比，FilterWire EZ 的可视性和顺应性得到进一步改善，使滤网更容易通过迂曲的动脉。

RX AccuNet［图 5-1(4)］有一个伞样的聚氨酯滤网，通过类似支架的镍钛合金结构使滤网固定在血管壁上，血液可以从其近端的大孔隙流过，而栓子被滤网薄膜捕获。其孔径统一为 125 $\mu m$。RX AccuNet 根据直径大小不同有 4 种规格，分别为 4.5 mm、5.05 mm、6.5 mm 和 7.5 mm。前两种和后两种分别匹配外径规格为 3.5 F 和 3.7 F 输送系统。

Spider 保护装置［图 5-1(5)］的滤网是由镍钛合金编织而成，其近端至远端网孔孔径是可变的，能捕获最小的栓子的直径为 50 $\mu m$。其近端的透视显影金环标记不断增加该装置的可视性，而且有助于滤网和血管壁的贴合。Spider 保护装置需要先用 0.014 in 导丝越过病变处，然后沿着导丝将外径为 2.9 F 的输送系统通过病灶部位，接着撤出导丝，推送头端连接滤网的微导丝将滤网输送到合适的位置。Spider 滤网直径有 5 种规格，分别为 3 mm、4 mm、5 mm、6 mm 和 7 mm，但其输送系统外径均为 2.9 F。

Interceptor［图 5-1(6)］借助镍钛合金网捕获栓子。其远端捕获栓子孔径为 100 $\mu m$，而血液从其近端四孔流过。Interceptor 有两种规格，分别为 5.5 mm 和 6.5 mm，它们的输送系统外径均为 2.9 F。另外，Rubicon filter 在所有远端保护装置中输送外径最小（＜2 F）。其滤网的孔径为 100 $\mu m$，直径有 4 mm、5 mm 和 6 mm 3 种规格。

Neuroshield 的滤孔直径为 140 $\mu m$。该输送系统先借助头端为 0.018 in 的 0.014 in 导丝通过病灶部位，然后将 3 F 输送鞘的滤网沿着导丝送入。Macdonald 等发现，在 CAS 术中使用 Neuroshield 保护装置的患者 30 d 围手术期的脑卒中和死亡率较未使用该保护装置的患者低（4.0％ vs 10.7％）。Rubicon filter（Rubicon Medical 公司）及 Eemboshield 保护装置分别见图 5-1(7)和图 5-1(8)。

远端滤网式保护装置优势不仅在于 CAS 术中可实施造影观察病变部位，更为重要的是，它在保护过程中不影响脑组织的血流。当在保护过程中出现栓子过多或有血栓形成时，滤网可被阻塞。此时可以通过输送鞘用 5 F 单弯导管从滤网中抽吸栓子。若栓子阻塞滤网引起血流阻断,应迅速撤除滤网,CAS术可在更换新的保护装置之后继续进行。若无法更换保护装置时,可以考虑在无保护装置下完成手术。操作开始即进行肝素化或选择孔径足够大的滤网可有效预防滤网血栓形成。$80\sim140~\mu m$孔径既可有效地防止滤网血栓形成,又可达到保护作用。多数远端过滤装置的输送系统外径大于远端球囊闭塞式装置,所以前者在通过严重僵硬或迂曲病变时更为困难。但随着技术进步,远端过滤装置的输送外径逐渐减少,且各组成部分顺应性得到改善,通过迂曲的血管能力得到提高。因为多数远端过滤装置有不同的规格,故在放置保护装置前需要精确测量血管直径,以指导选择合适的直径滤网实现最佳的血管适应性和充分的保护效果。与远端球囊闭塞式装置相比,过滤装置对动脉壁的压力较低,由此引起动脉痉挛或夹层的危险性较小。因为不同的滤过装置有着不同的特点,故在实际临床实践中需要根据患者的具体情况选取不同的滤过装置。远端滤网式装置应用时注意事项有以下几点:

(1)因为将过滤装置放置在颈内动脉迂曲部位会增加操作的困难,故通常情况下过滤装置应放置在颈内动脉颅外平直、形态正常的节段(如$C_1$段远端)。

(2)过滤装置在通过极度狭窄、迂曲或钙化的病变发生困难时,可采用双导丝技术提供额外的支撑力。

(3)通过不同角度造影检查,确保滤网边缘与颈内动脉紧密贴合,以实现充分的保护作用。

(4)术中应注意滤网的造影剂流量。如果发现造影剂通过减少,说明滤网内充满栓子,则必须将其吸出或暂时撤除。当撤除保护装置时,不要完全收紧滤网,否则可能挤出部分栓子导致远端栓塞。

### 三、近端球囊闭塞式保护装置

近端闭塞式装置一般有两个顺应性球囊,一个放置在颈总动脉,另一个放置在颈外动脉,这样就构成了血液逆流的保护装置。目前市场上近端闭塞装置有Parodi Anti-Emboli System(ArteriA公司)和Mo.Ma(Invatec公司)等。

Parodi系统是一种血液逆流保护装置,顶端带有低压球囊的双腔软导管(Parodi抗栓子导管,PAEC)和系于导丝的小球囊(Parodi外置球囊,PEB)。当10 F输送鞘插入动脉后,将PAEC放置在颈总动脉作为抽吸装置。然后充盈PAEC近端的球囊阻断血流,接着将PEB放置在颈外动脉充盈后阻断血流,这样真空腔形成可致血液逆流,实现栓塞保护作用。Whitlow等报道了75例使用Parodi Anti-Emboli System症状性患者,发现95%的患者可耐受,围手术期内无一例患者发生脑卒中或死亡。

Mo.Ma系统是一种无血流保护装置,它借助固定在5 F导引导管顶端的两个顺应性人造橡胶球囊预防脑栓塞。Mo.Ma系统需要11 F的输送鞘。术中充盈颈外动脉的远端球囊和颈总动脉的近端球囊,阻断颈动脉血流。血管重建后主动抽吸鞘中的血液以清除碎片,然后将球囊放气以恢复血流。

近端闭塞式装置最大优点在于不需越过病变部位即可实现脑保护。球囊闭塞状态一建立,操作者就可选择适合的导丝安全越过病变。与其他的保护装置相比也存在一些缺点:①近端闭塞式装置体积大、硬度高,进入颈动脉操作更为困难。②当患者侧支循环不充分时,颈总动脉和颈内动脉阻塞可能会导致脑血流急剧下降,患者无法耐受。③虽然术中间歇地放松球囊可间断恢复脑组织氧供,但无法实现全程脑保护。④有引起颈总动脉和颈外动脉夹层或痉挛的潜在危险。

总之,目前多数学者认为,脑保护装置的使用能给大多数颈内动脉狭窄患者行 CAS 治疗带来益处,且支持 CAS 术应常规采用脑保护装置。

(杨旸)

## 第四节　动脉粥样硬化性颈动脉狭窄的评估

### 一、症状和体征评估

短暂性脑缺血发作(TIA)和急性脑梗死都是临床急症。颈动脉系统 TIA 表现为视网膜或大脑半球神经功能缺失,症状在发病后 24 h 内消失。一项研究表明,有 11% 和 50% 脑梗死患者分别由 TIA 发作后 90 min 和 2 d 内进展所致。以双侧视网膜和双侧大脑半球神经功能缺失为临床表现,往往提示该患者颈动脉颅外段存在严重的病变。但这种情况并不多见,需要与椎-基底动脉病变引起血流动力学障碍相鉴别。对既存在椎-基底动脉病变又合并无症状性颈动脉狭窄病变的患者,鉴别其临床症状的责任血管尤为重要。TIA 和脑梗死发生后,快速准确地明确责任血管能为极早实现血管重建创造条件。颈动脉颅外段狭窄或闭塞相关的临床症状见表 5-5。

表 5-5　颈动脉颅外段狭窄闭塞性病变临床表现

视网膜症状
　短暂性缺血发作
　　一过性黑蒙或短暂性单眼失明
　　一过性黑蒙变异型
　视网膜梗死
　　视网膜中央动脉闭塞
　　视网膜动脉分支动脉闭塞
缺血性视神经病
半球症状
　TIA
　短暂性半球型 TIA(如言语功能、一侧肢体运动和感觉功能受损等)
　单侧肢体型 TIA(如一侧肢体运动和感觉功能受损)
单侧型脑梗死
　分水岭型脑梗死
　血栓栓塞型脑梗死
全脑性症状
　双侧或双侧交替型 TIA
　双侧同时发作型 TIA(需要与椎-基底动脉系统病变鉴别)
双侧型脑梗死

全面的神经系统体格检查,心脏和颈动脉杂音听诊,眼底镜视网膜血栓的检测均非常重要。NIHSS 用于测评神经系统功能缺失,根据分值判断脑卒中患者的预后,在临床实践中有很大的应用价值。患者的临床表现和阳性体征必须要与脑血管影像学资料联系在一起,以明确其产生的原因是否源于同侧病变的颈动脉,此为定义症状性颈动脉狭窄或闭塞的关键。

## 二、影像学评估

影像学评估包括占位、陈旧性和新鲜性梗死,出血和萎缩等脑组织改变和颈动脉解剖形态、狭窄程度、斑块特点及病变性质如夹层和炎症等形态学特点,为优化治疗提供了重要依据。目前,除冠状动脉手术搭桥治疗的患者建议行颈动脉狭窄筛查外,没有证据支持对无症状的患者常规实行颈动脉狭窄筛查。对于无症状但伴有颈动脉杂音的患者,颈动脉病变筛查仅限于较好的具备血管重建治疗指征的患者。颈动脉超声、磁共振血管造影(MRA)和计算机断层扫描血管成像(CTA)常常用于绝大部分颈动脉病变患者初级评估,包括病变性质和狭窄的程度。虽然北美症状性颈动脉内膜切除试验(North American Symptomatic Carotid Endarterectomy Trial,NASCET)、欧洲颈动脉外科手术试验(European Carotid Surgery Trial,ECST)和无症状动脉粥样硬化性颈动脉研究(symptomatic Carotid Atherosclerotic Study,ACAS)采用有创的血管造影检查评估颈动脉狭窄程度,但在通常情况下,血管超声和CTA等无创方法可替代血管造影(DSA)评估经动脉狭窄的严重性,并指导血管内重建手术的制订。这些无创方法评估血管狭窄程度与目前视为金标准的血管造影检查结果有很高的一致性。这些方法与DSA比较,在判断是否需血管重建的准确率的偏差小于20%。

1. 颈动脉超声

颈动脉超声是一项应用程度最广和费用最低的无创评估颈动脉狭窄的成像技术。采用灰阶成像技术直接评估横断面狭窄程度,提供能预测脑卒中风险的斑块形态学信息,包括不光滑斑块、溃疡斑块和低回声斑块。目前数据显示,超声检测到的颈动脉收缩期血流速度是唯一最为准确的衡量颈动脉狭窄程度的参数。与血管造影相比,颈动脉超声诊断颈动脉≥70%狭窄的敏感性为77%～98%,特异性为53%～82%。对一侧颈动脉存在严重狭窄或闭塞的患者而言,对侧颈动脉因发挥侧支代偿作用使血流加快。此时采用收缩期ICA近端与颈总动脉远端血流流速比更能准确地反映血管狭窄严重程度。采用静脉注射增强剂法可鉴别血管严重狭窄产生的极为细小血流和完全闭塞无血流时的两种状态。虽然,超声难以胜任用于伴发心律失常、颈动脉二分叉高位、动脉扭折和极度钙化和罹患一些不常见的疾病如肌纤维发育不良和动脉夹层患者的颈动脉狭窄的评估,且存在ICA颅内段的病变和主动脉弓不能成像的缺点,但高质量的颈动脉超声设备能获得与血管造影高度一致的评估效能。

2. MRA

MRA是神经系统应用程度最为广泛的技术,随着科技的突飞猛进,其获取的成像质量日益提高。与颈动脉超声相比,MRA能检测超声所不及的颅内动脉狭窄。与cTA相比,MRA的优势在于避免使用放射性碘剂作增强剂,不具有肾毒性。MRA的劣势包括面对安装了心脏起搏器和除颤器、罹患恐惧症和肥胖患者无法实施;因运动伪影可将狭窄程度扩大化,将动脉次全闭塞评估为完全性闭塞。但这些劣势通过磁共振快速增强序列和联合应用超声技术在很大程度上能得到弥补。

3. CTA

CTA可用于颈动脉和颅内动脉狭窄的评估。与颈动脉超声比较,存在自身的优势,包括能用于颈动脉超声成像模糊和诊断颈动脉狭窄程度不确定的患者。能检测主动脉弓和高位二分叉患者颈动脉形态学特点,能可靠地鉴别完全和次全闭塞病变,能评估动脉开口、串联病变和伴有心律失常、心脏瓣膜病变和心肌病患者颅内外血管形态学特点。另外，CTA通过增强剂成像，能提高评估扭曲动脉狭窄的精确度。CTA存在的劣势包括要求放射性碘剂作增强剂，且有肾毒性。另外，在甄别斑块的稳定性能力方面稍逊于颈动脉超声。CTA检测颈动脉≥70%狭窄的敏感性为85%～95%，特异性为93%～98%。

4. DSA

以导管为基础的主动脉弓和脑血管DSA是评估颈动脉病变的金标准。通过其可明确主动脉弓的类型、弓上大血管形态学特点和颅内侧支循环模式。目前，根据正常参照动脉的不同，有三种方法评估颈动脉狭窄严重程度。NASCET法是以颈动脉窦以上颈内动脉近端的正常血管直径为参照；ECST法是以颈动脉窦部最大直径为正常参考血管；第三种方法是以颈总动脉为正常参考动脉。脑血管造影检查的优势在于对血管狭窄严重程度和血管钙化程度的评估更为准确。正如一项研究结果表明，血管造影对溃疡斑块诊断的敏感性和特异性分别仅为46%和74%。作为有创的检查方法，DAS在操作的过程会出现相应的并发症，包括穿刺点的损伤、造影剂脑病、过敏反应和动脉性栓塞等。症状性脑动脉粥样硬化患者在行DSA过程中发生脑卒中和TIA概率分别为0.5%～5.7%和0.6%～6.8%。但是研究表明，随着使用器材的先进、技术和操作熟练程度的提高神经系统并发症发生率低于1%。

（杨旸）

# 第五节　动脉粥样硬化性颈动脉狭窄病变的内科治疗

## 一、危险因素的干预

明确脑卒中的危险因素对脑卒中的预防非常关键，这些危险因素可分为不可干预性和可干预性两种。前者包括种族、年龄和家族史等，后者包括高血压、吸烟、高脂血症和糖尿病等。对颈动脉狭窄患者无论是否采取血管重建治疗，进行脑卒中危险因素控制和药物干预以延缓动脉粥样硬化的进展和临床脑缺血事件的发生也很重要。相关的危险因素治疗达标值见表5-6。

表5-6　危险因素干预目标值

| 危险因素 | 目标值 | 干预方法 |
| --- | --- | --- |
| 血压 | BP<149/90 mmHg<br>BP<130/80 mmHg（慢性肾衰竭或糖尿病患者） | 控制体重，增加体力活动，减少酒精和盐分摄入及药物控制 |
| 吸烟 | 戒烟<br>避开被动吸烟的环境 | 采取戒烟计划、尼古丁替代疗法及安非他酮和瓦伦尼克林药物戒烟 |
| 血脂 | LDL-C<100 mg/dL（冠心病患者理想达标值为70 mg/dL） | 控制体重和增加体力活动，低饱和脂肪酸饮食及他汀类、烟酸和贝特药物治疗 |
| 糖尿病 | HbA1c<7% | 控制饮食和体重，口服降糖药和胰岛素治疗 |
| 缺乏体力活动 | 每天坚持30 min体力锻炼（每周最少保证5 d） | 步行，骑自行车，游泳和从事家务劳动等 |
| 肥胖 | 体重指数（BMI）控制在18.5～24.9范围内；<br>男性腰围控制不超过40英寸（101.6 cm）；<br>女性腰围控制不超过35英寸（88.9 cm） | 增加体力活动和利莫那班药物减肥等 |

对于其他的危险因素,如高纤维蛋白原和 C 反应蛋白等,虽然是心脑血管事件独立的危险因素,但通过饮食补给 B 族维生素和叶酸治疗并非能改变它们对脑卒中发生的影响。另外,对于吸烟和年龄超过 35 岁的服用避孕药的女性,发生脑卒中的风险较 35 岁以下且缺乏其他脑卒中风险因素女性要高。

## 二、抗栓治疗

所有颈动脉狭窄和闭塞的患者均需给予药物治疗,包括抗血小板聚集和致动脉粥样化的危险因素治疗。伴有一个或多个动脉粥样硬化危险因素的无症状患者需行抗血小板药物治疗,以预防心脑血管事件发生。基于众多的脑卒中预防研究表明,近期伴发 TIA 或小卒中的患者,依照不同的脑卒中病因,也推荐使用抗血小板药物治疗。

1. 抗血小板聚集

阿司匹林用于 TIA 和脑卒中患者再发脑卒中二级预防能使致死性和非致死性脑卒中相对风险分别下降 16% 和 28%。随机研究表明,对于颈动脉狭窄 <50% 的症状性和 <60% 无症状性患者,阿司匹林的脑卒中预防效果优于 CEA。行 CEA 治疗的患者,在术后 1~3 个月服用低剂量的阿司匹林(81 mg/d 或 325 mg/d)获益程度较高剂量(650 mg/d 或 1 300 mg/d)的要大。即使是那些正服用低剂量阿司匹林遭受 TIA 频繁发作的患者,目前仍无证据支持阿司匹林服用量应超过 325 mg/d。

双嘧达莫虽不用于心脑血管事件的一级预防,但两个试验证实可用于脑卒中的二级预防。欧洲脑卒中预防研究-Ⅱ(European Stroke Prevention Study,ESP Ⅱ)表明,双嘧达莫缓释剂单用及其与阿司匹林联用的功效均优于安慰剂,但两者的单用功效无统计学差异。欧洲/澳大利亚逆转脑卒中预防试验(European/Australian Stroke Prevention in Reversible Ischemia Trial,ESPRIT)提示,双嘧达莫缓释剂和阿司匹林联合用于心肌梗死和脑卒中的二级预防优于单用阿司匹林。另外,双嘧达莫缓释剂和阿司匹林联用干预脑卒中二级预防的功效与氯吡格雷相比无明显差异。

加拿大-美国噻氯匹定脑卒中二级预防研究(Canadian-American Ticlopidine Study,CATS)结果表明,与安慰剂相比,噻氯匹定能减少 23% 心脑血管事件。另外,噻氯匹定和阿司匹林脑卒中研究(Ticlopidine Aspirin Stroke Study,TASS)纳入对象为已遭受 TIA 或大卒中的患者,结果表明,噻氯匹定减少脑卒中事件发生的效果明显,且有较少的出血并发症。但嗜中性白细胞减少症发生率达 0.9%。

氯吡格雷因安全谱广和每日一次给药便捷的特点,目前已很大程度上替代了噻氯匹定的使用。氯吡格雷与阿司匹林脑卒中的二级预防比较试验(Clopidogrel Versus Aspirin in Patientsat Risk of Ischemic Events,CAPRIE)结果提示,氯吡格雷和阿司匹林作用相当。在氯吡格雷治疗存在动脉粥样硬化血栓形成高风险、脑卒中稳定、处理和预防研究试验(Clopidogrel for High Atherothrombotic Risk and Ischemic Stabilization,Management,and Avoidance,CHARISMA)中,氯吡格雷联用阿司匹林与阿司匹林单用在治疗效果上无统计学差异。另外,MATCH 试验是以动脉粥样硬化血栓形成为基础的近期存在 TIA 或脑卒中高风险的患者为对象的研究,其结果表明,两者联用不但增加了全身系统性出血和脑出血风险,而且与单用氯吡格雷相比,并未减少脑卒中发生的风险。总之,在脑卒中二级预防中,阿司匹林与氯吡格雷相比不存在优劣之分,两者联用会增加严重出血的风险。

另外,对已使用单一抗血小板聚集药物治疗仍频发缺血事件的患者,可考虑药物联用:第一种方法是加用华法林;第二种方法是联用氯吡格雷;第三种方法是采用三种药物联用,即在阿司匹林联用氯吡格雷的基础上,加用双嘧达莫、西洛他唑和华法林三者中的一种。值得注意的是,这些药物的联用缺乏临床试验证据支持,且存在增加出血的风险。

2.抗凝治疗

除非有药物使用禁忌证,房颤患者的脑卒中的二级预防首选华法林抗凝治疗。在华法林和阿司匹林复发脑卒中预防比较研究(Warfarin Aspirin Recurrent Stroke Study,WARSS)中,脑卒中、死亡和大出血并发症的发生率均无统计学差异。另外,在华法林和阿司匹林治疗症状性颅内动脉狭窄比较研究(Warfarin Aspirin Symptomatic Intracranial Disease,WASID)中,结果表明华法林不优于阿司匹林。因此,基于这些试验研究结果,阿司匹林在治疗非心源性颈动脉狭窄脑卒中患者时,疗效优于华法林。

### 三、调脂和抗动脉粥样硬化治疗

普伐他汀、辛伐他汀和阿托伐他汀已被美国食品药物监督局批准用于冠心病患者并发心肌梗死的预防性治疗。他汀类药物可用于 CEA 后预防再发脑卒中的治疗。在采用 80 mg 阿托伐他汀积极降低血脂脑卒中二级预防研究(Stroke Prevention with Aggressive Reduction of Cholesterol Levels,SPARCL)中,阿托伐他汀使无冠心病病史的患者再发脑卒中的风险降低 16%。美国国立血脂教育计划指南推荐,他汀类药物可用于已遭受 TIA、脑卒中或颈动脉狭窄>50%的患者。另外,2006 年 ASA、2008 年 ESO 及 2008 年 NICETIA 和脑卒中的二级预防治疗指南均推荐使用他汀类药。

### 四、血管紧张素转换酶抑制剂和血管紧张素受体抑制剂

目前,相关的研究暗示血管紧张素转换酶抑制剂(ACEI)和血管紧张素受体抑制剂(ARB)用于脑卒中预防获益程度超过因它们降低血压所获取者。一项关于雷米普利用于存在心血管事件高危患者的脑卒中预防研究表明,在 5 年内雷米普利使脑卒中的风险下降 32%。虽然雷米普利能使收缩和舒张期血压下降 2~3 mmHg 及血管内-中膜厚度减小,但这些作用本身并不能充分解释如此之大的获益。ACEIs 和 ARBs 除通过降低血压来减少脑卒中发生外,也能通过抑制血管紧张素Ⅱ生理作用,使血管舒张、抑制血管平滑肌增生、改善内皮细胞功能和提高内源性纤维蛋白溶解功能来增进脑卒中的预防作用。

(杨旸)

# 第六节　颈动脉成形和支架置入术的并发症分类及处理

CAS 成为治疗颈动脉疾病的重要方法。尽管治疗器械和技术有了空前的发展,但在 CAS 术中和术后依然有各种各样的并发症发生。最新不同的荟萃分析和随机试验结果表明,在 CAS 整个操作中发生各种不良事件的百分率为 6.8%~9.6%。虽然目前文献对这些并发症已有全面的报道,但重点不突出。快速识别、迅速评估 CAS 一些重要并发症是改善患者预后的重要前提。本节结合目前最新文献,仅对 CAS 关键部位并发症予以分类。同时,重点介绍能够及时发现和正确评估这些并发症的方法,为最大限度地实施有效治疗提供帮助。

## 一、颈动脉颅外段并发症分类及处理

本节根据并发症发生所处的解剖部位分类,其优势是在术中简单易行且实用。此外还为不同的研究中心并发症的分析研究提供了可比性。

颈动脉颅外段并发症是指位于颈总动脉或颈内动脉岩骨颈动脉孔以下的并发症,将其分为三类:支架段并发症,支架近端并发症,支架远端并发症。

### (一)支架段并发症及其处理

发生在支架段的并发症可细分为 4 个亚类,包括急性支架内血栓形成、斑块脱垂、残余狭窄和支架定位不当。

#### 1.急性支架内血栓形成

急性支架内血栓形成与斑块脱垂在造影成像上有着相同的特征,均表现支架内造影剂充盈缺损,特别需要鉴别。急性支架内血栓形成发生率虽然相对较低($0.04\%\sim2.0\%$),但给患者带来了致命后果。根据目前的文献报道,诱发急性支架内血栓形成的常见原因有:①术前抗血小板聚集治疗或术中肝素化不充分。②存在抗血小板药物抵抗。③支架置入错位。④支架置入后残余狭窄明显。其中以抗血小板聚集治疗不充分为最常见的原因。基于这一原因,故患者术前必须给予充分抗血小板聚集治疗。具体方法为至少于术前 3 d 给予阿司匹林($100 \text{ mg/d}$)和氯吡格雷($75 \text{ mg/d}$)双重抗血小板治疗。对于已经服用阿司匹林的患者,可于术前 24 h 或术前加用氯吡格雷负荷量($400\sim600 \text{ mg}$)。另外,对于行急诊手术治疗的患者,则需一次性联合服用 300 mg 阿司匹林和 300 mg 氯吡格雷。对于已充分给予抗血小板聚集治疗但在术后发生支架内血栓形成的患者,需考虑患者是否存在抗血小板药物抵抗。

急性支架内血栓形成的处理目前仍然缺乏统一的标准。下列几种方法可供选择:①动脉内溶栓,为提高血管再通的概率,也可将半剂量 rt-PA 与阿昔单抗联合使用。②动脉或静脉使用阿昔单抗。③条件允许可采用机械碎栓或血栓切除术,也可与阿昔单抗联合治疗。④采取急诊手术取出带血栓的支架或可视状态下切除支架内血栓。总之,并发症一旦发生联合多学科合作是非常必要的,包括神经科、血管外科和神经影像科等。

#### 2.斑块脱垂

2004 年 Clark 等运用血管内超声技术定义病变处斑块突入支架内腔$>0.5 \text{ mm}$时称为斑块脱垂。到目前为止,斑块脱垂在大样本随机的 CAS 试验中并未给予其他的定义,并且它的发生率从未公开报道。但根据未发表的数据,斑块脱垂发生率为 $0.2\%\sim4\%$。目前,虽然尚缺乏通过血管造影定义斑块脱垂,但凭借血管造影能在可视的状态下发现支架内腔造影造影剂充盈缺损,从而明确斑块脱垂诊断。造成斑块脱垂的常见因素有软斑块、大斑块及在术中使用的支架类型为开环式支架。斑块脱垂可分为小脱垂和大脱垂两类。小脱垂是指脱垂的斑块并未明显侵入血管内腔;大脱垂是指脱垂的斑块明显侵入血管内腔,且形成内腔明显狭窄。斑块脱垂可导致神经系统不良事件发生。斑块脱垂处不但易诱发支架内血栓形成,而且可通过血栓形成物或斑块突出的成分促发早期或晚期栓塞事件发生。

血管内超声技术在筛查斑块脱垂方面有着重要的诊断价值。但它的使用不但增加了手术时间,而且增加了术中血栓栓塞事件发生的风险。基于这些原因,限制了它在临床上常规应用。不过常用的二维超声技术也能提供脱垂的斑块大小和部位等相关信息,可作为血管内超声技术的替代工具。

斑块脱垂应根据血管腔受累程度的不同采取个体化的处理。小脱垂需严格采用超声随访,同时强制性给予阿司匹林和氯吡格雷双重抗血小板聚集治疗。另外,在术后的两周内也可采用低分子肝素抗凝治疗。大脱垂可采取支架内重复球囊后扩。对于脱垂持续存在的患者,可借助双支架套叠治疗。

3. 残余狭窄

支架释放及后扩后其内腔局部仍存在部分的造影剂充盈缺损,即为支架术后残余狭窄。目前认为,术后残余狭窄率若>30%则称为 CAS 技术失败。采取多次后扩,则会增加颈动脉窦部牵张反射发生,诱发血压下降和心率减慢。另外,多次后扩也会增加斑块物质脱落和血管发生破裂的风险。病变处严重钙化和斑块的体积较大是形成残余狭窄的最常见原因。此外,术中定位不当和支架在释放的过程中发生移位也可促发残余狭窄的发生。为避免或减少残余狭窄的发生率,术前需认真评估狭窄病变的性质和程度。针对严重钙化和斑块体积较大的病变,可选用纵向支撑力大的支架。因支架定位不当或在释放的过程中发生移位形成的残余狭窄,可置入另一枚支架使整个病变的血管得以覆盖。

4. 支架定位不当

由于各种原因可导致支架定位不当,支架最终的定位点与最初计划的定位点偏移 10 mm 以内时,则称为"小幅定位偏移"。此类发生率并不少见,但不会因此而明显增加患者术后不良事件的发生。但对于本身存在栓子脱落潜在风险的患者,支架定位不当可能会增加 CAS 术后早期或晚期神经系统并发症。定位不当也可并发残余狭窄。基于这些原因,采用第二枚支架封堵未覆盖的病变是非常必要的。

另外,支架释放在极少数情况下会发生移位,即支架最终的定位点与最初计划的定位点偏移大于 10 mm,也称为"大幅定位不当"。支架向目标定位点远端移位比较常见,若远端血管直径较大未影响到血流供应,则无需处理;若远端血管直径较小影响到血流供应,则需要外科手术取出移位的支架。支架的近端移位少见,一般不会引起不良事件。采取超声随访和双重抗血小板聚集治疗即可。

(二)支架近端并发症及其处理

颈总动脉夹层是支架近端血管最为常见的并发症。目前有关颈动脉夹层的发生率仍不清楚。血管扭曲和反复操作是导致夹层发生的主要原因。此外,诸如"牛角弓"、Ⅰ型弓或Ⅱ型弓这些血管学解剖特点是造成夹层又一重要原因。动脉夹层根据造影结果分为血流限制性夹层和血流非限制性夹层。无论是何种颈动脉夹层,均有可能引起夹层血管闭塞性或栓子脱落栓塞性脑血管事件的发生。

血流非限制性夹层通常采取保守治疗,包括强化华法林或肝素抗凝,或阿司匹林抗血小板聚集治疗,以预防血管血栓形成和栓塞事件发生。抗凝和抗血小板聚集治疗也能促进夹层处血管的修复,治疗的标准疗程为 14 d。另外,也可选择采用长球囊使血管内膜贴壁联合上述的药物治疗。血流限制性夹层应采用支架置入术干预。其支架类型选择上遵循颈总动脉开口处病变选用球扩式支架,非开口处病变选用自膨胀式支架。在严重症状性夹层无法采用血管内治疗时,可采取外科治疗。

（三）支架远端并发症及其处理

远端并发症的产生与远端保护装置的使用息息相关。虽然脑保护装置能减少患者CAS术中脑血管事件的发生，但它的使用也能诱导各种不良事件。文献报道，直接因脑保护装置使用导致的并发症发生率较低（1%～5%）。大部分并发症与滤器型保护装置相关，但多数并发症是无症状的。支架远端并发症可为5类：①滤器闭塞。②颈内动脉夹层。③保护伞回收困难。④血管痉挛。⑤血管扭折。

1. 动脉夹层形成

夹层的发生与保护装置的使用或球囊扩张相关。脑保护装置通过颈动脉扭曲段可诱发夹层产生。直径较大、材料相对较硬的脑保护装置也可导致夹层形成，即使是在脑保护装置到位展开的情况下。与支架近端夹层一样，其远端夹层也可分为血流限制性夹层和非限制性夹层两类。血流非限制性夹层可用质地柔软、尺寸较长的球囊将血管内膜贴壁。血流限制性夹层采用支架辅助治疗。

2. 滤器内血管闭塞

CAS术发生滤器闭塞较为常见，与斑块脱落较大的碎片和血栓物质堵住滤器孔有关。在完成滤器型脑保护装置回收前阶段，若出现滤器放置处发生闭塞或狭窄，血管造影则表现为血流速度缓慢或滤器造影剂充盈缺损。当放置滤器处完全被碎片物质阻塞，造影时可出现近端血管被流速缓慢的造影剂充盈和滤器装置的残端。在诊断滤器或滤器放置处血管闭塞前，必须与颈总动脉夹层和颅内"微栓子雨"相鉴别。若大碎片引起滤器闭塞，可采用特殊导管在滤器未回收之前将其抽吸回收，以最大限度地减少滤器中体积过大的碎片。通过此法可避免或减少在回收滤器型保护伞时发生碎片移位、脱落的可能性。在此情形之下必须牢记，不必将已捕获碎片的滤器完全回撤到回收鞘中，以免因为挤压导致碎片脱落发生血管栓塞事件。通常情况下，当滤器型保护伞回收后血流会即刻恢复，故不会影响患者的预后。

3. 保护伞回收困难

通过正常的回收鞘，不能顺利地将保护伞回收或回收时间延长的现象称为保护伞回收困难。回收困难最为常见的背景是扭曲的血管内置入开环式支架，支架的龙骨碰及了血管内壁。保护伞回收困难的原因多见于颈动脉扭曲或成角。另外，技术熟练程度缺乏的术者也会增加滤器网孔套陷于支架龙骨的概率，导致保护伞回收困难。

处理保护伞回收困难的方法有下列几种：①让患者深吸气或将头部转向对侧，减轻血管扭曲度，有利于回收鞘的通过。②将指引导管小心地进入支架的腔内，使保护伞输送导丝与支架壁分离，从而允许回收鞘通过。③实施体表压迫支架，也能使输送导丝与支架龙骨分离。④采用直径较大的球囊扩张，便于回收鞘通过。⑤将硬导丝放置颈外动脉或颈动脉，以改变扭曲血管，方便回收鞘通过。⑥若滤器网孔套陷于支架龙骨，可采取推送保护伞输送导丝，使滤器重新与支架分离。⑦可借助长4F或5F单弯导管回收保护伞。⑧当上述方法失败后，需要求助血管外科行手术治疗。

4. 血管痉挛

保护伞放置处血管痉挛是CAS术最为常见的并发症。目前文献报道，滤器式保护伞和球囊式保护伞引起血管痉挛的发生率为7.9%，单使用滤器式保护伞引起血管痉挛的发生率为 3.6%。有时因支架直径过大在支架远端也会出现血管痉挛。但这两处的血管痉挛通常不会造成不良后果。在处理血管痉挛策略上，可借鉴以下方法：①"等等和看看"：一些患者出现血管痉挛后，在不做任何处理的情况下，等几分钟后血管痉挛可自发解除。②如血管痉挛引起明显的血流动力学紊乱，可于动脉内给予硝酸甘油（150～200 $\mu$g）消除血管痉挛。

5. 血管扭折

若在支架置入前，目标支架释放部位的血管已存在血管扭曲的现象，则于支架置入后于支架远端的血管可发生扭折。与开环式支架相比，质地坚硬的闭环式支架更加容易将狭窄处的扭折推向远端。另外，直径过大的支架诱发支架末端血管扭折的概率也越大。轻度血管扭折一般不会引起严重后果。但扭折的血管明显成角，可诱发血流紊乱，从而诱发支架内急性血栓形成和再狭窄。处理上除双重抗血小板聚集治疗外，必要时可采用质地柔软的支架放置入扭折处以减少成角、恢复血流。

## 二、颅内段并发症及其处理

颅内段并发症是指位于岩骨颈动脉孔以上的并发症。根据病变的性质将其分三类：脑栓塞，高灌注综合征，造影剂脑病。

（一）脑栓塞及其处理

脑栓塞是 CAS 术严重的并发症，从理论上讲可发生在 CAS 术任何阶段。但发生脑栓塞可能性较大的阶段包括：指引导管到位阶段、球囊前扩便于保护伞通过狭窄病变阶段、支架置入阶段和球囊后扩阶段。

颈动脉狭窄所致的脑卒中主要归因于血栓栓塞，减少血栓脱落的风险比完全消除狭窄更重要。但 CAS 术本身也可产生血栓事件，即使是使用了脑保护装置。必须牢记，于主动脉弓过度操作不但会引起病变血管同侧发生脑栓塞，而且对侧也可发生。经验丰富的术者不仅能恰当地选取患者，而且熟悉不同血管内治疗器材的性能。这些素质是最大限度地减少栓塞事件发生的首要因素。

不同大小栓子颗粒脱落后栓塞不同直径的脑血管，引起不同临床表现的血管事件。通常情况下按栓子直径的大小将其分为三类：①直径<20 $\mu$m：可以通过脑微循环。②直径为20～80 $\mu$m：不能通过脑微循环，但神经系统无症状。③直径>100 $\mu$m：虽具备了阻塞血管的能力，但仅部分患者表现有神经系统体征或症状。根据不同栓子栓塞血管后引起患者临床预后的不同，将栓塞并发症分为三类：①大栓子。②微栓子"栓子雨"。③无症状栓子。

1. 大栓子

大栓子所致的栓塞事件能导致破坏性的临床后果。在 CAS 术中若发现新的大血管闭塞，此时，术者在决定是否采取血管内再通术及采用何种技术实施再通时必须牢记三点：①闭塞的血管是否引起神经系统定位体征。②导管器材能否顺利达到闭塞血管的近端。③是否存在溶栓禁忌证。

大栓子并发症的处理需要结合具体情况，采用个体化治疗。正确判断血管堵塞物的成分能为选取合适的机械材料实现血管再通提供重要的依据，具体策略如下：①若堵塞物是固有斑块脱落的碎片或结构紧密的血栓时，处理方法如下：如果闭塞血管导致明显的神经系统定位体征,且导管器材能顺利达到闭塞的近端,此时,首选机械的方法(取栓装置)实现血流的再灌注;如果取栓失败,可考虑采取包括导丝和球囊辅助的机械碎栓治疗。②若堵塞物是临时形成且组织结构紧密性较差的血栓时,首选药物溶栓治疗,选用的药物有 rt-PA、血小板膜糖蛋白 II b/III a 受体抑制剂等,且包括这些药物联合使用。这些药物给予的方式有经动脉途径和经静脉途径,但据目前的循证医学证据,动脉内溶栓血管再通的概率要比静脉途径的高。但值得注意的是这些药物的使用剂量和给药途径均基于急性缺血性脑卒中临床试验,故直接将其应用于 CAS 术中脑栓塞事件处理的科学性可能有一定探讨的空间。如由 CAS 术所带来的一些超出急性脑梗死溶栓适应证(如穿刺部位血肿及已全身肝素化)的特定背景需要在溶栓治疗前作详尽评估。另外,血管能否再通与闭塞血管的部位、栓子的成分及侧支循环是否建立等因素密切相关,故在决定溶栓前需要评估这些重要因素。

2. 微栓子"栓子雨"

"栓子雨"可致与病变血管同侧的脑功能区域短暂的缺血,表现相关的神经功能缺损。但更多的情况是患者不表现有明确的神经系统定位体征,仅表现认知或精神功能障碍(如意识模糊等)。发生微栓子"栓子雨"有时虽然通过造影发现颅内血流流速减慢、动脉期和静脉期显影时间均延长,但并没有发现闭塞的血管。行头颅 CT 检查能发现,术侧前循环脑组织存在明显的广泛性水肿。"栓子雨"需要与造影剂脑部和高灌注综合征相鉴别。另外颈动脉窦部受刺激后,血管迷走反射导致系统性低灌注也可表现精神状态紊乱和意识模糊,故也在鉴别之列。诊断"栓子雨"的前提是排除一切能引起精神状态紊乱和意识模糊的相关并发症。

关于"栓子雨"的治疗目前暂无循证医学证据。鉴于意识模糊和精神异常一般在术后 24~48 h 内完全恢复,故采取"等等和看看"的方法可能是最好的选择。但值得注意的是"栓子雨"能促发血小板活性导致原位终末血管闭塞。另外,微循环的局部炎症反应引起局部血管痉挛加剧了微血管闭塞的发生。针对这些病理生理机制,可采取抗血小板聚集、解除血管痉挛及激素等相关的药物治疗以减少微血管原位血栓形成。

3. 无症状栓子

血管造影和随后的 CAS 术中操作均能导致无症状的栓塞事件发生。通过经颅多普勒和弥散磁共振加权成像证实,这些无症状性脑栓塞的形成与气体栓子和微小的血栓相关。双侧大脑半球均可出现无症状性梗死灶,但非术侧半球的梗死灶多发生于诊断性脑血管造影阶段,术侧半球的病灶多与 CAS 术操作相关。于弓上血管进行不规范的操作是产生这些无症状性脑梗死灶的重要原因。对每一个 CAS 术后的患者需仔细地体格检查以发现其中可能的无症状性脑梗死患者,最后通过磁共振明确诊断非常重要。

无症状性脑梗死在治疗上目前仍缺乏循证医学证据,也缺乏大样本长期预后的随访研究。现有的文献报道,有极少部分无症状性脑梗死患者进展至神经系统轻微的功能缺损,且多表现为短暂性脑缺血发作和长期的认知功能下降。总之,对于 CAS 术后无症状性脑梗死患者无需特殊处理,但仍需长期随访以了解长期预后。

(二)高灌注综合征及其处理

颈动脉狭窄血管重建所致的高灌注综合征虽然发生率低,但是一种致死性并发症。目前,关于高灌注综合征的定义已达成共识,定义为术侧半球出现神经系统功能缺损(如癫痫发作等),但这些缺损的神经功能与脑栓塞无关。颈动脉狭窄的患者因脑组织长期缺血缺氧,使极度扩张的脑血管失去了自身调节功能,血管反应性下降是形成高灌注综合征的基础。而CAS术后脑血流量(CBF)过度增加超过脑组织代谢的需要是促发高灌注综合征产生的动力。CAS术者必须牢记下列易诱发高灌注综合征发生的因素,包括严重单侧或双侧颈动脉狭窄、对侧血管闭塞、侧支循环差、术前已存在脑梗死、围手术期高血压及老年患者等。

极早的识别高灌注综合征的发生极为重要。高灌注综合征的临床表现缺乏特异性,可表现精神错乱、非典型头痛、癫痫和脑卒中样发作等。其发生的时机存在双峰现象,第一峰出现在血管重建后的 30 min 内(早期发作),第二峰出现在术后的第 2 周(晚期发作)。在早期,脑卒中样发作多与弥漫性脑水肿相关。造影剂脑病和"栓子雨"也可出现类似的临床表现,必须加以甄别。发生高灌注综合征患者颈动脉血流速度增快,通过彩色多普勒超声可有助于诊断。

对于伴有上述高灌注综合征诱发因素的 CAS 围手术期患者应严密监护。具体方法如下:①血压较高的患者需予以严密的监测和控制,但应避免使用血管扩张药物降压,多主张采取静脉给予 β 受体阻滞药。②对于因高灌注并发脑出血患者,需立即静脉给予鱼精蛋白中和肝素以限制颅内血肿进一步扩大。③对于并发脑水肿患者,可给予激素和甘露醇脱水以降低颅内压。④如果患者表现癫痫发作,可予抗癫痫药物控制。

(三)造影剂脑病及其处理

造影剂脑病发生率较低,与术中使用造影剂过量有关,尤其是渗透性较高的造影剂。造影剂脑病临床预后较好,典型的临床表现包括视觉障碍、一过性皮质盲和短暂的偏瘫等类脑卒中样发作。造影剂脑病发生的病理生理机制与造影剂神经毒性造成血脑屏障破坏密切相关。通过脑 CT 或 MRI 检查发生脑皮质和基底节区存在异染病灶。另外,急性血脑屏障破坏可导致脑脊液外渗形成脑水肿。通常情况下,神经系统症状和影像学异常表现在症状出现后的 24～48 h 完全消失。

造影剂脑病需与高灌注综合征鉴别。前者临床预后好、恢复快,后者则相反。另外,两者累及脑解剖部位也存在差异。前者前后循环均可累及,而后者仅累及前循环。造影剂脑病重在预防,无特殊治疗。

(杨旸)

# 第七节　动脉粥样硬化性颈动脉狭窄的临床实践

## 一、药物治疗与血管重建的选择

颈动脉狭窄处理目的是减少脑卒中或死亡的风险。在充分评估将来可能发生的脑卒中风险和因血管重建本身带来的风险大小后,决定是选择药物治疗还是选择血管重建治疗。药物治疗发生脑卒中的风险与患者的临床表现和狭窄的严重程度有关。而血管重建术的风险,包括心肌梗死、脑卒中或死亡,则与一些高危因素密切相关。无论是否行血管重建术处理,应该为所有的患者提供最为优化的药物治疗,包括干预动脉粥样硬化危险因素和抗血小板治疗。单用药物治疗适用于那些行血管重建术风险大于获益的患者,这些患者包括症状性颈动脉狭窄程度<50%、无症状性狭窄<60%的患者和存在手术相关的脑卒中或死亡高风险因素的患者。2006 年 AHA/ASA 颈动脉狭窄治疗指南推荐:对于无症状性颈动脉狭窄>60%或症状性颈动脉狭窄>50%患者,若采用血管重建治疗脑卒中或死亡并发症分别不超过 3%和6%时,则是可以接受的。

### 二、无症状性低危患者的血管重建

症状性颈动脉狭窄患者血管重建可依据 2010 年 AHA/ASA 指南。无症状性颈动脉狭窄患者的治疗目前仍存在两个重要问题,血管重建术可行性证据综合可信度;行血管重建术治疗血管狭窄程度的标准(图 5-3)。支持血管重建者认为,第一个问题通过 ACAS 和 ACST试验已取得了证据,即外科处理发生并发症风险较低的患者行 CEA 联合阿司匹林的疗效优于单用阿司匹林。相反,保守疗法支持者认为 ACAS 试验已经过时,因为目前采用的积极干预颈动脉粥样硬化危险因素和"最优化的药物治疗"方案在 ACAS 试验尚未得到实施。虽然在 ACST 研究中的药物治疗方案得到很大的完善,但在 1993—1996 年随机入组的患者他汀类药物服用率仅为 17%,即使是在 2000—2003 年也只有 58%。尽管 70%~90%的患者在后来临床随访期间服用了抗血小板聚集、抗高血压和降脂药物,但是否达到目前要求的治疗目标值仍是未知数。因此,血管重建术与现阶段"最优化的药物治疗"效果的比较仍需要进一步研究。

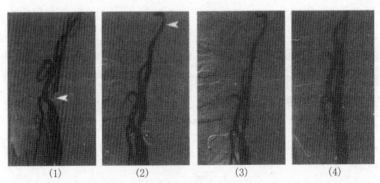

图 5-3　无症状性颈动脉狭窄支架置入术

(1)颈动脉侧位造影显示窦部次全闭塞;(2)0.014 in 微导丝通过病变,用直径 2.0 mm 球囊导管预扩后,Spider 保护装置在微导丝的辅助下通过病变,置入颈动脉颈段的远端(箭头所指为保护伞伞体);(3)Precise RX 自膨式支架置入后,可见明显残余狭窄;(4)用直径为 6.0 mm 球囊导管后扩后,造影示支架形态良好,无残余狭窄

CEA 治疗颈动脉合适的狭窄标准是另一个争论焦点。ACAS 和 ACST 研究均得出无症状性>60%狭窄患者行 CEA 疗效优于阿司匹林,但 ACST 研究并没有证实随着狭窄程度增加(60%~90%),患者发生脑卒中风险有任何差异。另外,ACAS 研究也没有就此问题给予评估。因 CEA 与阿司匹林治疗相比,每年绝对的脑卒中风险减少仅为 1%,所以有理由质疑将无症状性颈动脉狭窄重建术的血管狭窄标准增加至 80%的合理性。1998 年修订的 AHA指南提出了这个问题并且修改了早期指南推荐的标准:无症状性狭窄程度>60%且手术风险<3%;无症状性狭窄>75%且手术风险为 3%~5%。值得注意的是 AHA 指南并没有明

确指出狭窄的严重程度是通过血管造影明确还是通过无创技术评估。

目前，随机的临床试验数据仅支持 CEA。如果 CEA 和 CAS 临床比较试验能够证明它们具有相同的效果或 CAS 更优越，那么 CAS 可能成为 CEA 治疗低风险患者的一种理想选择。

### 三、无症状性高危患者血管重建

目前，对于严重颈动脉狭窄且 CEA 治疗存在高风险无症状性患者的治疗仍有争议，因为当前 CEA 和药物治疗比较随机试验尚未纳入这类患者。尽管此类患者行 CEA 治疗风险比低危患者明显增加，但并没有足够的证据证实药物或手术治疗对此类高风险患者的 5 年无脑卒中存活率的影响。目前必须意识到，若血管重建本身的风险高于术后带来的获益，那么其疗效将会得到否定；CEA 会带来更高的风险但并不意味要求患者行 CAS 治疗。目前迫切的是开展一些 CEA 治疗存在高危风险的无症状颈动脉狭窄患者药物疗效方面的研究。如患者存在低灌注情况，对于由放射引起或 CEA 再狭窄的患者，可考虑用 CAS 治疗。

### 四、年龄因素

随着年龄的增长，收缩期高血压、心房颤动、全身动脉粥样硬化和脑血管疾病的风险也在增加，这些因素均会增加老年人脑卒中风险。就某一个患者来讲，很难评估每个危险因素的相关风险，故需给予综合治疗。因阿司匹林、β 受体阻滞剂、他汀类药物和 ACEIs 有较好的安全性和耐受性，且这些药物能降低老年患者心血管疾病的致残和致死率，故在制定脑卒中预防最优化的药物治疗方案时应包括这些药物。相比之下，老年患者 CEA 术后更易出现相关的并发症，正是因为此种原因导致目前许多 CEA 随机试验排除了这类患者。虽然 SAP-PHIRE 研究结果表明，高危患者经 CAS 和 CEA 治疗后，前者拥有较低的不良事件发生率，但另一项存在高危风险研究因 CAS 过高的脑卒中或死亡率提前终止。另外，一项试验研究结果支持，释放保护伞的持续时间是独立的脑卒中预测因子；年龄并非构成 CAS 脑卒中或死亡的独立预测因子。研究者推测，Ⅲ 型主动脉弓和头臂干扭曲等解剖因素易使 CAS 手术时间延长和程序复杂，此种情况在老年患者当中较常见，从而增加了此类患者发生并发症风险。因此，无症状颈动脉狭窄的老年患者的最佳治疗方法尚未确定，但采用内科药物治疗和危险因素干预仍是合理的选择。对于预期寿命少于 5 年的患者，主张单用内科药物治疗。对于预期寿命大于 5 年症状性患者，尤其是男性患者，血管重建术是合理的。虽然可靠的数据表明CAS 也许比 CEA 更安全且损失较小，但血管重建术的技术选择仍不确定。内科治疗与 CAS的相对优势需要进一步的评估。

### 五、性别因素

与低龄和非糖尿病女性患者相比，年龄大于 65 岁和女性糖尿病患者罹患动脉粥样硬化和脑卒中的风险较高。阿司匹林用于对这些高危亚组人群脑卒中一级预防是合理的。NASCET 研究的数据表明，症状性颈动脉重度狭窄的女性经 CEA 治疗后脑卒中预防效果优于单用阿司匹林组，但症状性中度狭窄的女性未能从 CEA 中获益。与应用阿司匹林相比，无症状女性未能从 CEA 中获益。但 ACST 研究表明，女性可以适度从 CEA 中获益。男性和女性从 CEA 中获益不一致,这可能归因于女性在 CEA 后发生并发症的风险较高。但 CREST 前期研究结果表明,女性组和男性组在 CAS 后 30 d 脑卒中和死亡发生率分别为 4.5% 和 4.2%,差异无统计学意义。总之,为探讨女性对 CEA 或 CAS 术后的影响,有必要在高(低)危风险的有(无)症状性颈动脉狭窄的女性患者中做进一步研究。

### 六、冠状动脉搭桥术与颈动脉重建术共存的处理

研究表明,需行冠状动脉搭桥术(CABG)患者,若既往有 TIA 和脑卒中病史,颈动脉狭窄重建围手术期发生脑卒中风险是无 TIA 和脑卒中病史患者的 3 倍。颈动脉疾病是 CABC 患者术后发生脑卒中的重要原因。拟行心脏外科手术的患者如果存在下列特点,包括颈动脉杂音、年龄大于 65 岁、周围动脉疾病、TIA 或脑卒中病史、吸烟和冠状动脉左主干病变,则术前需接受双侧颈动脉检查。重度颈动脉狭窄患者可行颈动脉血管重建。根据患者的症状、疾病的严重程度和血管重建的迫切程度组织血管重建术的时间和秩序。当无症状性颈动脉狭窄患者合并严重的左主干疾病、顽固性急性冠脉综合征或其他急性 CABG 指征,首先可不处理颈动脉狭窄,而直接给予 CABG 治疗。但对于 2 周内发生 TIA 且颈动脉狭窄大于 50% 的患者,如果 CABG 推迟几天是安全的情况下,可考虑急诊行 CEA 治疗。一项荟萃分析结果支持,对于症状性颈动脉狭窄>50% 或无症状的颈动脉狭窄>80% 的患者,CEA 应在 CABG 之前或与其同时进行。另有证据表明,CEA 和 CABG 同时进行的风险与两者分开实施的风险相比并未明显的增加,包括死亡率、脑卒中和心肌梗死的发生率分别为 4.7%、3.0% 和 2.2%。如果在 CABG 之前行颈动脉血管重建治疗,那么 CABG 术后的并发症就会降低。

### 七、非心脏手术的术前评估

推荐无症状性颈动脉狭窄但伴血管杂音的患者实施非心脏手术前,有必要行全面的神经系统检查。无症状或神经系统缺乏阳性体征的患者在颈动脉重建术前实施非心脏手术,并发脑卒中风险较低,故非心脏手术可提前进行。但对于症状性颈动脉狭窄>50% 患者推荐在外科手术前实施颈动脉血管重建。

### 八、房颤

在缺血性脑卒中中,心源性脑栓塞占 1/5,且绝大部分病因与阵发性或持续性房颤有关。大约 1/3 既有房颤又有脑卒中史的患者将再发脑卒中,究其病因除与房颤有关外,颈动脉狭窄也是主要因素,故这些患者均推荐行颈动脉超声检查。房颤合并颈动脉狭窄的患者在治疗上以华法林长期抗凝和采用颈动脉血管重建治疗为主。虽然,以往存在高风险的 CAS 试验研究纳入标准排除了房颤,但此类患者颈动脉血管重建术的指征和技术要求方面与其他类型患者相同。

### 九、颈动脉夹层

颈动脉夹层通过动脉栓塞、动脉闭塞或假性动脉瘤压迫血管导致神经系统损伤。经过保

守治疗后,高达 80% 的动脉夹层患者可以痊愈。治疗方法包括抗凝和抗血小板聚集治疗。血管造影证实,夹层持续存在反复发作缺血事件的患者采用 CAS 治疗(图 5-4),比外科手术更安全。

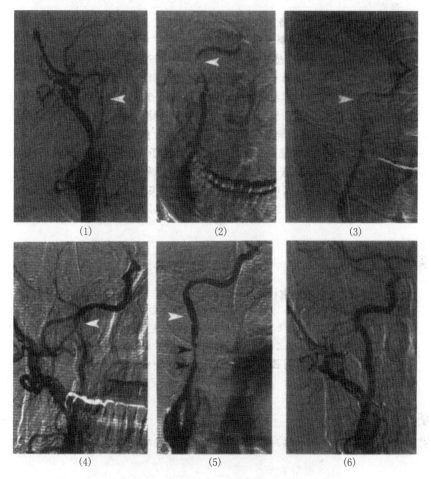

图 5-4　颈动脉夹层支架置入术

(1)右侧颈动脉侧位动脉早期造影显示窦部至 $C_1$ 段的远端全程纤细(箭头);(2)右侧颈动脉侧位动脉晚期造影显示 $C_1$ 段的远端次全闭塞,病变的性质为夹层(箭头);(3)微导丝通过病变;(4)球囊预扩张后;(5)Express Vascularr™ SD 支架置入(白色箭头),支架的近端出现血管痉挛(黑色箭头);(6)观察 15 min 后,支架形态良好,血管痉挛消除

## 十、合并颅内病变或串联病变

许多患者在评估颈动脉疾病时发现合并有无症状性颅内疾病。无症状性颅内血管狭窄一般不影响颅外颈动脉血管重建术的实施。但对于症状性颅内狭窄患者,因在 2 年内发生脑卒中的风险为 19%,故在颈动脉血管重建术前推荐正规的神经系统评估,必要时可同时处理(图 5-5)。

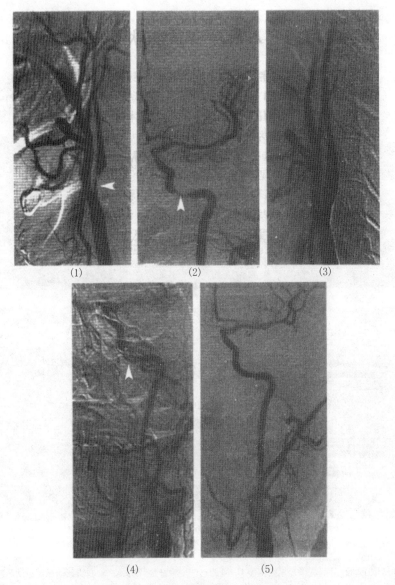

图 5-5　颈动脉串联狭窄支架置入术

(1)左侧颈动脉侧位造影显示窦部严重狭窄(箭头);(2)颈动脉前后位造影显示破裂孔段 50%狭窄(箭头);(3)0.014 in 微导丝通过病变,用直径 2.0 mm 球囊导管预扩后,Spider 保护装置在微导丝的辅助下通过病变,置入颈动脉颈段的远端;用直径为 5.0 mm 球囊导管预扩,Precise RX 自膨式支架置入,造影显示支架形态良好,可见明显 20%残余狭窄;(4)破裂孔段 50%狭窄单用直径为 4.0 mm 球囊成形(箭头);(5)造影显示远端的血管形态良好,无残余狭窄

(杨旸)

# 第六章　脑血管病介入治疗的并发症及处理

## 第一节　概述

　　随着技术的发展和器材的改良,血管内介入诊治的适用范围不断扩展,治疗病例的难度不断加大,与血管内介入相关的并发症种类也在不断增加。血管内介入技术作为一种临床新技术,其并发症的发生率和严重程度是决定其能否在临床广泛开展的一个主要因素。而对于具体病例来说,并发症的发生和处理是否得当,是评判介入操作成败的关键因素,因此,介入治疗医生必须高度重视并发症的预防和处理,才能保证操作的成功和患者的安全。

　　根据发生部位和累及器官,血管内介入相关的并发症可分为四大类,即系统性并发症、穿刺点并发症、治疗局部并发症以及终末器官(神经系统)并发症(表6-1)。系统性或穿刺点并发症也可发生于其他介入操作中,而治疗局部并发症和神经系统并发症是脑血管介入所特有的。相对于内膜剥脱术而言介入治疗的并发症发生率较低,但也有一些解剖因素和伴随因素会增加介入治疗的危险性。

表 6-1　脑血管介入治疗相关的并发症

| 系统性并发症 | 穿刺点并发症 | 治疗局部并发症 | 终末器官并发症 |
| --- | --- | --- | --- |
| 心动过缓 | 血肿形成 | 血管痉挛 | 中风 |
| 心搏暂停 | 穿刺点出血 | 颈外动脉闭塞 | TIA |
| 低血压 | 腹膜后出血 | 动脉内膜夹层 | 过度灌注综合征 |
| 心肌梗死 | 假性动脉瘤 | 动脉穿通 | 意识丧失 |
| 充血性心力衰竭 | 动静脉瘘 | 支架内血栓形成 | 脑出血 |
| 肾衰竭 | 动脉血栓形成 | 保护伞内血栓形成 | 癫痫发作 |
| | 感染 | 主动脉弓损害 | 多发梗死性痴呆 |
| | | 支架远端成角 | |
| | | 支架展开不够 | |

(杨旸)

## 第二节　系统性并发症

### 一、常见的系统性并发症

　　SAPPHIRE 研究表明,脑血管介入治疗可以引起心脏并发症。围手术期心肌梗死的发生率为 2.6%。导管或导丝进入主动脉弓、心腔或颈动脉壶腹内均可诱发心律失常。由于在颈动脉分叉处实施球囊成形或支架置入术时对血管壁的牵拉和扩张,刺激压力感受器,导致迷走神经张力增加,可导致低血压、心动过缓,甚至心搏暂停。心律失常在治疗先天性颈动脉分叉部狭窄时更容易出现。这些系统性并发症在内膜剥脱术时也可发生,尤其在切开颈内动脉壶腹部的过程中,但其严重程度较轻,持续时间也较短。由脑血管造影或介入治疗诱发的心律失常有时可进一步导致充血性心力衰竭或心肌梗死。另外,过多使用造影剂引起血浆渗透压改变也可引起或加重充血性心力衰竭。过量使用造影剂还能诱发严重肾功能不全或肾衰竭。因此,实施颈动脉介入治疗或脑血管造影时,一次操作造影剂的总量最好不要超过150 mL。对于心肾功能异常的患者,造影剂的用量更应严格控制。

## 二、系统性并发症的处理方法

### 1.心动过缓和心搏骤停的防治方法

在早期颈内动脉介入治疗时,实施介入治疗前常为患者安置临时心脏起搏电极。Harrop等研究表明,术前安置的临时心脏起搏电极,有62%在介入操作过程中启动。但这一应对措施本身也会带来并发症,有报道称临时心脏起搏电极穿通心壁后可导致死亡。因此,如有必要,应随时准备好临时心脏起搏器(包括血管鞘、临时心脏起搏电极及起搏器),以备及时启用。永久性心脏起搏器仅限于特殊病例(如本身有病窦综合征或心动过缓的患者)。如果心律失常能及时得到处理,很少需要实施心脏起搏。在球囊扩张前给予0.5 mg或1.0 mg阿托品往往能预防或减轻心动过缓的发生,一般建议使用0.5 mg即可。阿托品应在球囊扩张前1 min静脉推注。对于有心动过缓以及正在服用β受体阻滞剂或地高辛的患者,注射阿托品后有时会出现心率急剧增快的反应。而这些患者球扩后心率减慢的反应往往较为明显,因此应适当加大阿托品的用量(1.0 mg)。内膜剥脱术后发生颈内动脉再狭窄的患者,由于手术已切断了血管壁上部分迷走神经分支,因此这些患者在球扩时一般不会出现严重心律失常和低血压反应,因此术前可不给予阿托品,但应将阿托品抽取备用。已经置入永久心脏起搏器的患者,不需要降低迷走张力,因此球扩前也无须给予阿托品。但这些患者有时会出现低血压,必要时应给予适当干预。

### 2.围手术期低血压处理

颈内动脉介入治疗后发生的低血压大多与心动过缓有关。但在某些血管成形或支架置入病例,血压下降可能较心率下降更明显,同时,低血压持续的时间也较心动过缓长。对于这些患者,可先用阿托品治疗心动过缓。另外,可以考虑加大输液量,因为低血容量往往使血流动力学反应更显著。根据情况,操作过程中或术后短期可使用血管收缩药物。常用的缩血管药物有去甲肾上腺素和多巴胺等,应根据血压的监测情况决定药物的使用剂量和使用时间。一般情况下,应使收缩压保持在100 mmHg以上。如患者同时有其他症状(由于脑或心肌低灌注引起),可适当再调高血压。多数情况下,血管收缩药物仅需在术后数小时内使用,个别情况可能要延续到24 h或更长时间,一些学者所做的颈动脉支架患者术后应用升压药物最长达2周左右。部分患者需要临时终止抗高血压治疗,或出院时减少抗高血压药物的剂量。在支架置入术后约2周血压一般会恢复到术前水平。因此,术后2周内定期血压监测、适时调整降压药物是非常重要的。

### 3.术后高血压的处理

在内膜剥脱术中常见到剧烈而持续的血压升高,在颈动脉介入治疗中这种情况并不多见。如果出现血压急剧升高,需要积极干预。因为颈动脉介入治疗后颅内出血的发生率高于内膜剥脱术。应将收缩压控制在150 mmHg以下。患者发生心动过缓或低血压一般多在操作过程中,术后如果血压仍高,也应积极予以控制。研究表明,术前基础血压偏高的患者围手术期血压也较高。

4.其他系统性并发症的处理

介入操作还会出现其他一些系统性并发症,包括感染和肾功能损害等。如果患者有全身感染的指征,应给予相应的抗生素。如果出现肾功能损害,可给予输液等处理。

(杨旸)

# 第三节　穿刺点并发症

## 一、概述

根据文献报道,脑血管病介入治疗的许多并发症都与穿刺点有关。常见穿刺点并发症包括皮下出血(血肿)、假性动脉瘤、动静脉瘘、血管夹层形成、血管撕裂、下肢动脉血栓形成、腹膜后出血、神经损伤、穿刺点感染等。这些并发症的产生与介入操作的复杂程度有关,也与穿刺方法、穿刺血管、穿刺点选择、穿刺次数和器材等有关。常规血管造影的穿刺点并发症在2.0%左右,而颈动脉介入治疗的穿刺点并发症大约在5%。

早期介入治疗是采用血管切开法实施的。因为损伤大、切开部位并发症高、操作复杂等缺点,极大地限制了早期介入技术的发展。之后发展了针外导管法和针内导管法。1953年,Seldinger创立了安全穿刺技术(Seldinger法)。这种技术显著减少了穿刺点的损伤程度,明显降低了穿刺点并发症。目前除了特殊大血管介入治疗外,基本采用这种穿刺法。

介入治疗入路的不同也会影响到穿刺点并发症的发生。由于股动脉管径较大,可放置较大管径的血管鞘,手术操作视野开阔而为绝大多数介入治疗所采用。而选择合适的穿刺点和娴熟的穿刺手法是减少穿刺点并发症的重要因素。选择正确的穿刺点应充分考虑患者的身高、体型、胖瘦、下肢有无畸形、血管的韧性等诸多因素。一般右利手操作者选择右侧股动脉为穿刺部位。操作人员必须在术前准备阶段触摸腹股沟动脉搏动情况,以排除明显的血管狭窄、硬化和闭塞。如怀疑穿刺点血管有病变,可考虑用B超进一步明确诊断,也可选择对侧为入路。对于右侧下肢截肢、严重畸形、曾实施疝气修补术、穿刺部位有皮肤感染或血管明显硬化的患者,也应考虑经左侧股动脉或上肢动脉为穿刺点。

一般认为穿刺点并发症应控制在10%以下,而严重并发症更应控制在5%以下。这一比例是针对波立维充分抗凝并使用6~8 F血管鞘而言。穿刺点血管正常、穿刺技术精确、穿刺点处理良好是介入治疗顺利实施的基本保证。有许多学者主张介入治疗后使用血管缝合器。尽管文献报道使用血管缝合器的并发症少,但这种器械有时会引起额外的并发症,严重时可能导致截肢。

对于脑血管介入操作而言,若血管没有异常,左右股动脉作为介入治疗的入路应该没有明显差异。如果患者有严重腹主动脉狭窄或双侧髂动脉狭窄,应考虑使用肱动脉作为介入入路。未经治疗的腹主动脉瘤也应使用肱动脉入路。使用交换导丝和无血流控制装置的大型号血管鞘容易引下肢动脉血栓。

经肱动脉入路实施颈动脉支架置入术已经有成功个案报道。这一入路虽然操作距离短,但操作角度往往不够理想。因此,必须仔细研究主动脉弓造影结果以判断肱动脉入路的可行性。一般选择没有锐角的入路。当对右侧颈动脉分叉部实施介入治疗时,左侧肱动脉一般为较好的入路,这样可以使导丝沿主动脉弓上缘先下行后上行进入右侧颈动脉,导管在主动脉弓内走行数厘米后进入无名脉,这样导管可保持一定张力。肱动脉入路常采用渐进式球扩法以避免血管撕裂。左侧颈动脉狭窄的患者两侧肱动脉入路均可考虑。由于左侧颈总动脉开口与无名动脉或左锁骨下动脉开口之间距离较短,这样使进入左侧颈总动脉的通路形成一个发卡样迂回。当左侧颈总动脉发自无名动脉时,应考虑以右侧肱动脉为入路。

### 二、常见穿刺点并发症和处理方法

1. 穿刺点出血

穿刺点出血是经股动脉介入治疗最常见的穿刺点并发症。实施血管介入操作的患者,术后需要输血者为 1.8%～6.5%。与穿刺点出血有关的常见因素见表 6-2。

表 6-2　影响穿刺点出血的因素

| | |
|---|---|
| 女性 | 体重过轻 |
| 高血压 | 肥胖 |
| 置鞘时间过长 | 肝素用量较大 |
| 血管鞘直径较大 | 同时使用溶栓药物 |
| 高龄 | |

在开展脑血管造影或介入治疗时,使用 6 F 导管比使用 7 F 或 8 F 导管的穿刺点并发症要低(大约为 1∶2)。而一些研究报道,血管鞘的直径似乎与穿刺点并发症关系不大。在实施颈动脉成形或支架置入术后停止使用肝素一般对介入治疗的效果没有明显影响,但可显著减少出血的发生。因此,建议术后尽早拔除血管鞘。有些介入治疗术前或术中需要使用血小板糖蛋白Ⅱb/Ⅲa受体抑制剂(如阿昔单抗、替罗非班),这时应适量减少肝素用量(70 IU/kg)。

穿刺点附近如果出现了突出性包块,提示可能发生了血肿。然而,在较肥胖的患者,血肿发生后局部可能没有明显变化。穿刺点出血的治疗应根据出血量和有无继发血流动力学改变而定。少量出血可以使用机械压迫法处理,有的需要使用反转血液低凝状态(去肝素化)。如果在使用这些方法后穿刺点出血仍没有控制,应考虑进一步的介入治疗或用外科方法止血。

如果有出血并发症的患者正在使用阿昔单抗,可以输注血小板,一般这种新输注的血小板不受原先已经与血小板结合药物的影响。但这一原则不适用于小分子血小板糖蛋白Ⅱb/Ⅲa受体抑制剂,如依替巴肽、替罗非班等。因为这些小分子是竞争性受体抑制剂而不是与受体紧密结合的受体。因此血液中存在的未结合药物可以再作用于输入的血小板。但这些药物的半衰期较短,其抗血小板的作用在数小时后即开始减弱。

2. 腹膜后出血

文献报道介入操作腹膜后出血的发生率为 0.12%～0.44%。股动脉高位穿刺(如穿刺点越过或接近腹股沟)或股动脉后壁穿通均明显增加腹膜后出血的概率。穿刺者熟悉腹股沟附近血管及其他解剖结构,对于选择合适的穿刺点并降低腹膜后出血的发生率是非常有益的。穿刺点应选择在股骨头中 1/3 对应的股动脉。

腹膜后出血的临床症状包括低血压、腹部膨隆和饱满、下腹部疼痛等。腹腔、盆腔 CT 扫描或 B 超探查往往能确诊腹膜后出血。如怀疑有腹膜后出血,应立即停止使用抗凝剂并使血液去肝素化。如患者有低血容量表现,应根据情况输注晶体液体、血液成分或全血。如果腹膜后出血引起明显血流动力学改变,可通过对侧股动脉行紧急血管造影以明确出血部位和程度。如造影中发现有活动性出血,可以使用球囊压迫止血,这一方法往往能使患者情况迅速稳定下来。如长时间球囊压迫仍然不能终止出血,可考虑放置带膜支架以封闭出血点。如以上方法均告失败,应及时用外科方法开放止血。

一旦确诊腹膜后出血要立即给予平卧位,腹胀严重者给予插胃管达到胃肠减压的目的,必要时可给予灌肠处理。可根据情况使用止血药物。同时及时行交叉配血,快速补液以扩充血容量,并根据情况给予输血。如果有条件应该监测中心静脉压,而后根据监测结果调整输液、输血的量及速度。

腹膜后血肿可分为稳定型和扩展型,稳定型常是小血管破裂引起,易局限并停止。此型血肿大小无变化或逐渐缩小,血肿无波动。在给予输液或输血后生命体征可逐渐趋向平稳。稳定型血肿多采取保守治疗。扩展型血肿常由于大血管破裂,血肿迅速扩散到腹膜后间隙,动态观察时可见血肿逐渐增大,血肿呈现明显的波动性,患者生命体征不稳定,血压持续下降,心率增快,脉搏减弱等。此种类型要尽快采取手术治疗。因腹膜后血肿压迫刺激腹腔神经丛,腹痛是最常见的症状,部分患者可有腹胀、腰背痛、肠鸣音减少,血肿巨大或有血液渗入腹腔者可有下腹部腹膜刺激征。在诊断时要注意与急腹症鉴别。同时因病情突然变化,患者常极度恐惧、紧张,应及时对患者做好耐心、细致的解释工作,尽量使患者情绪稳定。对一些过于恐惧和紧张的患者可适当使用镇静剂,但是要注意尽量使用对血压无影响或影响较小的药物。

3.假性动脉瘤

如出血后血肿与管腔之间有血流交通,就形成一个假性动脉瘤。文献报道,介入操作后实施常规超声探查发现假性动脉瘤的发生率高达 6%。股动脉低位穿刺(穿刺点位于股浅动脉或股深动脉)可明显增加假性动脉瘤的发生率。其他与假性动脉瘤相关的因素包括女性、年龄大于 70 岁、糖尿病和肥胖。

出现假性动脉瘤的患者往往在介入操作数天后有穿刺部位疼痛感。局部检查可以触摸到有波动的液性包块,听诊时可闻及收缩期血管杂音。假性动脉瘤的治疗方法要依据瘤体的大小、严重程度以及是否继续要抗凝治疗而定。对于直径小于 2 cm 的假性动脉瘤,一般会自发消失,临床仅需密切观察其有无变化。较大的假性动脉瘤可采用超声定向压迫、经皮凝血酶/胶原注射、动脉瘤弹簧圈栓塞或带膜支架置入等方法治疗。这些方法无效时考虑用外科修补法治疗。下面介绍假性动脉瘤的处理方法。

(1)延长压迫时间:轻微的假性动脉瘤,可以通过延长压迫时间进行治疗。压迫的过程中,要注意观察足背动脉的搏动情况。

(2)超声定向压迫法:1991 年,Fellmeth 等报道了超声定向压迫法治疗股动脉假性动脉瘤。这种方法治疗假性动脉瘤的原理是,在超声定向下压迫动脉瘤颈部,使瘤体内形成血栓,达到阻断瘤腔与管腔之间交通的目的。据文献报道,这一方法的成功率为 55%～90%。虽然多数病例都可用这种方法成功治疗,但这种方法也有局限性。实施这种操作耗时费力。压迫时间一般在 10～300 min,平均为 30 min。在实施过程中,因为会引起患者不适和疼痛,往往需要给予镇痛和镇静剂。如果操作后患者仍需抗凝治疗,则患者发生瘤体破裂和动脉瘤再发的可能性增加。因此必须密切观察治疗部位有无变化以及全身状况。影响治疗成功率的因素包括肥胖、瘤体过大、使用抗凝药物以及压迫时患者反应明显等。穿刺部位有感染、血肿压力高或下肢有明显缺血症状时不应使用压迫法。

(3)超声定向凝血酶注射法:在超声引导下将凝血酶注射到假性动脉瘤内也是一种有效的方法。尽管这种方法早在 1986 年就已经被用来治疗假性动脉瘤,直到最近这种方法才被广泛认可。文献报道,在超声定向下注射牛凝血酶(500～10 000 U)治疗股动脉假性动脉瘤的成功率为 86%～97%。凝血酶注射法的一个潜在危险是注射的凝血酶可能进入循环血液中引起肢体远端血栓形成。文献中已见到多例患者在凝血酶注射后发生了肢体远端血栓形成。在注射时将针头背对着瘤颈可以降低凝血酶进入血管腔的可能性,从而减少下肢动脉血栓发生的概率。另一种能有效减少下肢动脉血栓形成的方法是,在注射时用球囊临时封闭动脉瘤在血管上的开口。用这种方法治疗假性动脉瘤也有多例报道。其操作过程是,经对侧股动脉穿刺成功后,将与治疗血管管径相当的球囊释放到动脉瘤开口处,这时股动脉内的血流被阻断,进出动脉瘤的血流也同时被阻断。然后再将凝血酶注射到瘤腔内而不会发生远端血栓形成。另外,球囊对血流的阻断也有利于瘤腔内血栓形成,减少凝血酶的用量。在实施凝血酶注射法治疗假性动脉瘤时,对于曾使用过凝血酶或牛血清蛋白的患者有发生交叉过敏反应的可能。这些过敏反应可表现为低血压、心动过缓、凝血因子抑制因子形成等。因此有牛血清蛋白应用史的患者应做皮试以排除发生严重过敏反应的可能。

(4)胶原蛋白降解物注射法:经皮注射胶原蛋白降解物治疗股动脉假性动脉瘤是一项新技术。2002 年 Hamraoui 首次报道了经对侧股动脉造影指导下,将牛胶原蛋白注射到假性动脉瘤的瘤腔内。这一技术的成功率高达 98%。这一方法的优点是瘤颈部胶原栓子脱落发生的比例很低,也没有发生交叉过敏反应的报道。缺点是要经对侧股动脉造影,而且需使用较大的血管鞘。

(5)带膜支架法:用带膜支架法封闭股动脉假性动脉瘤也有多项研究报道。Weigand 报道了用带膜支架法成功治疗 32 例假性动脉瘤患者。Thalhammer 等报道了用带膜支架法成功治疗 16 例假性动脉瘤患者。当假性动脉瘤发生在股动脉分叉处时,一般不适合使用带膜支架治疗。因为这一部位释放支架有导致其中一支血管闭塞的可能。在股动脉放置支架后,这个部位以后将不能再作为介入治疗的入路。带膜支架置入后有发生支架内血栓形成及血管闭塞的可能,对于股动脉血流量小的病例这种可能性更大。

(6)弹簧圈栓塞法:用弹簧圈栓塞法治疗假性动脉瘤也有成功的病例报道。Waigand 等报道了 12 例用弹簧圈封闭动脉瘤与动脉之间的通道。对于窄颈动脉瘤,可通过 3 F 的 Tracker 导管释放 0.014 in 的弹簧圈(3 mm×40 mm),瘤颈较宽大时,可用较大的弹簧圈 (0.35 in,6 mm×30 mm)通过 5 F 造影导管释放。弹簧圈栓塞法是一种有效治疗股动脉假性动脉瘤的方法,缺点是操作过程有时很耗时。另外,如果弹簧圈填塞不紧密,在弹簧圈之间还会有一定血流。如果弹簧圈放置很浅,有时会引起填塞局部的不适和表面皮肤坏死,部分病例弹簧圈逸出可导致远端血管的栓塞。

(7)外科修复：目前用外科方法修复假性动脉瘤已大多被非手术方法所替代。外科手术尽管非常有效，但经常会伴随一些外科性并发症，如术后治疗部位不适、瘢痕、伤口感染、费用增加以及住院时间延长等。目前国外一般在非手术法失败后才采用外科法进行修复。

4.动静脉瘘

动静脉瘘的产生是由于穿刺针同时穿过股静脉和股动脉，当拔出血管鞘后在动脉和静脉之间形成了瘘管。文献报道血管内介入操作后动静脉瘘的发生率约为 0.4%。穿刺点过高、过低或偏内侧，多次穿刺尝试以及凝血时间过长均会增加动静脉瘘的发生概率。动静脉瘘形成后可能于术后数天才出现临床症状。动静脉瘘在临床上一般表现为穿刺部位持续存在的来回性血管杂音。在有些情况下，由于静脉扩张，下肢出现水肿或压痛，个别严重情况下，会发生供血不足或盗血现象。彩色多普勒血流检查可辅助确诊动静脉瘘。

大多数由穿刺引起的动静脉瘘都较轻，不会对血流动力学产生明显影响，并可自行缓解。有症状的动静脉瘘需封闭治疗，以防止血液分流加重，引起下肢水肿、疼痛和坏死等症状。用超声定向压迫法或带膜支架封闭瘘管开口均为可行的方法。1994 年，Uhlich 报道了一例用带膜支架成功封闭严重动静脉瘘。Waigand 也报道了用带膜支架治疗 21 例动静脉瘘患者。带膜支架治疗动静脉瘘的一个明显并发症是支架内血栓形成的比例较高（12%～17%）。

也有用弹簧圈栓塞技术治疗动静脉瘘的小样本报道。但是，这方面的技术还不很成熟。在经皮介入治疗不成功的情况下，可以考虑用外科手术的方法修复动静脉瘘。

5.下肢缺血

穿刺的股动脉或其分支血管发生血栓形成的比例很低，文献报道一般不超过 1%。发生下肢动脉血栓的危险因素包括在相对较小的动脉使用较大的血管鞘和导管（导管动脉不匹配），患者有原发性血管疾病、高龄、心肌病以及存在血液高凝状态（如血液中蛋白 C 或蛋白 S 缺乏，存在狼疮性抗凝物）等。另外，血管夹层或痉挛也会诱发下肢动脉血栓形成。

下肢动脉血栓形成的典型临床表现为下肢缺血症状（五 P 症）：疼痛（pain）、皮肤苍白（pallor）、无脉、（pulselessness）、感觉异常（paresthesia）和运动障碍（paralysis）。通过详细体检常常能发现下肢缺血，双功能多普勒往往能确诊下肢动脉血栓。如果患者在介入操作后出现下肢缺血症状，应及时行血管造影以明确下肢缺血的解剖学基础。如发现有动脉血栓形成，可以实施球囊扩张术以使血流恢复再通，在球囊扩张后可选择注射溶栓药物、置入支架或血栓旋切等方法。同样，如果这些介入方法失败，也可考虑用外科的方法切除血栓并行血管再建。

6.血管夹层形成

介入操作后发生医源性股动脉或髂动脉夹层形成的发生率在 0.01%～0.4%（图 6-1）。穿刺部位动脉夹层形成也可诱发下肢远端缺血、假性动脉瘤和动脉血栓形成。如怀疑有动脉夹层形成，最好是行血管造影以明确夹层形成的部位和程度。动脉夹层形成的治疗方法包括球囊血管成形术和血管内支架置入术。如果较为明显，限制了局部血流通过，也可考虑用外科修复法进行治疗。穿刺造成的向夹层如远端未穿通可不予特殊处理，短时间内观察如破裂口附近无血栓形成，夹层一般可自行闭合。

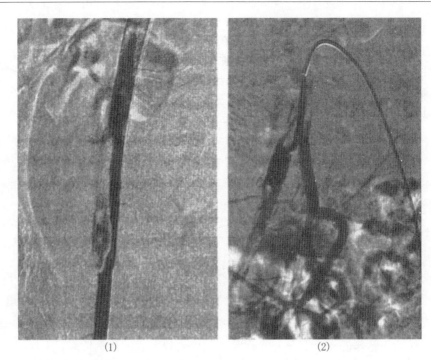

(1)            (2)

图 6-1　股动脉夹层

(1)股动脉夹层;(2)股动脉夹层导致髂外动脉次全闭塞

**7. 感染**

文献报道介入操作后,穿刺点感染的发生率在 1% 以下。穿刺点感染最常见的病原微生物是金黄色葡萄球菌和表皮葡萄球菌。热源效应一般在介入治疗数小时后出现,表现为发热、寒战和昏睡。有感染指征时,应根据患者情况选用合适抗生素进行治疗。必要时应行病原微生物培养和药敏试验。

**8. 上肢穿刺相关的并发症**

(1)桡动脉穿刺相关的并发症:桡动脉穿刺的优点是操作后很容易止血,因为桡动脉较为表浅,短时压迫后患者即可正常活动。在行桡动脉穿刺前,必须做 Allen 试验(Allen 试验可用来判断手部的桡尺动脉循环情况,具体操作是:嘱患者用力握拳,术者在腕部以上 2 cm 处同时用力压迫桡动脉及尺动脉,然后嘱患者快速松开握紧的拳头,此时患者手部因缺血而呈苍白状,然后术者松开对患者尺动脉的压迫,开始观察患者手部皮肤恢复红润所需时间,>10秒则为 Allen 试验阳性,说明手部的尺动脉-桡动脉循环不足,Allen 试验阳性者不合适行同侧上肢的桡动脉穿刺及置鞘),以排除介入治疗时由于桡动脉血流阻断引起手坏死的可能。桡动脉作为脑血管介入治疗的缺点是动脉管径太小(只可置入 6 F 及 6 F 以下的血管鞘),因此可作为脑血管造影、椎动脉及颅内段血管介入治疗的入路,在做颈动脉介入治疗时使用较少。

(2)肱动脉穿刺相关的并发症:早期的心脏介入操作多采用肱动脉切开法进行。自从 Seldinger 技术在临床开展以来,以肱动脉为入路的方法多为股动脉穿刺所替代。目前只是在髂动脉或下腔动脉有病变时才采用肱动脉入路。文献报道肱动脉入路较股动脉入路的穿刺点并发症约高 4 倍(0.96% vs 0.22%)。肱动脉穿刺最常见的并发症包括出血、血栓形成、假性动脉瘤形成及臂丛神经受压等。与股动脉穿刺相比,肱动脉穿刺血栓形成相对于出血的比例更高。如果介入操作后发现患者脉搏消失或有其他缺血表现,应及时行超声或造影检查。确诊有血栓形成的患者可行血管内溶栓或血栓旋切术。如造影发现有内膜夹层形成,需行球囊血管成形术或支架置入术以恢复血流。同样,如果介入手段不能解决,也需要外科修复。

9.血管吻合设备相关的并发症

应用血管吻合设备的目的是促进介入的后止血,缩短患者制动时间,减少住院日期。根据文献报道,目前所使用的血管吻合设备均能达到上述目的。然而,这些血管吻合设备并不能降低穿刺点并发症,此外,还会带来一些额外的并发症。

在美国弗吉尼亚州 Lynchburg 总医院所做的一项大样本研究表明,股动脉穿刺后使用血管吻合设备的技术失败率为 8%,出血发生率为 0.2%,假性动脉瘤发生率为 0.5%,动脉狭窄发生率为 1.4%,感染发生率为 0.2%,需要外科修复者为 1.6%。其他大样本研究也表明使用血管吻合设备的止血效果与手工压迫的效果相当,而使用血管吻合系统的并发症较高。

10.压迫设备相关的并发症

目前国内介入治疗多采用人工压迫的方法,个别医疗机构使用了机械压迫法。常用的机械压迫法有 C 型钳压迫法和充气囊压迫法。机械压迫法优点是解放了医生,费用相对血管缝合装置低廉,缺点是压迫物随患者的活动易移位,同时压迫后不方便观察出血情况。而且研究表明机械压迫的局部出血发生率较高,有时还需要转换为传统的压迫方法,而且压迫时患者往往有明显的不适症状。

(杨旸)

# 第四节 介入治疗局部和周围血管的并发症

目前报道的脑血管病介入治疗局部的常见并发症有十多种,这些并发症有的无关紧要,如颈动脉分叉部位支架置入术后出现的颈外动脉闭塞,一般不会产生明显的不良反应。而有一些治疗局部的并发症则会产生严重的后果,有的甚至是致命的,如颈动脉穿通或远端动脉夹层形成。

1.颈外动脉闭塞

在接受颈动脉分叉部支架置入术的患者,由于支架跨过颈外动脉开口,因此许多患者术后会出现颈外动脉闭塞。目前还没有关于颈外动脉闭塞后有任何不良反应的报道。不过,颈外动脉闭塞后,如果将来本侧的颈内动脉需要介入治疗,导引导丝将无法再放置在颈外动脉内。由于不产生明显的不良反应,颈外动脉闭塞无须任何治疗。

但有种情况例外,处理同侧的颈内动脉窦部病变时,支架需覆盖颈外动脉开口,而对侧的颈总动脉已发生闭塞,同侧的颈外动脉通过面部血管及对侧眼动脉为对侧颈内动脉颅内段提供血供时,需注意保护同侧的颈外动脉,以免发生闭塞,一旦发生同侧颈外动脉的严重狭窄或闭塞,可通过颈内动脉支架的网孔行颈外动脉的球囊成形术或支架术。临床上有患者因双侧颈外动脉发生闭塞后相应供血组织出现缺血的表现,如牙龈萎缩、舌部的味觉减退、面部特别是鼻尖在寒冷天气易发生冻伤等。

2.血管痉挛

一般血管痉挛多发生于介入操作的血管或其远端分支。最常见的血管痉挛发生于颈内动脉(图 6-2)。容易发生血管痉挛的部位包括支架释放处的远端,在一些严重情况下,这种血管痉挛会导致血流的完全阻断。血管痉挛也可由于导管末端的刺激引起,但这种情况相对较为少见。另外,脑保护装置放置的部位也是血管痉挛发生的常见部位。一般放置支架处不会发生血管痉挛。如果判断支架置入处发生了血管痉挛,往往是将其他情况如血管夹层形成等误判为血管痉挛。

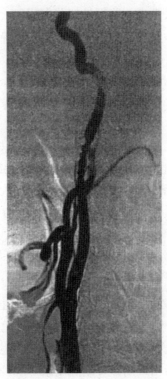

图 6-2 颈动脉支架置入后出现血管痉挛

血管痉挛有时会引起严重的后果。严重的痉挛有时需和动脉夹层形成、脑保护装置内血栓形成以及支架内血栓形成相鉴别。因此当判断一旦有严重的血管痉挛发生且介入治疗还需继续进行,必须立即进行处理。可直接经导管将硝酸甘油注射到颈动脉内(500 μg 硝酸甘油溶解于 10 mL 生理盐水中,取 2 mL 含 100 μg 硝酸甘油一次注射)。每隔 5 min 可以追加一次注射。注射前后必须对患者的血压和心率情况进行监测,以防止低血压的发生。如果痉挛的动脉血流明显减少,可考虑额外给予肝素或使用血小板糖蛋白Ⅱb/Ⅲa 受体抑制剂。如果血管痉挛发生时介入治疗已经结束,应及时退出脑保护装置,一般由于脑保护装置刺激血管壁导致的血管痉挛,脑保护装置撤除后血管痉挛可逐渐自行缓解。

3.颈动脉穿孔

在介入治疗过程中发生动脉穿孔的情况比较少见。发生动脉穿孔往往是由于对治疗血管的过度扩张。由于颈动脉分叉部位的狭窄往往都伴有明显的钙化,有大块的斑块,有的形如硬板。因此这种狭窄血管在实施较高压力的球囊扩张时,有发生破裂和穿孔的可能。因此,多数的介入治疗医生在执行支架置入术后扩时,在允许的范围内,一般选用稍小的球囊。这种选择一方面可以减少支架处斑块的脱落,另一方面也可降低血管撕裂或穿通发生的概率。一旦发生严重的血管破裂或穿通,可置入带膜的自膨胀支架,或行外科的开放修补。

4. 动脉内膜夹层形成

动脉内膜夹层形成的好发部位与血管痉挛的好发部位基本相同。内膜夹层形成发生的可能原因包括对治疗血管的过度扩张,治疗部位远端未被支架覆盖的斑块受到挤压,以及由于脑保护装置释放以后移位引起的血管损伤。轻度的动脉内膜夹层如果不引起明显的管腔狭窄,在动脉内壁没有明显的造影剂滞留现象,可以不需要特殊处理。如果判断有轻度的动脉内膜夹层形成,应暂停介入治疗,数分钟后行动脉造影,以判断夹层有无变化。如果造影提示管腔内流受到影响,应考虑给予额外的抗凝治疗或血小板糖蛋白Ⅱb/Ⅲa受体抑制剂。如在颈动脉分叉部发生了严重的动脉夹层,应考虑使用支架治疗。一般选择直径稍小、长度稍短的支架放置在夹层发生处。一般不采用较长的支架覆盖原先的支架。在跨过颈动脉分叉部释放支架后,由于支架贴壁性欠佳,在做评估造影时往往会看到类似于动脉夹层形成的血流现象。对于这种情况应从不同角度进行造影详细评估,以免引起误诊。

5. 颈动脉支架内血栓形成

如果颈支架释放后没有充分展开,则支架内容易发生血栓形成。因此,在多数情况下支架置入后要进行后扩,以保证支架扩张到最低的限度。引起支架内血栓形成的其他原因包括支架近端或远端的结构性异常,或患者存在血栓形成的诱因。颈动脉支架内血栓发生率很低,国外有零星报道,可能和一些术者在颈动脉支架术中选用的球囊直径偏小有关,但有些学者在>2 000例的颈动脉支架经验中,未发生颈动脉支架内血栓。如果血栓发生,应立即再次测定凝血时间,根据测定结果调整肝素的用量,必要时使用血小板糖蛋白Ⅱb/Ⅲa受体抑制剂。如果是在脑保护装置已经释放的情况下发生支架内血栓形成,脑保护装置也可能是引起血栓形成的原因。这时,应将脑保护装置放在原位,将一根长100 cm或125 cm的5 F直端或弯端导管放置到支架近端对支架内段和保护装置近端进行抽吸。可将抽吸导管沿着0.014 in导丝推进。如果完全抽吸后血栓仍然存在,可将2 mg t-PA溶于5 mL生理盐水中冲洗血栓。也可以考虑用机械溶栓的方法进行治疗。

6. 支架移位

支架移位主要与支架和扩张压选择不当有关。选择的支架过小,或扩张压力不足,使支架展开不充分,未完全贴壁,这时支架容易移位。另外在治疗串联病变放置多个支架时,若先放置近端支架,在放置远端支架时介入材料通过近端支架时可能会引起近端支架移位。

7. 血流过缓

血流过缓的发生几乎无一例外与支架的形态异常有关,不管是近端还是远端。解决问题前应保证管道通畅。血流过缓可能是由于支架的近端或远端发生了内膜夹层、血管痉挛、血管闭塞,支架内发生了不完全血栓形成或有较大的栓子。

8. 保护伞内血栓形成

常用的脑保护装置有两种,一种是球囊保护装置,另一种是滤过保护装置。球囊保护装置在释放支架或扩张血管时需要阻断血流。而滤过装置在介入治疗过程中打开但不阻断正常血流。因此,如果滤过装置(保护伞)释放后,出现血流阻断或血流缓慢,则可能发生了保护伞内血栓形成。如果明确保护伞内有血栓形成,应该保持保护伞在原位,和处理支架内血栓一样,将抽吸导管放置到血栓的近端进行抽吸。需要注意的是抽吸必须彻底以致保护伞内完全没有有形物质被吸出为止。在充分抽吸后回收保护伞。如果抽吸后需要球囊扩张或放置支架,应该重新使用一个新的保护伞。如果抽吸物主要由新形成的血栓组成,而很少有动脉粥样硬化斑块,应考虑抗凝和抗血小板药物的剂量是否充足。

### 9. 支架远端成角

支架释放后,在其远端形成一个尖锐的角度,这种情况往往是由于术前对于颈动脉系统血管扭曲程度的估计不足造成的。支架释放后治疗血管的潜在成角由于支架的张力作用而向远端移行,因此在支架的远端形成一个锐利的夹角。最糟糕的情况是在支架的紧邻部位形成夹角。轻度的成角可以暂不予处理。没有血流动力学改变的中等程度成角应作定期随访,并进行超声检查,随访中如发现成角加大或管腔狭窄达到一定程度则应该考虑外科开放修复。对于引起血流动力学明显改变或造成血流缓慢的成角,则应给予治疗。在成角部位再释放一个支架的做法可能成为一个陷阱,因为再次释放的支架远端有可能形成更大的成角,随着治疗部位向上不断延伸,最后患者可能失去了外科手术所能达到的可能性。因此在决定是释放额外的支架还是外科修复必须慎重考虑。有时,非常局限的血管痉挛可以表现得很像血管成角。这种情况也必须通过不同的角度进行造影后,方可进行鉴别。

### 10. 主动脉弓损伤

处理主动脉弓损伤的最佳方法是预防它的发生。发生主动脉弓损伤的原因往往是因为某些弓上血管入路困难。因此在进入某一血管之前,应充分评估血管的解剖走形和结构以排除发生主动脉弓损伤的可能。损伤也可能发生在原先有病变的部位,尤其是在介入治疗前的造影或其他检查未发现的病变。如果在做颈动脉介入治疗之前发生了主动脉弓损伤,如主动脉夹层形成,应及时中断介入治疗并中和肝素。这个部位的血管损伤处理没有多少选择,往往需要外科急诊开放修复。主动脉弓的损伤最常发生在左颈总动脉开口的附近,可能和左颈总动脉与主动脉弓的相对成角较大有关,再加上常有潜在的血管狭窄、扭曲、成角或钙化斑块,在送入指引导管时易发生主动脉弓损伤。这个部位发生损伤可以考虑置入支架。如果受损部位位于血管的开口处或有明显的钙化,应考虑放置球囊扩张支架。究竟是在导管到达受损部位就行修复治疗,还是在做完颈动脉介入治疗后再修复近端的损伤目前还没有权威的观点可供参考,一般建议如发生损伤后短时间内患者生命体征不发生变化可考虑先处理颈动脉介入再处理主动脉损伤,因一旦先处理了左颈总动脉,由于指引导管再次通过左颈总动脉会很困难,想再处理同侧颈内动脉病变也会变得很困难。

### 11. 脊髓损伤

经股动脉穿刺行动脉造影术后发生截瘫比较少见,但是国内外均有报道。多数学者认为造影剂的毒性反应可引起脊髓血管痉挛以致脊髓缺血,或椎动脉内注射高浓度造影剂,致脊髓脱水损伤。脊髓血供以颈段最丰富,主要来源于脊髓前动脉,第一支根动脉起源于椎动脉的根髓动脉,第二支起源于颈深动脉,第三支起源于肋颈干或第一肋间动脉,一旦发生动脉主干闭塞,还可由椎动脉肌支,颈深动脉肌支,颈升动脉,枕动脉及小脑后下动脉,甲状腺上、下动脉等形成侧支吻合网。在造影过程中有可能引起脊髓前动脉痉挛,加上有些患者原有椎-基底动脉供血不足,椎-基底动脉较细,有可能颈髓供血区侧支循环不充分,容易受损伤;一些患者伴有椎间盘突出、椎管狭窄,有效容积减少,颈髓供血不足后发生水肿,造成颈髓压迫,导致截瘫。如果出现上述情况可给予激素如泼尼松或地塞米松、甲泼尼龙以及扩血管改善微循环、神经营养剂等治疗,同时给予功能锻炼以及高压氧治疗。

(杨旸)

# 第五节　神经系统和终末器官的并发症

## 一、概述

神经系统并发症是脑血管病介入治疗的独特并发症。这一并发症的存在曾严重影响介入技术在脑血管病防治方面的应用。尽管脑保护装置的效果还没有被直接的比较研究所证实,在支架释放时使用脑保护装置预防脑栓塞这一理论已经极大地推动了支架治疗的临床应用。表 6-1 列出了与支架治疗相关的神经系统常见并发症。

要防止神经系统并发症,必须执行严格的患者筛选标准,这一标准必须充分考虑患者的神经系统状况和颈动脉的解剖特点,介入治疗时必须维持合适的血液低凝和抗血小板状态,严格地将血压控制在合理水平,对介入治疗中出现的生命体征变化迅速做出反应,避免脑栓塞的发生。

除了对神经系统损害的临床特点进行充分考虑之外,评估再次发生中风的大概时间对于决定是否实施介入治疗以及决定介入治疗的时机都非常重要。介入治疗急性期的不良事件大约有一半发生在介入治疗后 6 h 内,在 24 h 后发生的不良事件仅占 1/3。在介入治疗过程中发生新的局部神经系统损害、癫痫、意识状况变化时,应立即对支架治疗部位、脑血流量、抗凝状态等进行评估。在治疗过程中没有可靠的方法判断是否发生了脑出血,有时造影可见到造影剂外漏或有占位效应,但这些情况常常发生在出血早期。如果在球囊扩张的过程中发生并发症,这可能是由于治疗血管的灌流区缺乏有效的侧支循环。如果介入治疗后发生了新的神经系统损害,往往提示有脑出血或过度灌注发生,这些情况下必须紧急行 CT 扫描。支架释放后也可能发生迟发性栓子脱落引起脑栓塞。

## 二、常见的神经系统并发症和处理方法

1. 一过性脑缺血发作或急性脑梗死

介入治疗时出现新的神经系统症状、意识改变或癫痫发作往往提示有脑缺血或中风发生(图 6-3)。这时应检查治疗部位和远端血流情况以排除器质性损害导致血流阻断的可能。如果检查中发现局部性神经系统损害,往往提示某一血管受损。个别需要全身麻醉的患者,可能无法判断是否有神经系统损害发生。如果没有局部血栓形成的证据,就应该考虑发生广泛栓子雨的可能。这一现象在造影时表现为脑血流普遍减慢(包括大血管和小血管)。处理栓子雨的措施包括加大抗凝药物和抗血小板药物的剂量,使血压保持在较高水平等。也可以考

虑使用化学溶栓药物,不过目前这方面还缺乏可靠的参考资料。

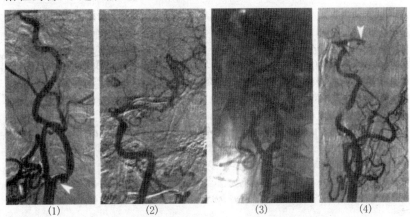

图 6-3　颈动脉支架置入术术中并发同侧大脑中动脉栓塞

患者,男性,80 岁。因"突发右侧肢体无力 5 天"入院,诊断为急性脑梗死

(1)左侧颈动脉窦部重度狭窄伴溃疡斑块;(2)术前左侧大脑中动脉正常显影;(3)左侧颈动脉窦部支架置入;(4)支架置入后造影提示左侧大脑中动脉 $M_1$ 段栓塞

### 2.脑出血

如果患者在头痛之后突然出现意识改变,往往提示发生了脑出血。术中可见造影外渗(图 6-4 和图 6-5)。如果新出现的神经系统损害找不出直接原因,应在完成介入治疗后立即行头颅 CT 扫描。一旦发生脑出血,应迅速停止所有抗凝及抗血小板聚集药物,控制血压并进行适当的药物治疗。介入治疗中发生脑出血与以下因素有关:实施治疗的血管为次全闭塞,过度抗凝治疗,过度抗血小板治疗,血压控制不良,新近发生的脑梗死。据文献报道,定期使用血小板糖蛋白 Ⅱ a/Ⅲ b 受体抑制剂也是介入时发生脑出血的危险因素。而且这种情况下发生脑出血预后不佳,往往是致命性的。

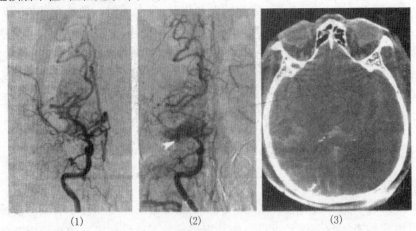

图 6-4　大脑中动脉次全闭塞实施球扩支架置入,术中并发血管破裂

患者,女性,65 岁。因"突发左侧肢体无力 1 周"入院,诊断为急性脑梗死

(1)右侧大脑中动脉 $M_1$ 段次全闭塞,局部伴新生血管形成;(2)和(3)球扩支架置入,术中并发血管破裂

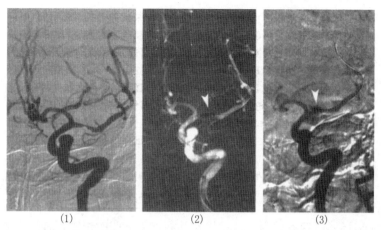

图 6-5　大脑中动脉重度狭窄实施 Wingspan 支架系统重建，术中并发血管破裂

患者，男性，69 岁。因"发作性右侧肢体无力半年"入院，诊断为短暂性脑缺血发作

(1)左侧大脑中动脉 $M_1$ 段严重狭窄；(2)和(3)Gateway 球囊成形过程中并发血管破裂

### 3. 过度灌注

脑水肿和过度灌注在介入治疗中不多见，但可以发生在治疗 2 周后。介入治疗后发生过度灌注的概率高于内膜剥脱术。患者常表现为局部头痛以及难以控制的高血压，头颅 CT 提示弥漫性脑水肿(图 6-6)。治疗前脑缺血的症状越严重，治疗后发生过度灌注的可能性也就越大。这是因为血管的自身调节功能往往在血管修复后的 2~3 周才改善。如果没有及时发现并给予治疗，患者可能出现意识障碍和脑水肿，导致永久性神经功能损害。过度灌注综合征发生后，目前还没有特效的治疗方法。日本研究者曾报道使用自由基清除剂等可以改善预后。

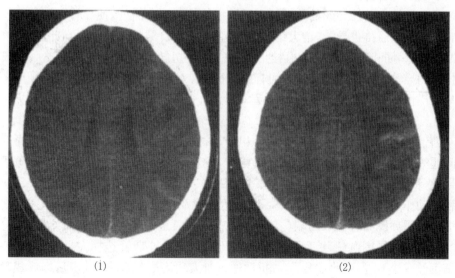

图 6-6　左侧大脑中动脉次全闭塞实施重建后并发颅内高灌注

### 4. 脑保护装置相关的并发症

使用远端脑保护装置的目的是防止在血管成形和支架置入过程中，动脉粥样硬化斑块脱落运行到远端血管形成脑栓塞。介入治疗中发生脑栓塞与脱落斑块的大小和数量有关。经颅多普勒(TCD)可用于探测介入操作过程中脱落栓子的数量，并可评估不同治疗策略对栓子

形成数量的影响。尽管目前还没有比较使用和不使用保护装置的随机对照研究,但有很多相关研究表明使用脑保护装置尽管不能完全避免介入相关的脑栓塞的发生,却可以使其发生率明显降低。这些研究大多采用前后对照的研究方法,即早期的介入治疗一般未使用脑保护装置,晚期的介入治疗则使用了脑保护装置。因此除了保护装置外,不能排除手术经验、支架和输送器材改良等因素的影响。因此目前还不知道脑保护装置在减少介入相关的神经系统并发症方面发挥了多大作用。另外,不同的脑保护装置对神经系统所起的保护作用可能也有所不同。

应该注意的是,脑保护装置本身会带来一些并发症。大样本队列研究表明,颈动脉支架置入术总的并发症发生率为 3.4%。但是大约有 30% 的严重并发症与远端保护设施有关。这些并发症包括颈内动脉远端闭塞,动脉内膜夹层形成以及内膜损伤等。在使用球囊保护设施的患者中,约有 15% 患者难以耐受这种操作并在球囊扩张时出现了神经系统功能损害的症状。尽管脑保护装置的整体尺寸已经明显减小(例如有的已经小到 3 F 以下),但严重的血管狭窄常使残留管腔非常狭小。这种情况往往需要预扩或使用"强力"使保护设施通过狭窄血管,这些方法均会诱发栓子产生。关于滤过性保护设施的最佳网格大小目前也没有定论。有时当脱落栓子填满滤网时,多余的栓子会溢出或发生血栓形成。如果保护伞的贴壁性能不好或孔径太大,都会影响到其预防栓子的作用。随着脑保护设施的不断改良,相信其性能会越来越好。

5.器材和操作相关的并发症

(1)导管扭结:头端柔软的导管容易发生扭结,特别是复合弯曲导管。一旦发现导管扭结,应立即停止操作,但不要急于退出导管。首先应严格按规定用肝素生理盐水灌洗导管,同时在透视下确定导管打结的方向、结的松紧和所在血管,以确定解决方法。若结扣较松可尝试用可控导丝解结。可控导丝的前端插到导管扭结的近端弯曲处,使导管在可控导丝上缓慢后退,结扣松解,然后推进导丝,增大结扣,直到管尖完全自结扣中脱出。在此过程中应注意:①定时冲洗导管,防止导管内发生血栓形成。②避免扭转的导管尖进入分支血管或刺破血管。③扭结的导管应尽量退到较粗的血管内进行解结。若结扣较紧,无法解开则应考虑手术取出。只要谨慎操作,紧密监视导管进程,注意插管长度,导管扭结是完全可以预防和避免的。

(2)导管及导丝折断:多见于操作动作粗暴、过度旋转头端制动的导管导丝、导管导丝质量存在问题等情况。所以在术前必须认真检查,发现硬度不均、表面不光滑或有皱褶痕迹的导管或导丝,都应予以废弃。当预计操作过程中旋转较多时,应选择强扭力导管及安全导丝。操作过程中动作要轻柔,忌粗暴拉扯。一旦发生导管及导丝折断,应尽快取出,避免严重的并发症。可以利用环圈导管套取断端。从导管前端伸出 1 个环圈,将折断的导丝、导管套入环内,收紧环圈,拉到周围血管,然后切开取出。环圈导管的外套管选择大号导管(10～12 F),环圈用细钢丝或小号导管(小于 4 F)对折后送入外套管,从导管前端伸出后即形成环圈。目前也有专用的环圈导管可供选用。若导管及导丝折断位置较深,或无法用环圈取出时,则应考虑手术治疗。

(3)导管内血栓形成:也是介入操作过程中可能遇到的问题。所以导管到位后,必须先抽吸,发现有新鲜血液回流后,再注射肝素盐水或造影剂,以避免将导管内的血凝块推入血管内。如果回抽没有回血,决不容许盲目推注液体。可用 50 mL 注射器与导管尾端接头相连,稍用力抽吸,一般新鲜血栓多可以吸出。如果仍然无血液回流,应在保持管腔持续负压下缓慢退出导管,寻找原因。

(4)气体栓子:往往由于操作过程中排气不充分,或注射的肝素盐水或造影剂中混有气体,另因手术时间太长或灌注肝素盐水滴注速度太快而导致输液瓶中液体用完后残余空气进入血管,因此每次注射前都应检查管道系统中有无气泡。用注射器推注时应将注射器尾端抬高,静置数秒钟待液体中溶解的气体上升到尾部后再注射,注射时不应将注射器推进到底,注射前要回抽。在连接导管和高压注射器时,也应先回抽注射器,这样,一方面可观察导管内是否有血栓形成;另一方面,可在导管接头处形成半月形液面,在高压注射器连接管末端也推注少许肝素盐水或造影剂以形成半月形液面,二者对接时可减少空气进入导管接头的可能。一旦有空气进入脑血管,根据气量多少和累及血管可出现不同后果,有的可能出现严重并发症。当确定有气体栓子形成并有临床症状时,应立即进行高压氧治疗。

(杨旸)

# 第六节　造影剂相关的并发症

## 一、心血管反应

脑血管造影和心血管造影一样,均需要将较大剂量造影剂迅速注射到血管内。注射造影剂时注射局部的血管腔内流体性质发生变化,这一变化依所使用造影剂的渗透压和注射剂量而不同。在冠状动脉造影时,由于冠状动脉内的血液突然被造影剂所替代,这样会影响到心肌的供氧使心肌收缩力下降。尽管这种现象在使用碘比率为 3.0 的离子型造影剂中很少见,而在使用碘比率为 3.0 的非离子型造影剂中几乎没有,而且这些变化患者常常可以耐受。但是对于本身心肌收缩力差或心室充盈压高的患者可能会出现肺水肿。因此术前应对患者心脏功能作系统评估,根据患者的具体情况选择合适的造影剂,术前还应做一些相应的抢救准备。脑血管造影时,由于进入冠状动脉的造影剂量很少,发生心肌收缩力改变的可能性较小。但脑血管造影时,当较大剂量造影剂注入较细血管如椎动脉时,患者可能会出现该动脉灌流区缺血的表现,尤其当这些血管的侧支循环不发达时。因此在做选择性造影前,应先做主动脉弓造影,对脑血管的大体情况进行评估后,再制订选择性脑血管造影的方案。

当注射剂量较大、造影剂渗透压较高时,会出现血管扩张现象。血管扩张可以导致一过性收缩压下降,尽管下降的程度可能很小。随着血管内造影剂随循环进入细胞外液并最终由肾脏排出体外,其影响将逐渐消失。造影剂在体内的半衰期约为 25 min。

## 二、电生理反应

造影剂可以对心肌的电活动产生明显影响。碘比率为 3.0 的离子型或非离子型造影剂对心电活动的影响比碘比率为 1.5 的高渗离子型造影剂要小得多。最严重的心电反应是造影剂引起室颤阈值降低。但在冠状动脉造影时发生室颤很少见,而在脑血管造影时几乎没有。有研究表明,心室颤动的发生可能与离子型造影剂中钠含量有关。使用含有钙结合 ED-TA 的造影剂可降低心室颤动的发生。其他常见的良性心电反应还包括对心肌再极化的影响,在心电图上表现为 QT 间期延长。在颈动脉壶腹部注射较大剂量造影剂时,有引起血压下降和心率减慢的可能。这主要是由于迷走神经张力反射引起。因此操作前应准备好阿托品等急救药品。

### 三、过敏样反应

使用造影剂后发生速发性过敏样反应已经有文献报道。这种反应是由于系统性大剂量释放血管活性物质和组胺引起的。临床症状根据反应的程度不同差异很大。轻度的过敏反应症状包括对环境温度升高的敏感、颜面潮红、多汗、阵发性皮肤瘙痒和鼻黏膜分泌物增多等;中度过敏反应包括恶心、头痛、头面部水肿、腹痛、轻度支气管痉挛、呼吸困难和心悸等;重度过敏反应包括心律失常、低血压、严重的支气管痉挛、喉头水肿、肺水肿、癫痫发作甚至死亡。在过敏反应严重的患者可出现过敏性休克的各种表现。虽然这种反应被称为过敏样反应,一般认为并不是由免疫反应所介导,也没有关于对动物蛋白过敏与这种反应有任何相关性的报道。

过敏样反应的治疗应根据其严重程度而定。轻度过敏反应除了严密观察患者症状外,一般无需特殊处理。中度过敏样反应一般要经皮下或静脉注射肾上腺素,经静脉注射苯海拉明。如果有支气管痉挛症状,应经鼻吸入支气管扩张剂(如沙丁胺醇气雾剂),并给予吸氧;重度过敏样反应除了上述抢救措施外,往往需要快速补充液体,必要时行气管切开以保持气道通畅。

发生造影剂过敏样反应的危险因素包括:既往有造影剂过敏史、哮喘史、接触性过敏史,最近使用过 β 受体阻滞剂,充血性心力衰竭,曾使用过白介素 2 等。一般认为使用低渗性和非离子型造影剂发生严重过敏样反应的比例较低。Katayama 等所做的大样本研究表明,使用离子型造影剂的严重药物不良反应发生率为 0.2%,而非离子型造影剂的发生率为 0.04%。一项评估 20 世纪 80 年代造影剂反应的荟萃分析表明,高渗造影剂的严重不良反应发生率为 0.157%,而低渗造影剂的严重不良反应发生率仅为 0.031%。

发生造影剂过敏反应后,再次使用造影剂发生反应的概率为 15%。Lasser 的研究表明,对于有造影剂过敏史的患者,在使用碘比率为 1.5 的离子型造影剂之前 12 h 及 2 h,各给予 32 mg 甲泼尼龙治疗,可明显减少其全身反应的发生率。对这种有造影剂过敏史的患者,目前普遍接受的方法是,预先联合使用苯海拉明、口服皮质激素和 $H_2$ 受体阻滞剂,并且最好使用非离子型造影剂。

### 四、肾功能异常

造影剂由体内排泄的唯一途径是通过肾脏。在西方发达国家,造影剂引起的肾损害是住院患者发生急性肾衰竭的第三位原因。这些患者占急性肾衰竭患者的 10% 左右。如果细心测量就会发现,所有使用造影的患者血肌酐水平均会有所升高。幸运的是,在没有糖尿病和基础肾脏疾病的患者中使用小剂量造影剂(<125 mL),一般极少发生肾衰竭。

有关造影剂相关的肾功能损害的文献报道很多。但由于这些研究采用了不同的诊断标准和分类方法,造影剂使用的方法和剂量也不相同,以及跟踪采样的时间各异,因此其研究结果缺乏可比性。目前普遍接受的造影剂相关的肾功能损害的诊断标准是:对于基础血肌酐水平低于 1.5 mg/dL 的患者,使用造影剂 72 h 内血肌酐水平增加超过 25%;对于基础血肌酐水平在 1.5 mg/dL 及以上的患者,血肌酐浓度增加超过 1.0 mg/dL。发生造影剂相关的肾功能损害的原因目前还不完全清楚,但有研究者认为可能是由于造影剂诱导的肾血管收缩使肾髓质发生缺血,以及造影剂对肾小管上皮细胞的直接损害引起。由造影剂引起的肾功能损害往往是非少尿性的,因此一般无须透析治疗。大多数基础肾功能正常的患者升高的血肌酐水平可在 2～7 d 内恢复到基础水平,而不出现明显的临床症状。

使用造影剂后出现肾功能损害的危险因素主要包括本身存在肾功能损害和大量使用造影剂。对于基础血肌酐水平在 2.0 mg/dL 的患者,使用不超过 125 mL 造影剂后发生肾功能损害的概率为 2%,但如果使用的造影剂超过 125 mL,则发生肾功能损害的概率可增加到 19%。如果在使用 72 h 内再次使用造影剂,发生肾功能损害的概率也会明显增加。其他发生造影剂相关的肾功能损害的危险因素还有低血容量、糖尿病和低心排血量、年龄在 70 岁以上,肾血流减少,正在使用影响肾血流的药物(如血管紧张素转换酶抑制剂)等。存在这些危险因素的患者发生肾功能损害的概率可达 40%。与造影剂相关的其他并发症不同,临床研究表明 1.5 碘比率的造影剂和 3.0 碘比率的造影剂对肾功能的影响似乎没有明显差异。

针对造影剂引起的肾功能损害,可选的治疗方法包括静脉输液,使用呋塞米(速尿)、甘露醇、钙通道阻滞剂、腺苷拮抗剂和多巴胺等药物。Solomon 等做的对照研究表明,使用造影剂前后各 12 h 联合应用呋塞米、甘露醇并输液的方法并不比单纯输生理盐水效果好。一般观点认为对于高危患者术前一天晚上就应该给予一定处理并在术前 8 h 给予输注生理盐水。如果可能,术前应停用肾毒性药物和非甾体抗炎药物。

一项研究汪明非诺多泮(Fenoldapam),一种多巴胺 1 型受体拮抗剂在高危患者中应用可以增加肾皮质和实质的血流量,减轻造影剂引起的肾血管收缩。同时它对于有心功能不全的患者可以在不增加心脏负荷的情况下发挥作用。另外据报道,口服抗氧化药物乙酰半胱氨酸(600 mg,每日 2 次,连服 2 d)可显著减低造影剂诱导的肾毒性反应。

介入操作后发生肾功能损害的另外一个机制是肾动脉血栓形成。在心脏内介入治疗后其发生率约为 0.15%。血栓发生后的全身性表现有皮肤网状青斑、腹部和足部疼痛、系统性嗜酸性细胞增多伴足趾发紫(蓝趾综合征)等。与由造影剂引起肾毒性损害不同,血栓形成性肾功能损害往往进展缓慢(数周或数月),而且约有一半的患者发展为肾衰竭。血栓形成性肾功能不全可经过肾组织活检得以确诊。一旦确诊应积极治疗。

## 五、胃肠道反应

碘比率为 1.5 的离子型造影剂最常见的胃肠道反应是恶心和呕吐。这些反应常出现在首次注射造影剂时。而当再次注射造影剂时,往往不再出现类似反应。使用碘比率为 3.0 的离子型造影剂这种恶心反应的发生率明显下降,而使用非离子型造影剂一般没有这种反应。

## 六、血液系统反应

有关造影剂对凝血功能的影响报道很多。但针对造影剂是促进凝血还是降低凝血功能目前存在很大争议。而造影剂引起的凝血功能的改变有时会导致严重并发症,甚至危及患者生命。因此造影检查医师必须高度重视这一问题。

1987 年,Robertson 观察到当血液进入造影剂连接管时,与非离子型造影剂混合后形成凝血块,这一现象使研究者考虑这种造影剂可能具有促凝血作用。为了进一步探讨这一问题,此后设计了几项体外试验,但这些试验得出了不同结果。目前广泛认为,所有造影剂均具有内在抗凝血功能。将体内应用浓度的造影剂与血液混合可明显延长凝血时间。碘比率为1.5 和 3.0 的离子型造影剂可将凝血时间由 15 min 延长到 330 min 以上。尽管碘比率为 3.0 的非离子型造影剂也能延长凝血时间,但其作用要小得多(从 15 min 延长到 160 min)。

尽管体外试验对于支持和验证理论基础帮助很大,但体外试验的结果往往与在体反应和临床结果不同。体外试验曾报道离子型和非离子型造影剂对凝血功能的影响差异很大,但临床研究并没有发现这两种造影剂对介入后血栓形成的影响存在差异。在进行 PTCA 患者中比较不同造影剂(威视派克和海赛显)的试验 COURT(Contrast media utilization in high risk, PTCA)表明,非离子型造影剂威视派克与离子型造影剂海赛显相比较,可以使严重并发症降低约 45%。而这种差异主要来自正在接受阿昔单抗的患者。因此研究者认为海赛显能中和阿昔单抗促血小板活化和去颗粒化的作用。

介入治疗选择造影剂时,不仅要考虑到造影剂的显影效果和不良反应大小,还要考虑到造影剂的价格。已经有多项研究探讨了不同造影剂的效价比并提出了减少费用的策略。一般来说,便宜的造影剂如泛影葡胺等不良反应较大。尽管绝大多数不良反应如恶心、呕吐、心动过缓和充血性心衰等都是非致命性的。但在实施复杂介入治疗时会使本来就难以预料的结果变得更为复杂,因此在实施复杂介入治疗时一般应选用不良反应较小的造影剂。

目前,开发显影效果更好,不良反应更少的造影剂的努力还在继续。而造影剂的发展也极大地推动了介入技术的发展,拓宽了造影技术应用的领域。但在造影剂应用方面,也还存在着许多尚未解决的问题,有待今后进一步的研究。

(杨旸)

# 第七节　减少介入相关并发症的方法

## 一、选择合适的患者

对于脑血管病患者来说,介入治疗只是其他治疗的一个补充,因而不可能完全替代其他治疗。决定介入治疗的医生必须对患者的病情和治疗史有充分的了解,认真评估介入治疗的风险和效果,将介入治疗与传统治疗相比较,全面权衡介入治疗的利弊得失,并考虑不同治疗方法的花费和患者的社会经济状况,才能做出有利于患者长久健康的治疗决策。错误的决策可能导致患者增加并发症的危险,或使本该从介入治疗中获益的患者失去治疗机会。因此,介入治疗的医生必须对脑血管病的传统治疗和疾病的预后有充分认识。如果介入治疗的预后与传统治疗相当甚至较之更差,这种患者就要避免选择介入治疗。如果患者行介入治疗的风险很高,也不应该选择介入治疗,因此在选择患者时要执行严格的适应证标准。颈动脉狭窄的另外一个治疗方法是内膜剥脱术。这种方法已经有 50 年的临床应用历史,其疗效已为循证医学所验证。但其缺点是有一定的并发症,在某些患者中不能开展。另外,我国开展内膜剥脱术的时间较晚,能够开展这项手术的医疗机构很少,因此在制订治疗方案时也应考虑到中国的实际国情。

## 二、选择合适的介入治疗方案

对某一患者在决定实施介入治疗后,还应根据患者的病情特点和是否有其他伴随疾病,选择合适的介入治疗方案。选择治疗方案的原则是治疗方案是否最简单,治疗针对的问题是否能得到充分解决。对于大多数狭窄来说,目前采用的方法是球囊扩张后再选择性地置入支架。其他的介入技术如经皮腔内斑块旋切术、复合动脉内溶栓术、多支架置入术等也可考虑。

## 三、选择合适的入路

在选择合适的介入治疗方案后,还要选择合适的介入入路。脑血管造影和介入治疗目前一般选择右侧股动脉为介入操作入路。但对于腹主动脉或髂动脉有严重病变的患者,应考虑以肱动脉或桡动脉为入路。文献也有报道直接以颈动脉为入路进行介入治疗者。因此在实施介入手术前,应对穿刺动脉进行初步评估:简易的方法是对要穿刺的动脉进行触诊,如发现动脉有明显的硬化、搏动减弱或消失,应选择其他动脉进行穿刺。如怀疑动脉有问题,也可进行超声检查。选择穿刺的动脉最好位于主要操作者的正手侧。穿刺过程中,如果遇到困难或多次尝试不成功,应考虑改从对侧或其他血管进行穿刺,而不应反复尝试。一般穿刺不应穿通血管后壁。术后的按压应该力量适中,既不导致穿刺点出血,也不引起血流完全阻断。

## 四、选择合适的器材

目前能够做脑血管介入治疗的设备有很多种。选择合适的介入设备往往不是介入治疗医生所能掌控。有些造影设备安装在专门的造影室,有的安装在手术室。不管哪种情况,在实施介入操作前,操作者必须对造影设备和造影室的环境有所了解,并参考这些情况制订患者的抢救方案。

## 五、及时发现复杂的血管病变

随着介入技术的发展和介入器材的改良,能够治疗的血管病变的复杂程度越来越高。当然对这些复杂病变进行介入治疗的并发症也要高得多,而且对复杂病变介入治疗的远期结果目前还没有定论。因此对复杂血管病变进行介入治疗时,更要小心血管撕裂、急性闭塞和血栓形成等严重并发症的发生。血管撕裂很少发生,其发生主要是由于过度扩张,因此扩张时不要追求形态上的完美。血管的急性闭塞往往是由于动脉夹层形成引起,可以用另外的支架进行治疗;或者进行紧急手术,预后也不一定很差。急性血栓形成也许不都是致命的,但是介入治疗中最严重的并发症。这方面的治疗方法非常有限,而且往往有终末器官的损害。对于有发生栓子脱落可能的病变,必须使用脑保护装置。

## 六、根据情况及时调整治理方案

并不是所有的血管狭窄都应该用介入方法进行治疗。当发现介入治疗的危险性较高,或者技术成功的可能性很低时,应考虑用其他方法进行治疗。这一原则在决定患者是否实施介入治疗时优先考虑。这也是为什么应该由对脑血管病患者熟悉的神经科医生实施介入治疗的主要原因。追求技术上的完美对于许多操作者具有极大的诱惑力。但完美的技术并不等同于完美的结果,却往往带来灾难性的并发症。每一个介入治疗医生都必须熟知技术的缺陷和不足,学会在某些情况下放弃,这一观念能减少不必要的麻烦。在决定介入治疗时,还应该以患者的整体预后作为考虑中心,而不是仅仅重视血管狭窄的程度。

(杨旸)

# 参考文献

[1]卢海丽. 缺血性脑卒中诊疗学[M]. 天津:天津科学技术出版社,2018.

[2]吴海琴,王虎清. 脑血管病介入诊治图谱[M]. 西安:陕西科学技术出版社,2017.

[3]袁正洲,杨元,李经伦,等. 颈动脉穿刺入路机械取栓治疗急性大脑中动脉闭塞六例并文献复习[J]. 中国脑血管病杂志,2019(7):373-378.

[4]王君. 脑血管病和神经介入技术手册[M]. 北京:中国科学技术出版社,2018.

[5]孙锦章,赵兵,江涛,等. 神经导航联合术中超声辅助显微手术治疗幕上颅内动静脉畸形[J]. 中国脑血管病杂志,2018(6):309-312.

[6]于江华. 脑血管病与神经介入技术[M]. 北京:科学技术文献出版社,2019.

[7]刘俊,宋海·别德勒汗,张华楸,等. 影响颅内动静脉畸形显微手术患者预后的出血性因素分析[J]. 中国脑血管病杂志,2017(12):617-621.

[8]魏社鹏. 脑卒中和脑血管病[M]. 上海:同济大学出版社,2018.

[9]张占伟,喻坚柏,罗刚. 合并脑室出血的小脑幕区脑血管畸形的急诊血管内治疗(附18例报道)[J]. 中国临床神经外科杂志,2017(5):327-329.

[10]孙军,陆川. 脑血管病介入治疗基础与典型病例解析[M]. 北京:科学技术文献出版社,2017.

[11]赵强. 大脑中动脉瘤破裂并脑内血肿的显微外科治疗及疗效分析[J]. 中国医药指南,2018(7):37-38.

[12]张晓璇. 脑血管病影像诊断与介入治疗[M]. 北京:科学技术文献出版社,2015.

[13]刘佳雨,尹龙,黄楹. 蛛网膜下隙出血后脑脊液引流与分流依赖性脑积水的关系[J]. 中国微侵袭神经外科杂志,2018(1):23-25.

[14]余金辉,朱继,何朝晖,等. 高分级动脉瘤性蛛网膜下隙出血手术治疗患者预后不良的影响因素分析[J]. 中国脑血管病杂志,2019(6):288-295.

[15]孙军,陆川. 脑血管病介入治疗基础与典型病例解析[M]. 天津:天津科学技术出版社,2018.

[16]洪涛. 开颅夹闭手术与血管栓塞介入术治疗脑动脉瘤破裂的临床价值分析[J]. 中国社区医师,2018(25):84+87.

[17]Robert W. Hurst. 神经介入诊断与治疗[M]. 合肥:安徽科学技术出版社,2018.

[18](美)本多克. 出血性和缺血性卒中内科、影像、外科和介入治疗[M]. 上海:上海科学技术出版社,2017.

[19]张国栋,窦长武. 动脉瘤性蛛网膜下隙出血颅外并发症的研究进展[J]. 世界最新医学信息文摘,2018(69):48-49+52.

[20]刘建民,黄清海. 脑血管病转化医学研究与临床实践[M]. 上海:上海交通大学出版社,2018.

[21]元少鹏,廖伟强,邓妙峰,等. 动脉瘤性蛛网膜下隙出血后影响脑血管痉挛的原因分析及防治体会[J]. 中国医药科学,2018(10):202-204+223.

[22]肖国栋,王国军,陆云南.脑血管疾病防治与介入应用[M].长春:吉林科学技术出版社,2018.

[23]彭华.血管介入栓塞术治疗颅内动脉瘤破裂蛛网膜下隙出血的临床研究[J].立体定向和功能性神经外科杂志,2018(1):43-46.